Das bin ja ich!

Genieße deine Schönheit – erlebe die Wirkung

Für meine Familie

Ihr seid für mich die kostbarsten und wichtigsten Diamanten.

Rosel Lieb

Das bin ja ich!

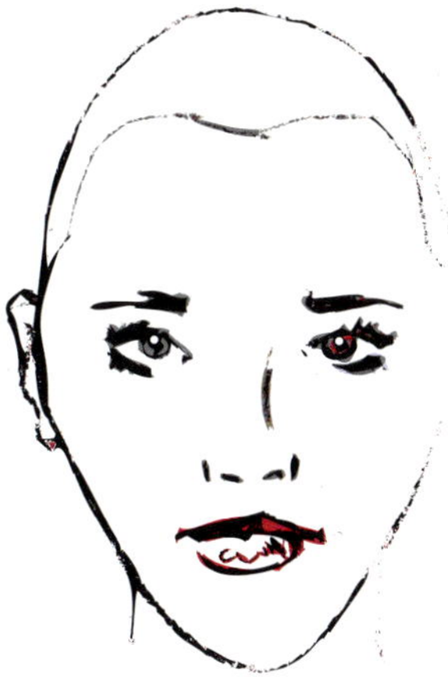

Rosel und Werner Lieb

Das bin ja ich!

Die 10 Geheimnisse weiblicher Wirkung

Das bin ja ich!

Inhaltsübersicht

STEP 3

STEP 4

STEP 5

STEP 6

STEP 7

STEP 8

STEP 9

STEP 10

Anhang

Vorwort

»Kleider machen Leute« und »Wie Du kommst gegangen, so wirst Du empfangen«.
Die Weisheiten unserer Eltern und Großeltern sind heute so aktuell wie nie.

Trendforscher nennen das 21. Jahrhundert ein Zeitalter des Individualismus
und des »Self-Engineering« (Selbstfindung), was sich auch in der Mode bestätigt:

Alles ist möglich. Alle Schnitte und Farben sind auf dem Markt vertreten. Gut auszusehen ist finanziell erschwinglich. Stil, Glamour und Finesse werden wieder zelebriert und es darf auch danach aussehen.

Warum kleidet und schminkt sich die Mehrzahl der Menschen dann, als hätte die Natur nur eine Handvoll Farben und Schnittmuster bereitgestellt?

Weil viele nicht wissen, wie es anders geht!

Genau darum halten Sie heute dieses Buch in der Hand:
Weil wir glauben, dass es keine unattraktiven Menschen gibt, sondern nur unwissende oder nachlässige.
Und weil wir auf vielfältigen Wunsch unserer Kundinnen und MASTER OF BEAUTY-Absolventen* beschlossen haben, unser Wissen und unsere Erfahrungen aufzuschreiben, um sie Ihnen zugänglich zu machen. Ganzheitlich. Zuverlässig. Zeitlos. Als schnelles Nachschlagewerk zu lesen wie in Ruhe über längere Zeit.

** MASTER OF BEAUTY = Spezialausbildung der Firma Wella, die wir als Referenten leiten*

Wir sind mit Leidenschaft Friseure und Typberater. Die Schönheit unserer Kundinnen und Kunden ist unser Leben. Und mit Schönheit meinen wir nicht die angeblichen »Idealmaße« von 90-60-90, sondern Ihr harmonisches, wirkungsvolles und authentisches Erscheinungsbild!

Sie haben richtig gelesen: In diesem Buch sind SIE das Maß aller Dinge!
Sie bestimmen, wo es langgeht und wo die Reise für Sie beginnt und endet.
Wir werden Sie daher immer wieder fragen: »Wie möchten Sie wirken?«
Denn das ist für uns das Einzige, was zählt: Ihre Persönlichkeit, Ihre Individualität, Ihre Markenzeichen.

Den vollkommenen Körper gibt es nicht. Doch es gibt unsere Vision davon, wie sich Ihr naturgegebenes Äußeres mit wenigen Mitteln optimieren lässt, damit Sie einzigartig und unverwechselbar sind. In diesem Buch wird daher nicht kaschiert und gemogelt, hier werden keine »Makel« und »Problemzonen« (was soll das sein?) gesucht, sondern hier werden Schätze geborgen: Diamanten, die Sie haben, wie sie jede Frau hat, und die wir finden und herausstellen!

»Steps« haben wir sie genannt, die einzelnen Kapitel, denn genauso gehen wir auch in unseren Intensiv-Beratungen vor: Step by Step, immer einen Schritt auf einmal, bis an Ihr Ziel.
Lesen Sie die Steps einzeln, in der von Ihnen gewünschten Reihenfolge, oder hintereinander.
Die Inhalte sind so aufbereitet, dass Sie jederzeit einsteigen können.

Was passiert in den einzelnen Steps?

STEP 1 macht Lust aufs Wohlfühlen und zeigt Ihnen, wie Sie Ihre **Diamanten** entdecken:
Die Eigenschaften, die Sie besonders machen, Ihre natürliche Schönheit repräsentieren
und Sie von anderen abheben.

STEP 2 beschäftigt sich intensiv mit der Wirkung von **Farben** und Ihrem **Farbtyp**:
der Kühl-Harmonie und der Warm-Harmonie. Denn jeder Mensch kann alle Farben tragen,
entscheidend ist ihre kühle oder warme Wirkung. Frühling-Sommer-Herbst-Winter... das war einmal.
Vielfalt statt Schubladendenken ist angesagt!

STEP 3 versöhnt uns mit dem Körper, den uns die Natur geschenkt hat.
Sechs **Körperbautypen** gibt es und jeder von ihnen hat Besonderheiten und Vorteile, die es zu betonen gilt. Wenn Sie Ihren Körperbau kennen, sind Sie um ein wichtiges Werkzeug reicher, was Ihren Stil und die Ausstattung Ihres Kleiderschranks angeht. Das spart Zeit, Geld und Nerven!

Dress for Success: Stilvermögen ist die Eintrittskarte zum Erfolg! **STEP 4** führt Sie daher durch die gängigen **Stilformen**: Von klassisch, puristisch, romantisch, casual bis hin zum dramatischen Stil zeigen Ihnen Wort und Bild, was Sie tun können, um sich der Welt von Ihren besten Seiten zu zeigen!

STEP 5 macht Schluss mit dem verzweifelten Ausruf »Ich hab nix anzuziehen!«. Er ist eine Check-Liste für die weibliche **Basisgarderobe** und *die* Entscheidungshilfe beim Füllen (und Leeren) Ihres Kleiderschranks.

STEP 6 widmet sich den »Bonbons« Ihres Äußeren: den **Accessoires**.
Nicht schmückendes Beiwerk, sondern Ausdruck Ihrer Originalität und Individualität sind Brille, Schmuck, Schuhe und Co.!

STEP 7 geht intensiv auf das Thema **Gesichtsformen** und die dazu passenden **Frisuren** und **Haarfarben** ein: Sie lernen Ihre Harmonie-Länge kennen und erfahren, welche Schnitte optimal dazu passen.

STEP 8, **»Ihr Make-up«**, ist eines der kürzeren Kapitel dieses Buches und darf nicht fehlen, da gerade das Make-up Ihrem Erscheinungsbild als Frau den letzten Schliff gibt.

STEP 9 verrät, wie manche Menschen es auf geheimnisvolle Weise schaffen, immer jung auszusehen bzw. einfach nicht älter zu werden. **»Ihre Jungmacher«**, das sind Tipps und Tricks rund um Haare, Farben und Kleidungsschnitte, deren Umsetzung alles andere als ein Geheimnis ist.

Zum guten Schluss wirft **STEP 10** einen ehrlichen Blick auf die »Go's« und »No-Go's« der Branche: **Mode- und Stilsünden**, die es zu vermeiden gilt, z.B. bei beruflichen Dresscodes oder privaten Feierlichkeiten.

Wichtig ist uns an dieser Stelle zu sagen:

Dieses Buch kann und will nicht die professionelle Beratung durch einen Friseur oder Typberater ersetzen. Es soll Sie zur intensiven Beschäftigung mit dem eigenen Körper und der eigenen Ausstrahlung anregen und Ihnen wertvolle Impulse liefern, die Sie beim nächsten Beratungstermin umsetzen können. (Eine Liste mit von uns ausgebildeten Typberatern und MASTER OF BEAUTY in Ihrer Nähe finden Sie aktuell unter www.wernerliebseminare.de.)
Auch handelt es sich bei diesem Buch nicht um einen Ratgeber zur Entwicklung der inneren Schönheit. Die positive Einstellung zu uns selbst ist unerlässliche Voraussetzung für unser äußeres Wohlbefinden, nach dem Motto: »Wenn wir die Dinge nicht ändern können, ändern wir unsere Einstellung dazu.«

Hier geht es rein um die Optimierung im Außen – die wiederum einen entscheidenden Einfluss auf unser Inneres hat. Ein Kreis, der sich schließt, wo immer man ihn beginnt. Hauptsache, man beginnt! Die eigene Schönheit zu entdecken, sie zu pflegen und zu bewahren, ist ein lebenslanger, spannender Prozess aus vielen kleinen Schritten, der viel Spaß und manchmal etwas Mühe macht – und sich immer lohnt!

Wir wünschen Ihnen viel Freude, Erfolg und verblüffende Ergebnisse bei Ihrer persönlichen Entdeckungsreise, bei der Sie ganz bestimmt mehr als einmal in den Spiegel schauen und sagen: »Das bin ja ich!«

Ihre Typberater Rosel und Werner Lieb
St. Wendel im August 2007

»Zum Sehen geboren. Zum Schauen bestellt.«

von Werner Lieb

Die Praxis ist bekanntlich der beste Lehrmeister. Und so hat es am Ende meiner Ausbildung nicht lange gedauert, bis ich merkte: Mit all den Dingen, die ich auf der Meisterschule gelernt habe, komme ich nicht weiter, wenn ich einen Menschen umfassend und nachhaltig beraten will.

Ich wollte immer mehr können als »sehen«, habe mich bei jedem Menschen, der in meinen Salon kam, gefragt: »Was gibt es an ihm/ihr zu entdecken?« Und: »Wo fange ich an: Bei der Haarfarbe oder den Körperproportionen? Wo ist die Henne, wo das Ei?«

Der oben zitierte Ausspruch von Goethe bringt es auf den Punkt:
Sehen können wir alle. Aber schauen ist etwas ganz anderes.

Die intensive Beschäftigung mit Meistern wie Leonardo da Vinci und Johannes Itten hat mich damals ein großes Stück weitergebracht. Ihre bewusste Anwendung des Goldenen Schnitts und der Wirkung von Farben floss spürbar in meine Arbeit ein – was meine Kunden sofort und dankbar bemerkt haben!

Zusammen mit meiner Frau Rosel diskutierte ich meine Gedanken. Sie ist mir seit vielen Jahren eine fantastische Partnerin, weil sie ein ausgeprägtes Gespür für die Optimierung der menschlichen Schönheit hat. Im Architekturbüro ihres Vaters absolvierte sie ihre kaufmännische Ausbildung und kam dabei täglich mit der Wirkung ästhetischer Formen und Gestaltungsmöglichkeiten in Berührung. Später wechselte sie in den Bereich Körperpflege (Körper, Haut, Make-up, Styling), hat darin langjährige und intensive Ausbildungen durchlaufen und führt unsere ganzheitlichen Farb- und Stilberatungen durch, während ich mich auf die Frisurenberatung konzentriere.

Einstimmiges Ergebnis unserer Gedanken war und ist:
Im Frisuren- und Typberatungshandwerk darf es nicht nur darum gehen, Schnitte bei Kunden auszuprobieren, die man auf der letzten Fortbildung gelernt hat (heute leider immer noch zu oft der Fall!), sondern es muss allein die Frage im Vordergrund stehen **»Wie möchten Sie wirken?«**.
Sie liefert die Antwort, die die Persönlichkeit und die Lebensweise der Menschen, die zu uns kommen, in die Beratung mit einbezieht und unsere Arbeit damit deutlich und nachhaltig von denen anderer Anbieter abhebt.

Unser erstes Buch zu unserer zweitägigen Farb- und Frisurenberatung (»Ihr Farbenbuch«, ca. 40 Seiten) war sofort ein Erfolg und schon kurz nach Erscheinen im Jahr 1990 ausverkauft.

Neben der Betreuung von Privatkunden in unseren vier erfolgreichen Salons leiten wir seit mehr als 12 Jahren eine eigene Seminar-Firma und arbeiten in Deutschland, Österreich und der Schweiz in der Ausbildung von Typberatern und MASTER OF BEAUTY.
Und mehr als 20 Jahre sind es jetzt schon, die wir als Referenten in der Typ-, Farb- und Stil-Beratung für Mitarbeiter wie Führungskräfte großer Unternehmen tätig sind, denen bewusst ist, dass ein zeitgemäßes Corporate Design sich bis in die Outfits der Mitarbeiter durchziehen muss.

Als Friseure und Typberater sind wir genau positioniert:
Unsere Spezialität sind nicht die »Killerpreise«, wie sie einige Ketten propagieren. Zu uns kommen Menschen, die wissen, dass der Gang zum Friseur ein Stück Wellness ist, ein Stück Lebensqualität, die ihren Preis hat - und ihre Wirkung!
Mit unserem Konzept sind wir führend in Deutschland. Ein Erfolg, der keine große Werbung braucht, sondern kontinuierlich und selbständig wächst, weil es wenige Berater gibt, die so ganzheitlich und so methodisch ausgefeilt arbeiten wie wir.

Rosel Lieb

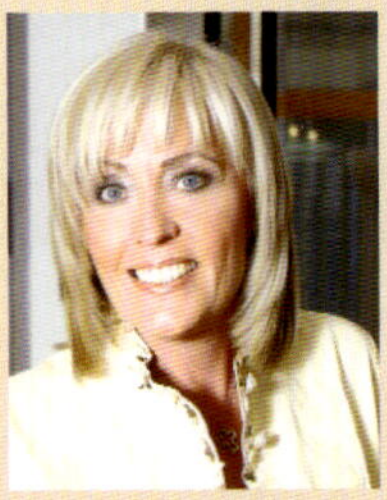

Jahrgang 1954

Kaufmännische Ausbildung im väterlichen Architekturbüro, die sie für Farben und Formen sensibilisierte.
Ausbildungen zur Fachkosmetikerin und Visagistin
Ausbildungen in Farbwissen und Farbpraxis sowie Stil und Mode
Gemeinsam mit Ehemann Werner Lieb Geschäftsführerin von vier erfolgreichen Salons mit einem ca. 60-köpfigen Team, das zu den Besten seiner Branche zählt.
Dozentin an verschiedenen Bildungsinstituten

Seit 2002 gemeinsam mit Ehemann Werner Lieb Ausbildungsleiterin der Spezialausbildung »MASTER OF BEAUTY« der Firma Wella in Deutschland, Österreich und der Schweiz mit unternehmerischer und fachspezifischer Verantwortung für die Themen »Geprüfte Farb- und Frisurenberatung«, »Favorite Colors® Beratung«, »Stil- und Outfitberatung«.

Bisher wurden unsere Absolventen (ca. 4000 ausgebildete Typberater und ca. 500 MASTERS OF BEAUTY, einer Spezialausbildung) mit einem eigens entwickelten **Typberatungspass** ausgestattet, auf die sie vor und in der Beratung schnell und sicher zurückgreifen konnten.
Auch die eigenentwickelten **Frisurenscheiben**, die auf einen Blick den optimalen Schnitt zur jeweiligen Gesichtsform zeigen, sind längst weit verbreitet und täglich im Einsatz.

Und unsere Broschüre **»Stil und Outfit«** wird den Kunden direkt nach der Beratung ausgehändigt – komplettiert mit ihren persönlichen Daten und Tipps und einer **Favorite Colors Card®** für ihren Farbtyp.
Heute sind wir an einem Punkt, an dem wir so viel Wissen zusammengetragen haben, dass wir es auf vielfältigen Wunsch unserer Kunden und Absolventen in Buchform veröffentlichen.
Dass es nun vorliegt, nach Monaten intensivster Arbeit und mit der Hilfe vieler engagierter Mitwirkender, erfüllt uns mit Freude und Stolz.

Wir wünschen ihm eine breite Leserschaft, die es privat und beruflich mit dem größtmöglichen Erfolg nutzt!

Werner Lieb

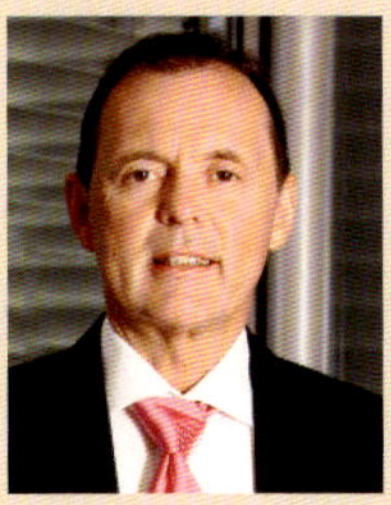

Jahrgang 1948

Meisterprüfung im Alter von 20 Jahren
Übernahme des elterlichen Salons mit 23 Jahren
Gemeinsam mit Ehefrau Rosel Lieb Geschäftsführer von vier Salons
2003 Eröffnung einer eigenen Beauty Academy zusammen mit Rosel Lieb
Gemeinsame Entwicklung einer eigenen Typberatungsmethode mit speziellem Typ-Check

Zahlreiche Preise und Erfolge bei Berufswettbewerben
Mehrfacher Bronze-, Silber- und Goldmedaillen-Gewinner der Deutschen Meisterschaft
Redken »Hairdresser of the Year«
«Deutschlands Salon des Jahres"

Zusammen mit Rosel Lieb »Top-Referent« für Wella in den Themen Typ, Frisur, Farbtyp, Stil und Outfit.

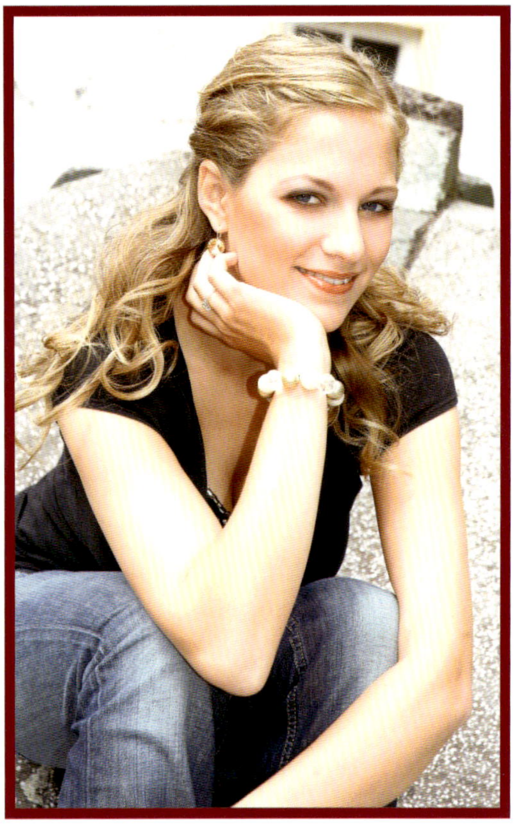

Liebe Leserin!

Ganz bewußt haben wir in unserem Buch auf Fotos mit Profi-Models verzichtet. Wir wollen Ihnen an unseren eigenen Kunden, die sich für die Aufnahmen zur Verfügung gestellt haben, zeigen, welche Veränderungen und Wirkungen bei ihnen möglich sind. Wir sind der Meinung, dass, für Sie als Leserin, so eine viel stärkere Identifizierung möglich ist – und Sie Ihre eigenen »Diamanten« erkennen können.

Anmerkung:

In diesem Buch haben wir die männliche Form für alle Berufsbezeichnungen und Umschreibungen für Menschengruppen gewählt: z.B. Friseur, Typberater, Betrachter etc. statt Friseurin, Typberaterin, Betrachterin etc. Ausschlaggebend war für uns dabei nur die leichtere und schnellere Lesbarkeit. Selbstverständlich beziehen sich alle Ausführungen auch auf die weibliche Form der Ansprache.

STEP 1
Ihre Diamanten

Step 1

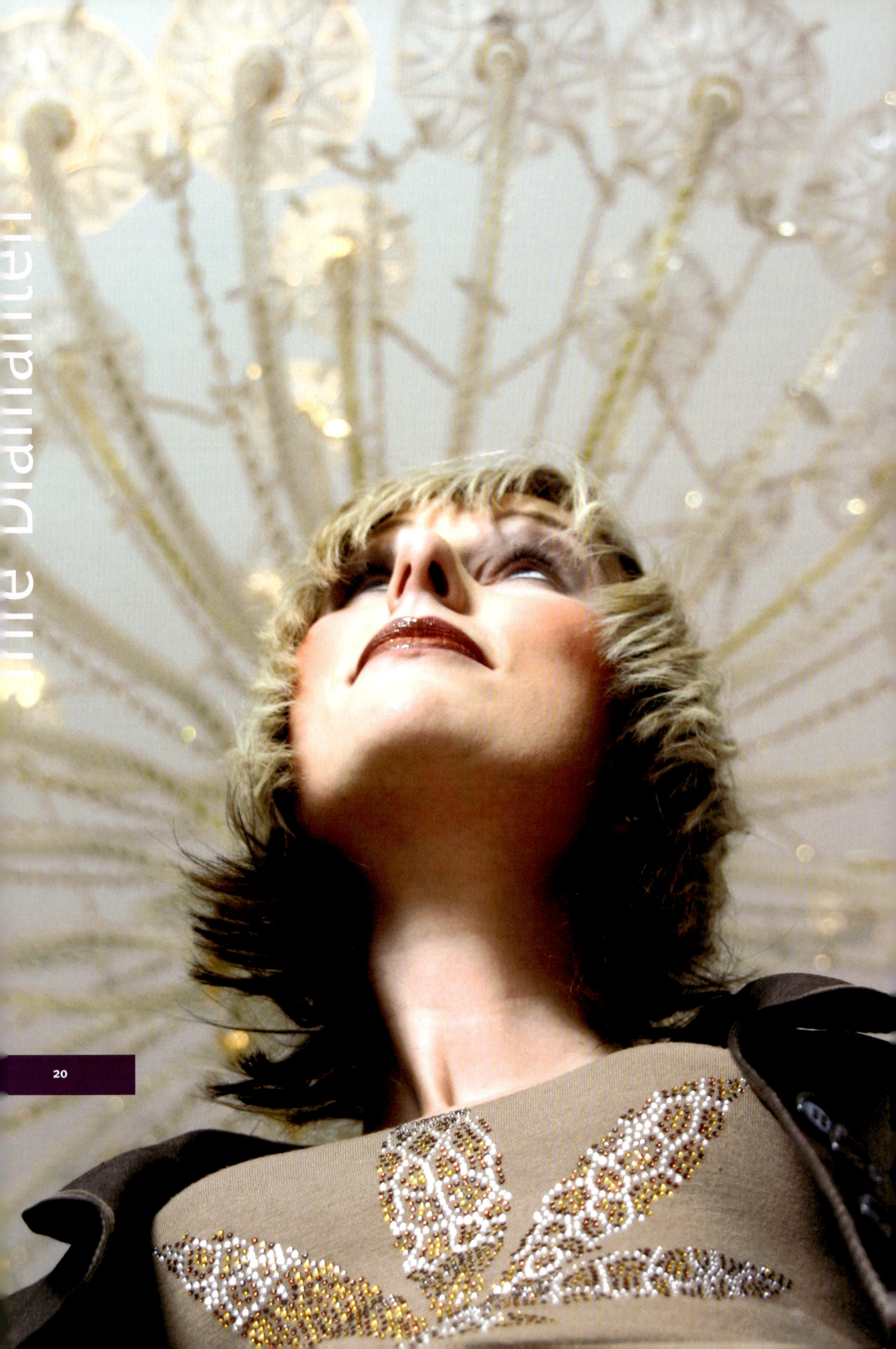

Wohlfühlen: Was ist das?

Benutzen Sie das Wort »wohlfühlen« auch häufig, ohne sich Gedanken darüber zu machen, was es eigentlich bedeutet? »Wohl« fühlen können wir uns in vielen Bereichen unseres Lebens: im Beruf, privat, bei Menschen, die wir lieben, in unserem Zuhause, unserem Körper...
Wohlfühlen kann viele Ursachen haben:
»Ich mag mich«, sagen die einen auf die Frage, was Wohlfühlen für sie bedeutet, oder »Ich bin ich«, auch: »Ich fühle mich anerkannt und respektiert«.

Bezogen auf unsere Einstellung zu uns und unserem Aussehen, könnte man auch sagen:
Wohlfühlen heißt:

- **Ich finde, dass ich gut aussehe.**
- **Ich bin dankbar für das, was mir die Natur geschenkt hat.**
- **Ich muss mich nicht verstellen und nicht mit anderen vergleichen.**
- **Ich bin mit mir zufrieden.**
- **Ich bewege mich gerne in meinem Körper.**
- **Ich fühle mich wohl in meiner Haut.**
- **Ich freue mich über all die Dinge, die schön an mir sind.**
- **Ich bin gut so, wie ich bin.**

Kennen Sie den schönen Satz: »Wie innen so außen?«
Er bringt auf den Punkt, was wir mit Wohlfühlen meinen:

Wohlfühlen ist der Gleichklang von Körper, Geist und Seele. Die Balance zwischen dem Inneren und dem Äußeren. Die Wirkung unserer inneren Einstellung auf unser äußeres Erscheinungsbild – und umgekehrt. Wohlfühlen ist das erste Bedürfnis, das wir als Säugling an die Welt stellen, und es ist unser Anspruch als Erwachsener an das Jetzt und an die Zukunft.

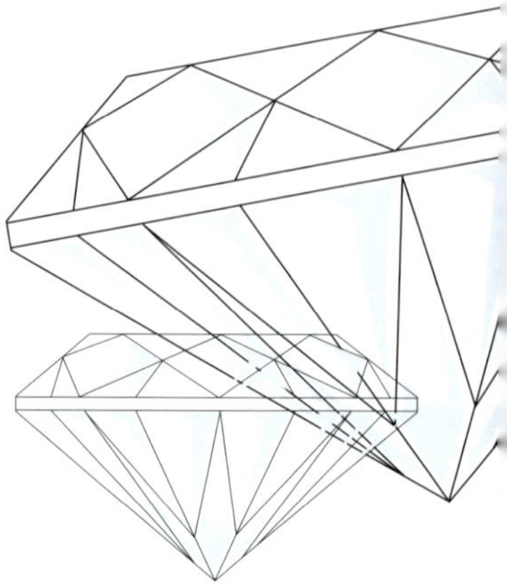

Wir leben in einer Wohlfühlgesellschaft: »Wellness« ist eines der meistgebrauchten Worte, die uns täglich begegnen. Und doch wissen die wenigsten Menschen, wie sie ihr persönliches Wohlgefühl in sich selbst erzeugen können.

Dabei sind wir nicht abhängig von den Medien oder den Angeboten großer Freizeit- und Reise-Veranstalter: Wohlfühlen geht hier und jetzt, auf der Stelle, in dieser Minute, in unserem Körper – egal, ob wir 20 oder 70 (oder mehr) Jahre alt sind!

Wohlfühlen und gutes Aussehen hat nichts mit Schönheitswahn zu tun. Es gibt Frauen, die treiben es mit ihrer Eitelkeit bis zur Perfektion und verlieren dabei jegliches Wohlgefühl. Doch sind wir ehrlich: Es gibt auch eine ganze Menge Frauen, denen eine kleine Portion Eitelkeit oder Beschäftigung mit sich selbst ganz gut stehen würde.

Finden wir also die goldene Mitte zwischen innerer und äußerer Zufriedenheit und Harmonie!

Die folgenden Seiten nehmen Sie mit auf die spannende Reise zu Ihrem persönlichen Wohlgefühl, das bei den Dingen anfängt, die uns Mutter Natur von Geburt an mitgegeben hat: unseren Diamanten!

Unsere Diamanten: Schmuckstücke und Blickfänger

Viele Menschen, die in unsere Beratungen kommen, reagieren völlig erstaunt auf die Frage:

»Was finden Sie an sich schön?«

Sie rechnen damit, dass wir von ihnen zunächst genau das Gegenteil hören wollen und sind bestens darauf vorbereitet: Von Zahnlücken und Sommersprossen ist da die Rede, von zu kleinen oder zu großen Brüsten, zu dicken oder zu kurzen Beinen, zu viel oder zu wenig Haar... Die Antworten kommen wie aus der Pistole geschossen.

Fragen wir weiterhin hartnäckig nach, was diese Menschen schön an sich finden, kommt oft der Satz »Richtig schön ist an mir eigentlich gar nichts« oder: »Na ja, mein Mund vielleicht oder meine Augen...« Gerade wir Frauen sind seit Jahrzehnten darauf trainiert, unsere »Makel« zu kennen und sie zu kaschieren – und erschreckenderweise zieht die Männerwelt darin gerade nach.
Sogenannte »Schönheitsideale« verunsichern uns jedes Jahr aufs Neue und verändern sich dabei so schnell, dass niemand, der nicht zufällig gerade in diese Schemata passt, damit Schritt halten kann.

Doch was ist eigentlich ein »Makel«? Und: Wer legt fest, ab wann ein angeblicher Makel ein Makel ist?

Wir möchten Ihnen in diesem STEP zeigen, dass **Sie** es sind, die für sich definieren, was an Ihnen schön ist, was sie besonders betonen möchten und woraus Sie ab sofort und dauerhaft Ihr Selbstbewusstsein schöpfen. Wir nennen sie **Diamanten**, Ihre besonderen Vorzüge und optischen Schmuckstücke, die Sie zu dem Menschen machen, der Sie sind:

einzigartig, unverwechselbar, vollkommen, so, wie Sie sind.

Denn eines ist uns völlig klar – und hoffentlich auch bald Ihnen:

- **Jede Frau hat vorzeigbare Stellen, die sie herausarbeiten und mit denen sie die Blicke anderer anziehen kann!**

- **Jede Frau besitzt einen einzigartigen Schatz an persönlichen Stärken und Schönheiten, im Vergleich zu denen eventuelle »Mäkelchen« ganz schnell in den Hintergrund treten!**

Halten Sie sich nicht länger bei den Dingen auf, mit denen Sie nicht zufrieden sind.
Nehmen Sie sich so an, wie Sie sind.
Zeigen Sie, was Sie haben – und Sie werden wirken wie noch nie!

Sind Sie bereit? Dann nehmen wir Sie jetzt mit auf eine kurze innere Reise,
bei der Sie Bekanntschaft machen mit Ihren Diamanten!

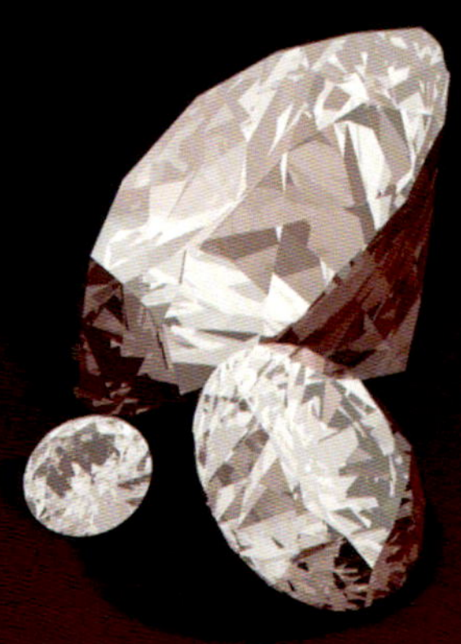

Entdeckungsreise: Finde Deine Diamanten!

Die folgende Visualisierung ist in der Du-Form gehalten. Unser Unterbewusstsein nimmt sie dann direkter wahr und bezieht sie intensiver auf uns selbst. Du kannst Dir den Text auf Band sprechen und ihn Dir selbst vorspielen oder ihn Dir von einem vertrauten Menschen langsam vorlesen lassen, damit Du während der Übung die Augen schließen kannst. Sie dauert nur wenige Minuten.

- Schließ Deine Augen und stell Dir vor, Du bist an einem schönen, einladenden und vertrauenerweckenden Ort, Deiner Quelle.
- Vielleicht ist es ein Ort, den Du aus einem Urlaub kennst oder auch ein Ort, den Du in Deiner Phantasie selbst erschaffen magst.
- Du siehst Dich an diesem Ort sitzen oder liegen oder in vollkommener Ruhe und Harmonie einer Bewegung oder Tätigkeit nachgehen. Du hast Zeit und bist frei von Störungen.
- Betrachte Dich jetzt einmal ganz in Ruhe von Kopf bis Fuß:
- Wie sieht Dein Haar aus, Deine Haarfarbe, Deine Frisur?
- Was findest Du schön an Deinem Haar?
- Was gefällt Dir an Deiner Haut, Deiner Hautfarbe und Hautstruktur, Deinem Gesicht, Deinen Wangen, Deinen Augen?
- Welche Farbe haben Deine Augen? Haben Sie eine tolle Form, eine spannende Farbe oder eine Strahlung, die Du bisher noch nie bemerkt hast?
- Was ist schön an Deinen Wimpern und Augenbrauen, Deiner Stirn, Deinen Ohren, Deiner Nase, Deinem Mund, Deinen Zähnen?
- Was ist schön an Deiner Gesichtsform oder Deinem Profil?

- Und was könnte schön sein an Deinem Kinn und Deinem Hals?
- Wandere dann weiter nach unten in Deiner Betrachtung:
- Was gefällt Dir an Deiner Körpergröße und an Deinen Proportionen?
- Vielleicht hast Du besonders tolle Kurven oder eine auffallend gerade Haltung?
- Wie verläuft Deine Schulterlinie?
- Wie sehen Dein Busen und Deine Taille aus?
- Was findest Du an ihnen besonders schön?
- Deine Hüften, Dein Po, Deine Oberschenkel und Unterschenkel...
  Was ist daran besonders gelungen?
- Vergiss auch nicht Deine Hände und Füße: Nimm wahr, welches Geschenk die Natur Dir mit ihnen gemacht hat!
- Und nun betrachte Dich einmal in Deiner Gesamtheit:
- Wie bewegst Du Dich, wenn Du Dich gut fühlst?
- Wie fühlt sich Lebendigkeit für Dich an?
- Wie Energie?
- Mit welcher Einstellung fühlst Du Dich innerlich und äußerlich am wohlsten?
- Wann hast Du diese Einstellung zum letzten Mal erlebt? Ruf sie wieder in Dir wach!

- Achte auch auf Deine Stimme und Deine Sprache: Was ist an ihnen besonders?
- Was macht Dich einzigartig in Deinem Ausdruck?
- Sieh Dich lachen!

- Sieh Dich flirten, mit Deinem ganzen Charme spielen!
- Wie fühlt sich das an?
- Wie fühlst Du Dich, wenn Du erfolgreich bist?
- Offen, lebendig, motiviert, energiegeladen, flexibel und spontan?
- Kennst Du schon alle Deine Talente?
- Welche davon setzt Du in Deinem beruflichen und privaten Alltag bereits um?
- Wo sind noch weitere Schätze, die darauf warten, von Dir geborgen zu werden?
- Betrachte Dich noch eine Weile von Kopf bis Fuß, von innen und von außen...
- Was ist schön an Dir?
- Was besonders?
- Was hebt Dich von allen anderen Menschen ab und wird Dich für immer einzigartig sein lassen?
- Nimm wahr, wie schön Du bist. Wie vollkommen.
- Genieße Dich selbst.
- Komme dann langsam ins Hier und Jetzt zurück.
- Öffne die Augen, nimm Stift und Papier zur Hand und notiere die Diamanten, die Du an Dir gefunden hast.
- Beachte dabei: Die Anzahl der Diamanten, die Du gefunden hast, sagt nichts über ihre Qualität aus. Jeder Diamant hat seinen Wert und seine Wirkung, egal, ob Du einen oder 20 an Dir gefunden hast!

Willkommen zurück in der Welt und Herzlichen Glückwunsch zur Entdeckung Deiner persönlichen Diamanten!

Bring Deine persönliche Liste an einer für Dich gut sichtbaren Stelle an, wo Du sie jederzeit wahrnimmst, bis Du Dir ihrer völlig sicher bist und sie in Dein Selbstwertgefühl integriert hast. Beziehe auch Deinen Partner, Deine Kinder, Deine beste Freundin, Kolleginnen und andere Dir vertraute Menschen in Deine Schatzsuche ein: Frage Sie, was Sie an Dir besonders schätzen und in welchen Bereichen sie Dich schön und wertvoll erleben – innerlich wie äußerlich!

Wir wünschen Dir viel Freude und Lust, noch viele weitere Diamanten an Dir zu entdecken!

Unsere Tipps:

- Sie sind so schön, wie Sie sich fühlen!
- Lachen Sie viel: Nichts ist so schön wie das Lachen eines Menschen, der mit sich und der Welt zufrieden ist und diese Freude offen mit anderen teilt. Auch über uns selbst lachen zu können ist eine wichtige Voraussetzung, um innen wie außen in Harmonie zu sein!
- Gönnen Sie sich warme Bäder und Massagen, um Körper, Geist und Seele zu verwöhnen – sie werden es Ihnen danken!
- Lassen Sie sich in einer professionellen Typberatung zu Ihren persönlichen Farben und Stilen beraten. Das schafft Klarheit und macht Mut zu neuen Kombinationen, die Ihre Diamanten noch betonen!

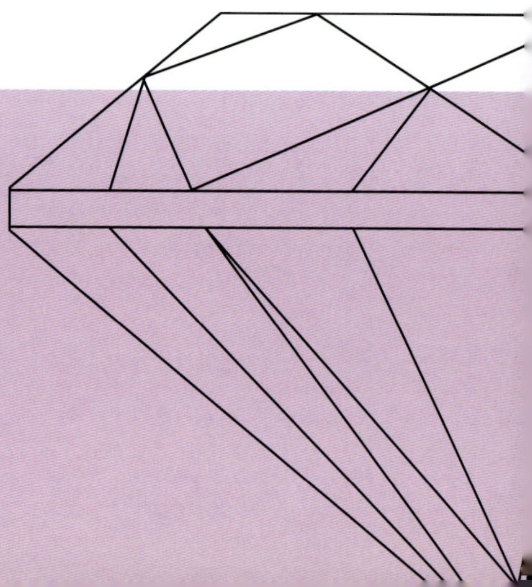

STEP 2

Ihre Farben

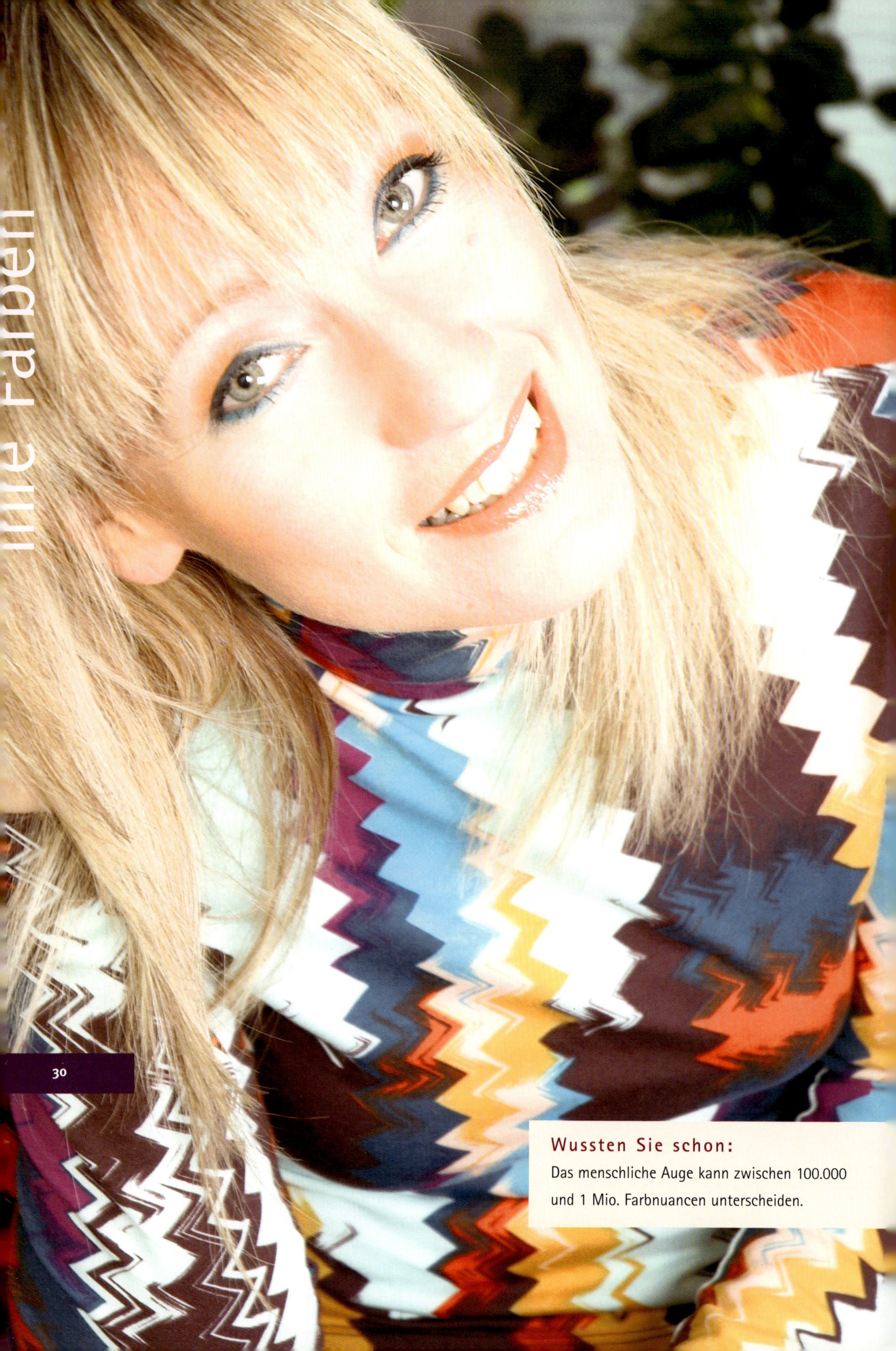

Wussten Sie schon:
Das menschliche Auge kann zwischen 100.000 und 1 Mio. Farbnuancen unterscheiden.

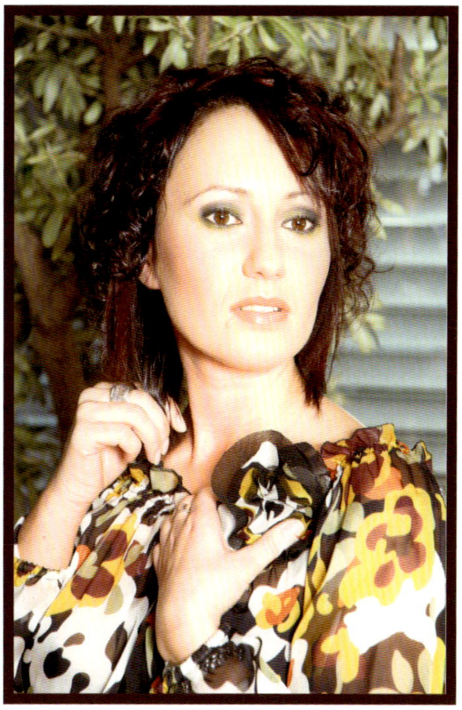

Die Bedeutung von Farben in unserem Leben

Unsere Welt ist bunt: Pflanzen, Tiere, Häuser, Möbel, Autos, Fahrräder, Kleidung, Accessoires ... Alles hat naturgegebene oder von Menschen gemachte Farben, die allgegenwärtig sind: Die Musik im Radio können wir abschalten, nicht die Farbigkeit unserer Umwelt.

Farben sind Stimmungsbarometer. Sie machen uns Laune, wenn wir vor einer wichtigen Begegnung stehen, stärken unser Selbstbewusstsein und senden eindeutige Signale an unser Gegenüber: »Hoppla, jetzt komm' ich!« oder auch »Heute will ich meine Ruhe haben«.

Nirgendwo ist die Auswahl in der Kleidung so groß wie bei den Farben. Viele Pullover zum Beispiel gibt es heute in 4-5 verschiedenen Farben. Wie kommt es dann, dass wir oft vor dem Kleiderschrank stehen und glauben, wir hätten nichts anzuziehen?

Ganz einfach:

- Wir kennen »unsere Farben« nicht.
- Das heutige Angebot ist zu groß.
- Wir kennen unsere Proportionen nicht gut genug.

Das Resultat:

- Wir kaufen zu viel.
- Wir kaufen zu viele Farben.
- Wir kaufen zu viele verschiedene Stile.
- Wir achten zu wenig auf die Passform.

Anders als bis in die 50er Jahre, in denen Kleidung noch von gelernten Schneidern oder geschickten Hausfrauen nach Maß gefertigt wurde, sind Hosen, Röcke, T-Shirts, Jacken, Mäntel etc. heute in allen Farben und Stilen zu haben.
Doch wenn wir als Frau einen harmonischen und wirkungsvollen optischen Auftritt erzielen wollen, müssen wir uns wieder reduzieren: Auf unsere Farben. Auf unsere Schnitte. Auf unsere Identität.
Wir müssen wieder das sichere Gespür dafür entwickeln, welche Farben uns stehen, unsere Persönlichkeit unterstützen und uns als die Frau inszenieren, die wir sein wollen.

Zwei Tatsachen helfen uns dabei:

- Eine Farbe, die wir als »schön« empfinden, muss uns noch lange nicht gut stehen.
- Und: Die »falsche« Farbe kostet genauso viel wie die »richtige«.

7 Gründe, warum Sie Ihre Farben tragen sollten:

1. In Ihren Farben sehen Sie immer am besten aus, erzielen Perfektion und Frische von Kopf bis Fuß und werden mit ehrlichen Komplimenten dafür belohnt.

2. Fehlkäufe gehören für Sie der Vergangenheit an. Sie wissen genau, welche Farbe Sie zu welchem Anlass tragen möchten und haben sie im Schrank.

3. Schnell und sicher wählen Sie die richtigen Farben. Das macht Sie selbstbewusst und schenkt Ihnen Zeit, die Sie in andere Lebensbereiche investieren können.

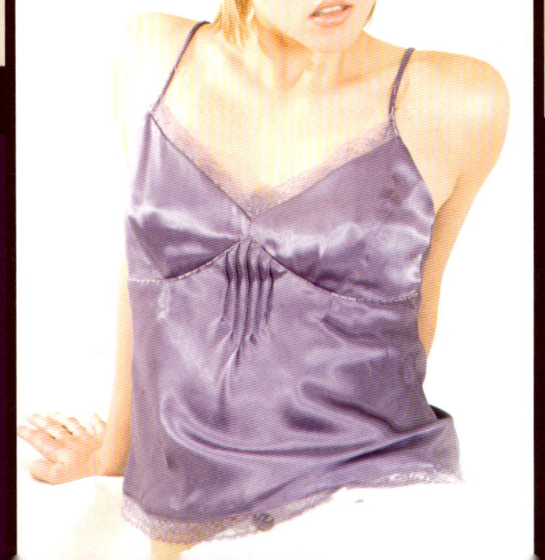

4. Die Kombinationsmöglichkeiten Ihrer Kleidung sind größer denn je. Ihre Garderobe ist farblich strukturiert nach Basis-, Neutral- und Akzentfarben – das macht Mut und Lust auf neue Kombinationen!

5. Ihre Accessoires passen zu Ihrer Persönlichkeit und Ihren Proportionen.

6. Ihre Haarfarbe ist auf Ihren Farbtyp abgestimmt und bringt Ihnen Frische und Farbe ins Gesicht.

7. Die richtigen Make-up-Farben geben Ihnen den letzten Schliff.

Favorite Colors®: Die Farben Ihres Lebens

Was sind Favorite Colors®?

Favorite Colors® sind Farben, die Ihnen zu einer harmonischen und wirkungsvollen Farbwirkung verhelfen, weil sie sich an den Farben orientieren, die Ihnen die Natur mitgegeben hat. Es sind die Farben, die Ihnen am besten stehen, die Ihre Diamanten am stärksten zur Geltung und Ihre Erscheinung zum Strahlen bringen.

Wir haben das Favorite Colors®-System selbst entwickelt, im Laufe von Zehntausenden von Farbberatungen getestet und über die Jahre immer wieder verfeinert. Es ist die Grundlage unserer erfolgreichen Arbeit – und des Erfolgs unserer Kundinnen und Kunden!

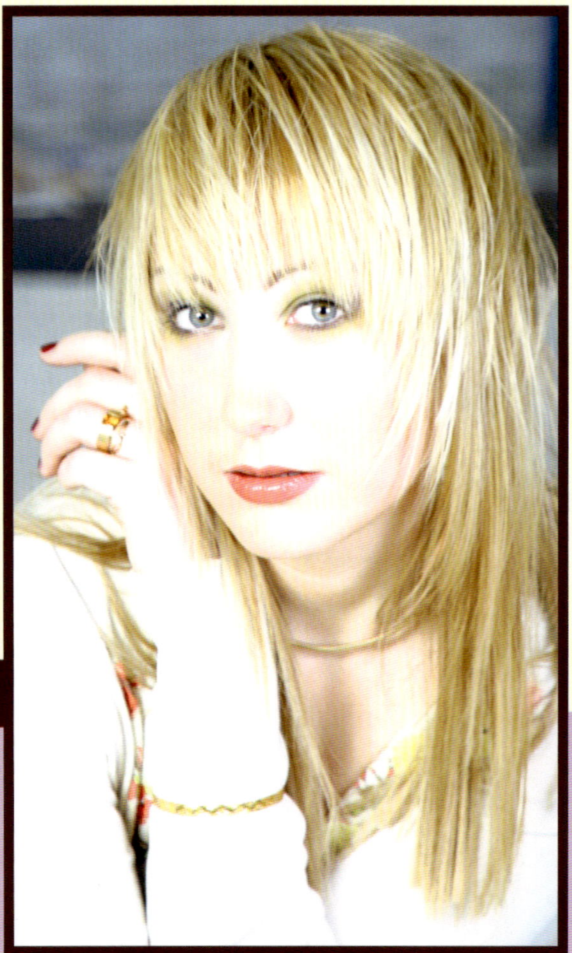

Beispiel für Warmharmonie-Typ

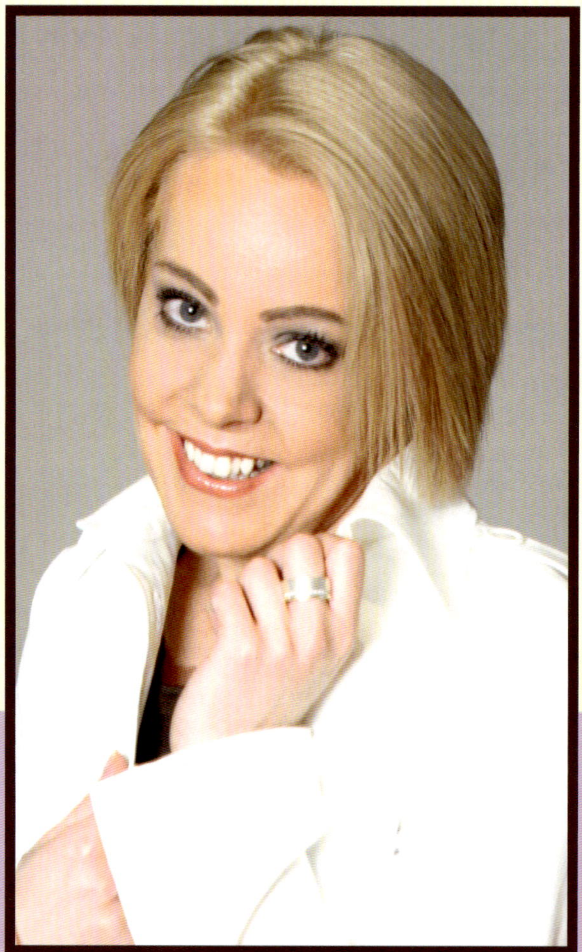

Beispiel für Kühlharmonie-Typ

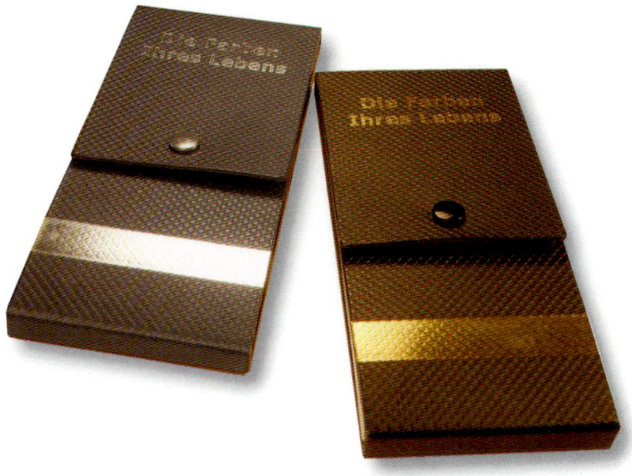

Warm-Harmonie oder Kühl-Harmonie: Welcher Farbtyp sind Sie?

Um exakt zu bestimmen, welche Farben Ihre Favorite Colors® sind, müssen Sie wissen, welchem **Farbtyp** Sie angehören. Dazu analysieren wir in unseren Beratungen zunächst Ihr persönliches Kolorit, d.h. Ihr Farbbild, das Ihnen die Natur von Geburt an mitgegeben hat:

- Ihre natürliche Haarfarbe
- Ihre Hautfarbe mit Unterton
- und die Farbwirkung Ihrer Augen

Ihr Kolorit wird aus drei körpereigenen Farbstoffen gebildet: **Hämoglobin, Karotin und Melanin**. Entscheidend für Ihren Farbtyp ist die Dominanz des Hämoglobins oder des Karotins:

Wir sprechen von einem **Warm-Harmonie-Typ**, wenn der Anteil des Karotins (apricot golden) überwiegt und von einem **Kühl-Harmonie-Typ**, wenn der Anteil des Hämoglobins (rosig bläulich) überwiegt.

Das bedeutet in der Praxis:

Überwiegt in Ihrer Hautfarbe das Karotin, dann sehen an Ihnen automatisch die Farben, die einen stärkeren Orangenanteil in der Farbmischung haben, viel harmonischer aus.

Umgekehrt: Ist in Ihrem Äußeren das Hämoglobin stärker ausgeprägt, dann sehen an Ihnen automatisch die Farben, die einen stärkeren Blauanteil in der Farbmischung haben, viel harmonischer aus.

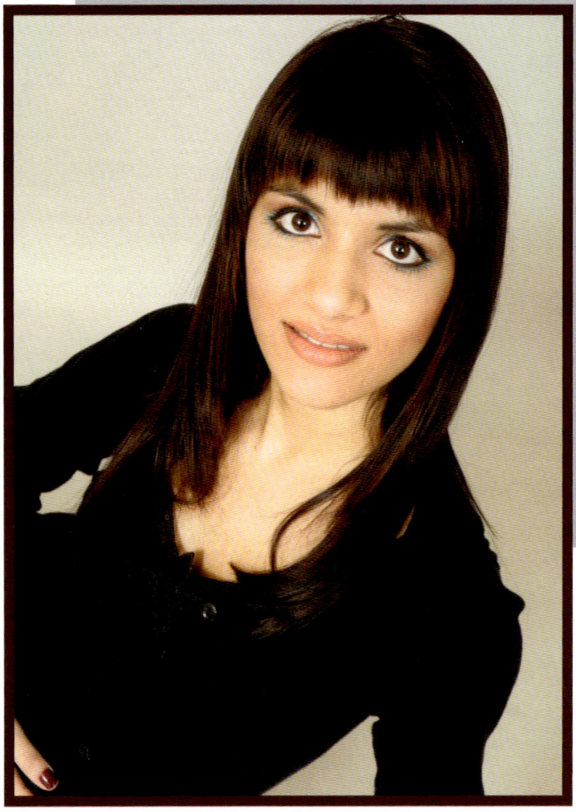

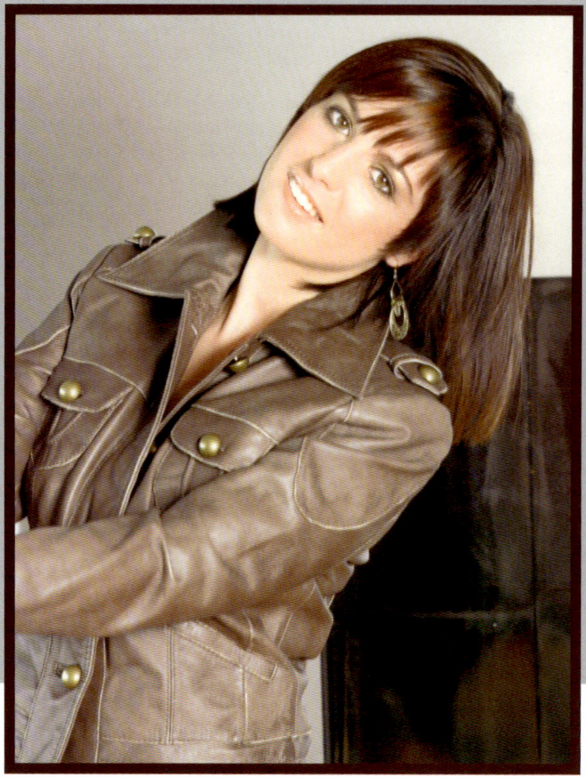

Beispiel für Warmharmonie-Typ

Beispiel für Kühlharmonie-Typ

Und was ist mit Frühling, Sommer, Herbst und Winter?

Warum sprechen wir von Warm-Harmonie-Typen und Kühl-Harmonie-Typen und nicht von den vier Jahreszeiten, wie es andere Ratgeber tun?

In unserer jahrzehntelangen Farbberatungspraxis haben wir festgestellt, dass die Unterscheidung nach Warm-Harmonie und Kühl-Harmonie viel kundenfreundlicher und ergebnisreicher, weil individueller als die Einteilung nach Frühling, Sommer, Herbst und Winter ist.

Die Jahreszeiten-Methodik hatte zu ihrer Zeit (in den 70er und 80er Jahren) ihre Berechtigung: Die Entdeckung, dass es Farben gibt, die unserem Hautkolorit entsprechen und uns daher viel besser stehen, war eine Offenbarung für viele Menschen. Doch diese Form der Zuordnung ist heute veraltet.

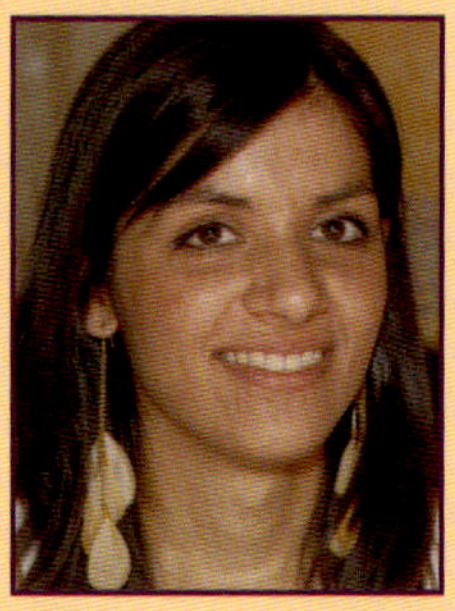

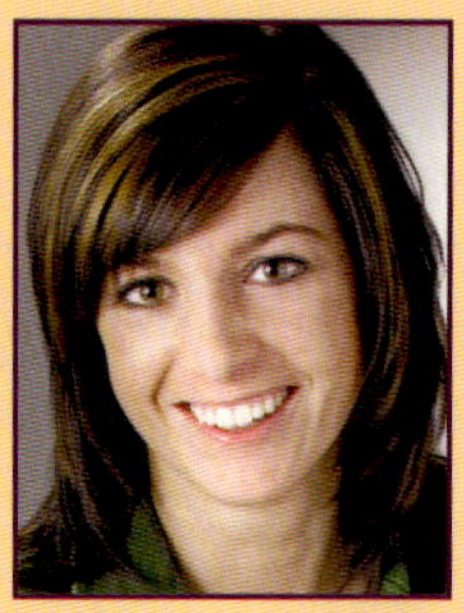

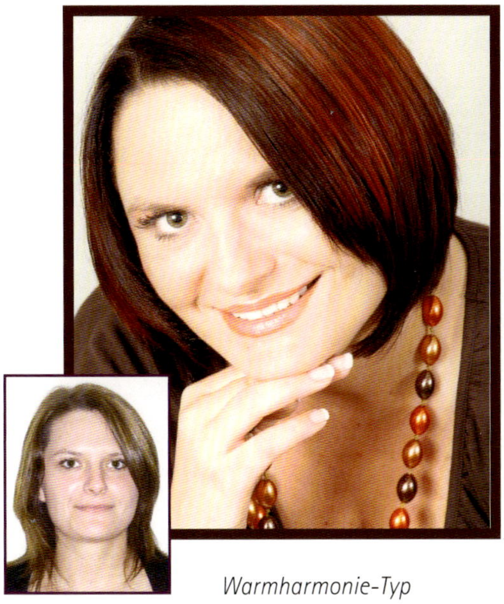

Warmharmonie-Typ

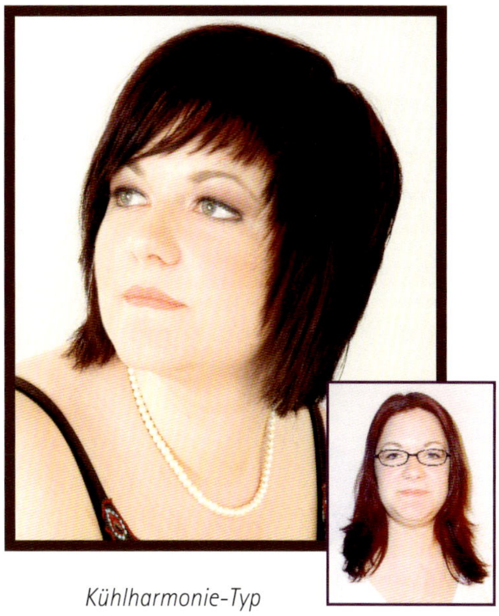

Kühlharmonie-Typ

Gehen wir einen Schritt weiter zurück:

Schon 1928 fand der Schweizer Kunstpädagoge **Johannes Itten** (1888–1967) heraus, dass es eine natürliche Beziehung zwischen dem Hautkolorit eines Menschen gibt und den Farben, zu denen sich dieser Mensch hingezogen fühlt.

Itten gilt heute als der geistige Vater der modernen Farbenlehre. In seinem Buch »Kunst der Farbe«[*] beschreibt er seine »Entdeckung der subjektiven Farben«: Demnach kennt jeder Mensch von Natur aus seine subjektiven Farben und nimmt sie als harmonisch wahr.

Wir wissen also intuitiv, was uns steht und was nicht. Doch sind wir von klein auf vielen äußeren Einflüssen ausgesetzt: Eltern, Lehrern, Partnern, Verkäufern, den Medien... Sie alle beeinflussen unser Farbempfinden, schulen oder verunsichern es, und lenken es vielleicht sogar in die falschen Bahnen.

Mehr denn je ist der heutige Mensch Individuum und braucht Farbsysteme, die seine Einzigartigkeit fördern und herausstellen. Die es ihm erlauben, morgens andere Farben zu tragen als abends, im Beruf andere als im Privatleben und im Frühling/Sommer andere als im Herbst/Winter.

Da hilft kein Schubladen-Denken oder sogar das Verbot ganzer Farbfamilien, wie es die »Vier-Jahreszeiten-Theorie« für einzelne Farbtypen vorsieht, sondern vielmehr die Gewissheit, dass wir *alle* Farben tragen dürfen – wenn wir ihre Farbwirkung beachten: Warm-Harmonie oder Kühl-Harmonie eben.

Mit dieser Unterscheidung erzielen wir seit Jahrzehnten die besten Ergebnisse für unsere Kundinnen und Kunden in Sachen Farbenvielfalt und Farbsicherheit. Für uns der Beweis, dass die Favorite Colors® die Basis jeder modernen Farbberatung sein sollten.

* Johannes Itten: Kunst der Farbe, Ravensburger Buchverlag Otto Maier GmbH, 1987, 1. Auflage 1961

Wie funktioniert eine Favorite Colors® Farbberatung?

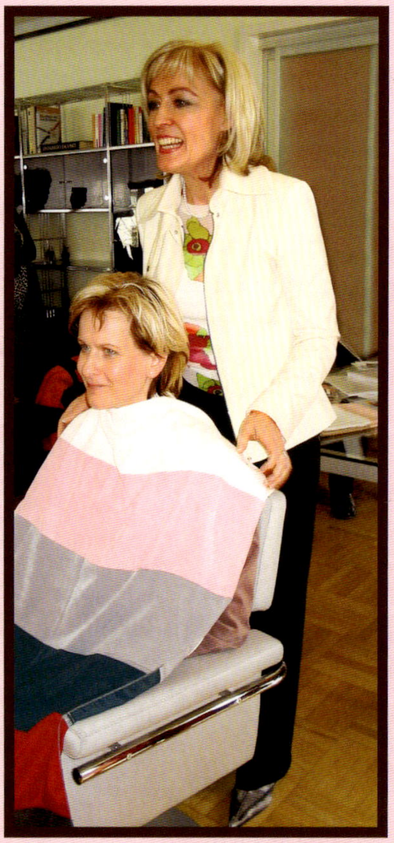

Farbanalyse bei einer Favorite Colors®-Beratung

Kompetente und verantwortungsbewusste Berater nehmen sich Zeit für Sie. Sie werden niemals eine Schnellberatung bei Ihnen durchführen, sondern zuerst eine schriftliche Analyse Ihres Farbtyps vornehmen (Bestimmung des Kolorits und Überprüfung der Ergebnisse mit zwei Spezial-Analysetüchern) und daraufhin ihre Farbdiagnose erstellen.

Nach der Farbtypbestimmung teilt Ihr Berater Ihre Farben anhand der Favorite Colors Card® (s. Abb., Bezugsquelle im Anhang) in drei Gruppen ein, Ihre **Basisfarben**, Ihre **Neutralfarben** und Ihre **Akzentfarben**, und setzt die Feinabstimmung Ihres Farbtyps (hell, mittel oder intensiv).

Dabei werden auch Farben, die nicht Ihrer »klassischen« Palette angehören, in ihrer Wirkung auf Ihr Kolorit getestet, z.B. Trendfarben oder Ihre besonderen Lieblingsfarben.

Denn der Grundton Ihrer Haut und somit Ihr Farbtyp bleibt Ihnen Ihr Leben lang erhalten, doch ändern sich wahrscheinlich Ihre Farbvorlieben im Laufe der Jahre durch die Mode oder Trends.

Ihre Favorite Colors Card®
Die Farben Ihres Lebens

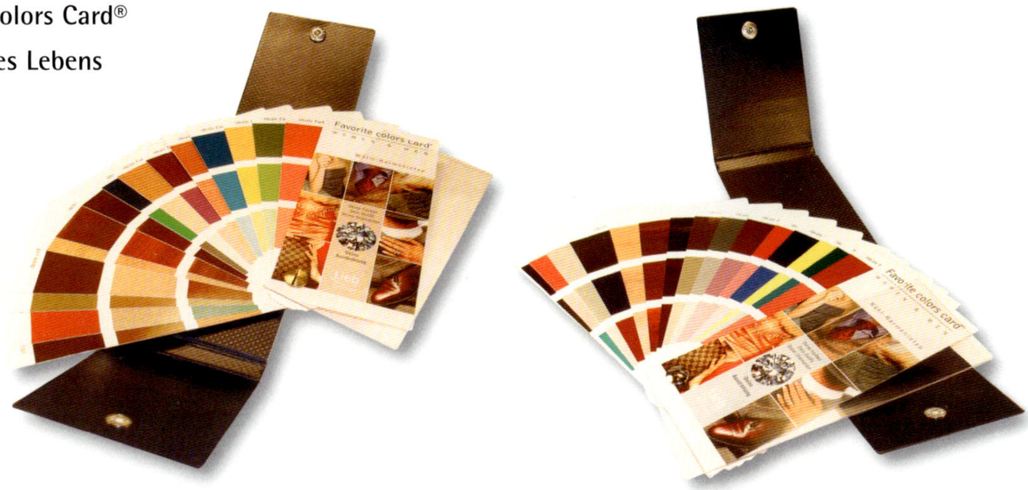

- Ihre Favorite Colors Card® ist Ihre wichtigste Begleiterin beim Kleiderkauf.
- Tragen Sie sie in Ihrer Handtasche, damit Sie sie immer griffbereit haben.
- Lassen Sie sich von niemandem in der Auswahl Ihrer Farben beeinflussen.
- Durch Ihre Favorite Colors Card® kennen Sie Ihre Farben am besten.
- Die komplett beschriebenen Rückseiten vertiefen Ihr Wissen und den Einsatz Ihrer Farben (Infos zu der Favorite Colors Card® im Anhang).

Wichtig beim Umgang mit der Favorite Colors Card® ist:

In der ersten Woche eine tägliche, intensive, ca. zweiminütige Betrachtung der einzelnen Farben. Danach hat Ihr Gehirn Ihre Farben für immer und jederzeit abrufbar gespeichert. Diese Auseinandersetzung mit Ihren Farben gibt Ihnen die Sicherheit, Ihre Wünsche in Zukunft viel klarer zu artikulieren und selbst im größten Angebot sofort und zielsicher Ihre Farben zu erkennen und zu kombinieren.

Können Sie Ihren Farbtyp selbst bestimmen?

Es bedarf einiger Erfahrung und der schriftlichen Analyse vieler Einflussfaktoren, um Ihren Farbtyp genau zu bestimmen. Favorite Colors®-Berater werden intensiv im Farbsehen, der Farbphysik und der Farbwirkung auf die Proportionen und den Körperbau des Menschen geschult. Um die wirklich idealen Farben für Sie herauszufinden, sollten Sie sich deshalb der Expertise eines Favorite Colors®-Beraters anvertrauen.

Wenn Sie jedoch ohne professionelle Hilfe schon jetzt sicher sind, ob Sie dem Warm-Harmonie-Typ oder dem Kühl-Harmonie-Typ angehören, dann finden Sie hier zu Ihrer Überprüfung die typischsten Merkmale:

Diese Auflistung gibt Ihnen eine erste Hilfestellung, kann aber nie bindend sein. Denn wir sind Individuen und so treffen einzelne Punkte bei vielen Menschen eines Typs zu, andere wiederum nicht.

Warm-Harmonie-Typ	Kühl-Harmonie-Typ
Ihre Haut hat einen gelblichen, apricot-pfirsichfarbenen oder goldenen Hautunterton.	Ihre Haut hat einen weißlichen, rosigen oder olivfarbenen Hautunterton.
Ihre Ohrumgebung ist gelblich, apricot.	Ihre Ohrumgebung ist weißlich, rosig-bläulich.
Ihre Natur-Haarfarbe hat am Haaransatz einen rötlichen bzw. goldenen Schimmer	Ihre Natur-Haarfarbe ist eher aschig oder hat keinen Gold- oder Rotschimmer
Spätes Ergrauen (nach der Lebenshälfte)	Frühes Ergrauen
Augenfarbe und Augenstrahlung: hell und klar, Graugrün, Blau, Hell- bis Dunkelbraun mit goldenen und bernsteinfarbenen Strahlen	Augenfarbe und Augenstrahlung: Graugrün, Graublau, Blau, Brauntöne, Schwarzbraun mit silberfarbenen Strahlen
Augenweiß: häufig cremig	Augenweiß: klar und weiß
Häufig Neigung zu Sommersprossen, flächig am Körper.	Wenn überhaupt, dann wenige Sommersprossen mit grauem Unterton.
Sie bevorzugen immer schon die warmen Farben.	Sie bevorzugen immer schon die kühlen Farben.

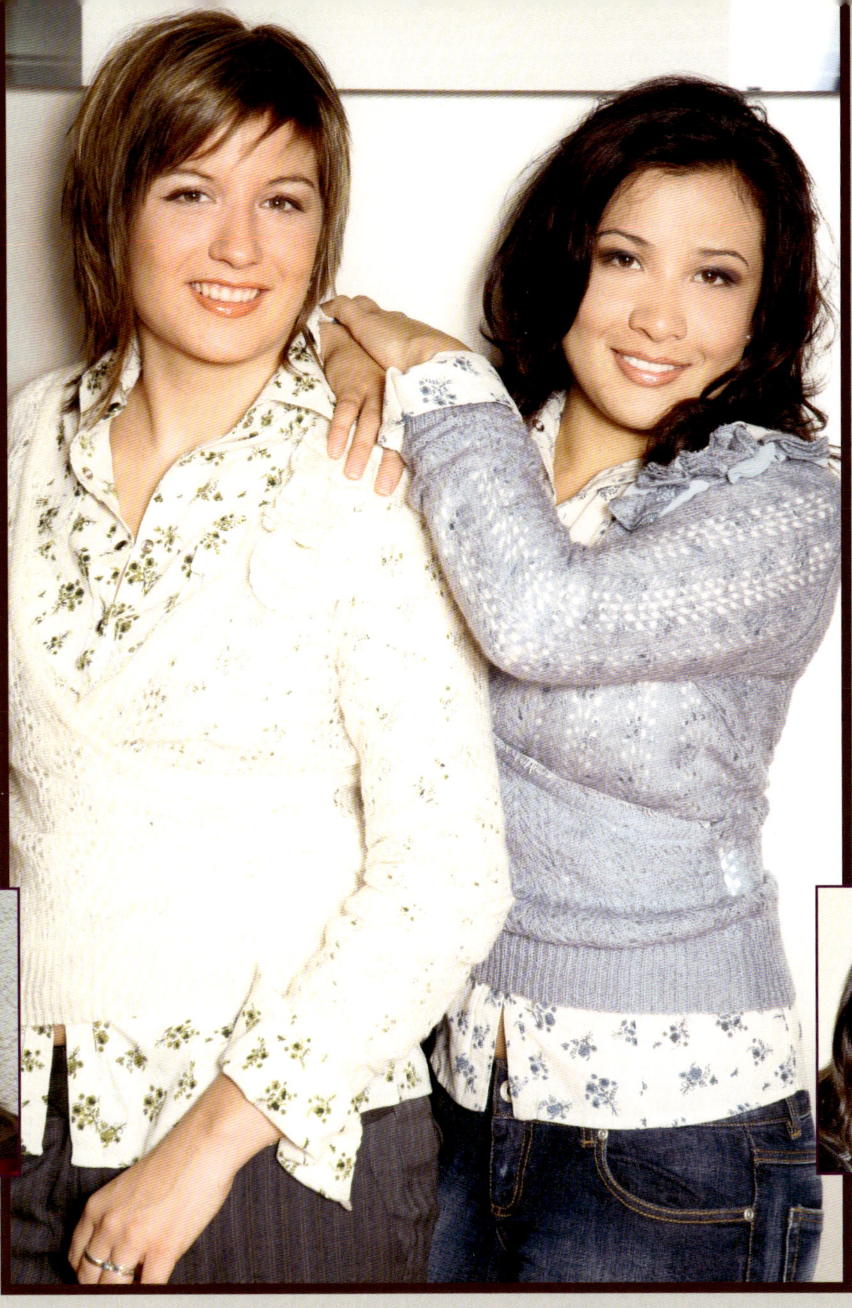

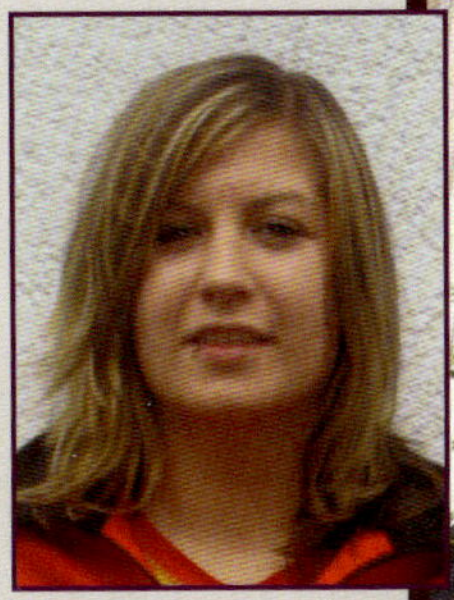

Warmharmonie-Typ

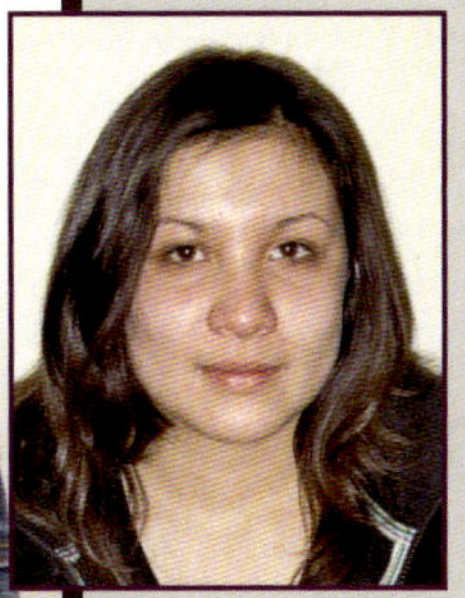

Kühlharmonie-Typ

Ein guter, ganzheitlich arbeitender Berater

- hat ein genaues Auge auf das Zusammenspiel aller Einflussfaktoren.
- berücksichtigt Sie in Ihrer Persönlichkeit und in Ihrem Farbempfinden.
- bezieht die in Ihrem Kleiderschrank vorhandenen Farben in die Beratung ein.
- achtet auf Ihre beruflichen Dress-Codes und Richtlinien.
- stellt Ihnen immer die Frage, die Ihnen in diesem Buch noch öfters begegnen wird: **»Wie möchten Sie wirken?«**

Eine ausführliche und aktuelle Liste mit allen von uns ausgebildeten Favorite Colors®- Typberatern finden Sie unter www.wernerliebseminare.de.

Was sind Ihre Basisfarben, Neutralfarben und Akzentfarben?

Ihre Basisfarben

Ihre Basisfarben sind helle und dunkle Farben, mit denen Sie die Grundlage für Ihre Garderobe, Ihre sogenannte **Basisgarderobe**, schaffen. Zur Basisgarderobe gehören die Kleidungsstücke, die uns die meisten Kombinationsmöglichkeiten bieten in Farbe und Stil: Jacken, Mäntel, Kostüme und Hosenanzüge (siehe auch STEP 5: Ihre Basisgarderobe).

Basisfarben sind klassische Farben. Sie stehen für Eleganz, Harmonie und Erfolg.

Zu Ihren **Basisfarben im Warm-Harmonie-Typ** gehören:

- Cremeweiß
- Alle Beigetöne
- Alle Braun-, Graubraun-, Graubeige und Khaki-Töne (Grün-Brauntöne)
- Anthrazit, dunkle Blautöne und Schwarz nur in Verbindung mit einer warmen Kombinationsfarbe zum Gesicht

cremeweiß

beige

braun

graubraun

anthrazit u. schwarz

graubeige

dunkelblau

grün-braun / khaki

Zu Ihren **Basisfarben im Kühl-Harmonie-Typ** gehören:

- Weiß
- Alle Grautöne von Silbergrau bis Anthrazit, auch Graubraun und Graubeige
- Dunkle Blautöne, Aubergine
- Schwarz

weiß

silbergrau

anthrazit

graubraun

graubeige

dunkelblau

aubergine

schwarz

Ihre Neutralfarben

Ihre Neutralfarben sind alle farbschwächeren, hellen und pastelligen Farben Ihrer Favorite Colors Card®.

Wir bezeichnen Sie auch als **leise Farben** oder **weiche Farben**.

Sie haben eine neutrale, schmeichlerische Wirkung und rücken Ihre Weiblichkeit sanft ins rechte Licht. Darüber hinaus lassen sie Sie offen und gefühlvoll wirken (Flirtfarben), wirken beruhigend und wecken Beschützerinstinkte.

Neutralfarben lassen sich ideal mit anderen Neutralfarben kombinieren, mit allen Basisfarben und sehr vielen Akzentfarben.

Neutralfarben, kombiniert mit einer Basisfarbe, eignen sich perfekt für Ihre Businesseleganz.

Neutralfarben, die Ihr Gesicht umgeben, sind optische Weichzeichner.

Frauen, deren Haut eine noble Blässe vorweist (wie z.B. Nicole Kidman), können diese durch pudrige Farben hervorragend betonen.

Nude Colours (Hauttöne) sehen toll aus, wenn sie mit wenig Farbe (Lila, Bleu, Apricot) gemischt und von Schwarz als Basisfarbe dominiert werden. Sie wirken besonders schön zur gebräunten Haut. Wählen Sie zu diesen Farben edle Materialien (z.B. Seide, Kaschmir), sonst wirken sie leicht billig.

Achtung: Das Auge sieht die helleren Farben zuerst. Wenn Sie mollig sind, tragen Sie helle Farben lieber nicht an betonten Körperstellen.

Zu Ihren **Neutralfarben im Warm-Harmonie-Typ** gehören alle pastelligen und zarten Farben wie

- Maisgelbtöne
- Helle Hummertöne
- Maigrüntöne
- Elfenbeintöne
- Helle Fliedertöne
- Apricottöne
- Helle Lilatöne
- Sanfte Hellblautöne

und alle ähnlichen Farbnuancen, die zu diesen Farbfamilien harmonieren.

Zu Ihren **Neutralfarben im Kühl-Harmonie-Typ** gehören alle pastelligen und zarten Farben wie

- Rosarottöne
- Sandbeigetöne
- Lindgrüntöne
- Zartgrautöne
- Rosétöne
- Citrusgelbtöne
- Helle Fliedertöne
- Himmelblautöne

und alle ähnlichen Farbnuancen, die zu diesen Farbfamilien harmonieren.

Ihre Akzentfarben

Akzentfarben sind die intensivsten und lebhaftesten Farben Ihrer Favorite Colors Card®. Sie sind die Farbtupfer in Ihrem Outfit, sowohl in der Kleidung als auch als Accessoire (Tücher, Krawatten, Taschen etc.).

Akzentfarben machen gute Laune, verjüngen klassische Linien (z.B. Blazer) und geben Ihnen das modische Finish.

Sie wirken am stärksten, wenn die Betonung auf *ein* Kleidungsstück gelegt wird (Eyecatcher, z.B. klassischer Anzug und Kaschmirpulli in Akzentfarbe).

Mit Akzentfarben stehen Sie im optischen Mittelpunkt. Wir bezeichnen Sie daher auch als **laute Farben**. Akzentfarben im Komplettlook sollten Sie daher nur tragen, wenn Sie wirklich auffallen möchten.

Bei bunten und gemusterten Kleidungsstücken sollten Ihre Farben dominieren. Stimmen Sie bunte Kombiteile uni in einer Ihrer Farben ab.

(siehe auch »Was macht größer/schlanker«, STEP 4: Ihr Stil)

Zu Ihren **Akzentfarben im Warm-Harmonie-Typ** gehören:

- Intensive Warmrottöne
- Apfel-, Oliv-, Tannengrün- und Petroltöne
- Goldbrauntöne
- Intensive Lilatöne
- Orange- und Rosttöne
- Sonnen- und Goldgelbtöne
- Kupfergoldtöne
- Kornblumen- und Dunkelblautöne

und alle ähnlichen Farbnuancen, die zu diesen Farbfamilien harmonieren.

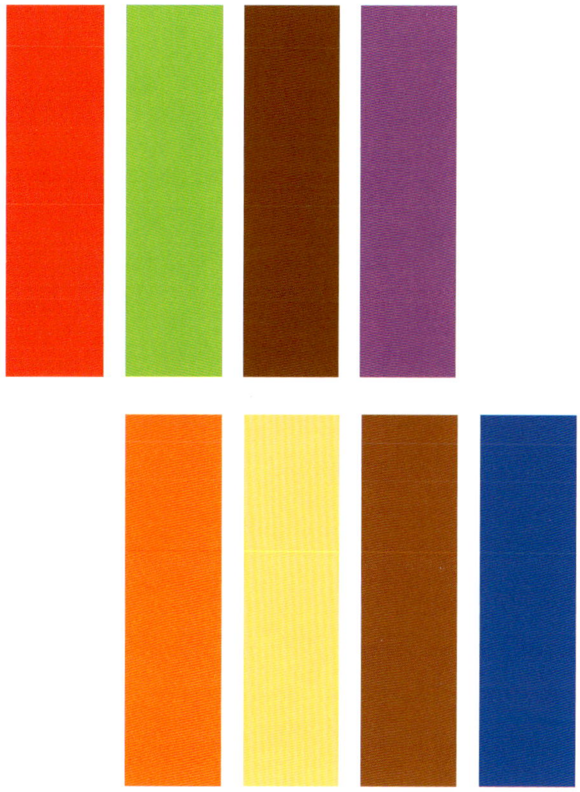

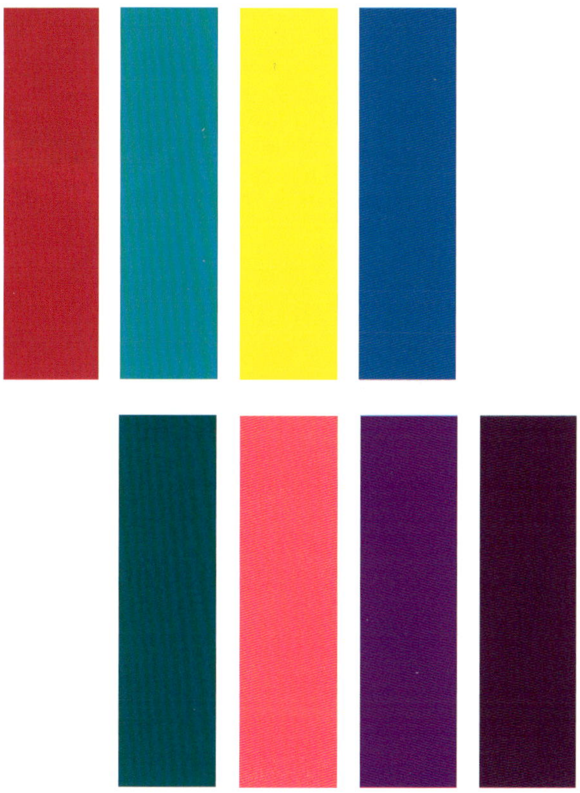

Zu Ihren **Akzentfarben im Kühl-Harmonie-Typ** gehören:

- Intensive Kühlrottöne
- Smaragd- und Türkistöne
- Eisgelbtöne
- Royal- und Marineblautöne
- Flaschen- und Petrolgrüntöne
- Pinktöne
- Intensive Fliedertöne
- Aubergine- und Pflaumentöne

und alle ähnlichen Farbnuancen, die zu diesen Farbfamilien harmonieren.

Ihre Business-Farben

Modernität in der Gesamterscheinung ist unabdingbar für die selbstbewusste Frau von heute. Dabei spielt das Verständnis von Farben und Formen eine wichtige Rolle:

Klare, schnörkellose Linien, die richtigen Farben und originelle Accessoires runden das Erscheinungsbild einer modernen, erfolgreichen Frau ab (s. auch STEP 4: Ihr Stil).

Ihre **Business-Farben für die Basisgarderobe im Warm-Harmonie-Typ** sind:

Alle Basisfarben in Kombination mit Ihren Neutralfarben (= dezente Farbwirkung) oder in Kombination mit Ihren Akzentfarben.

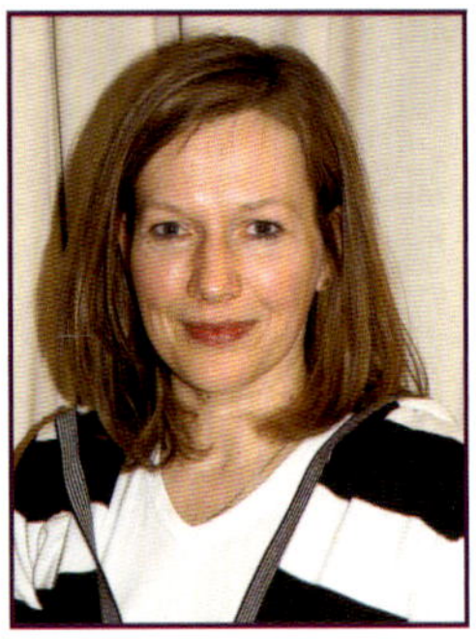

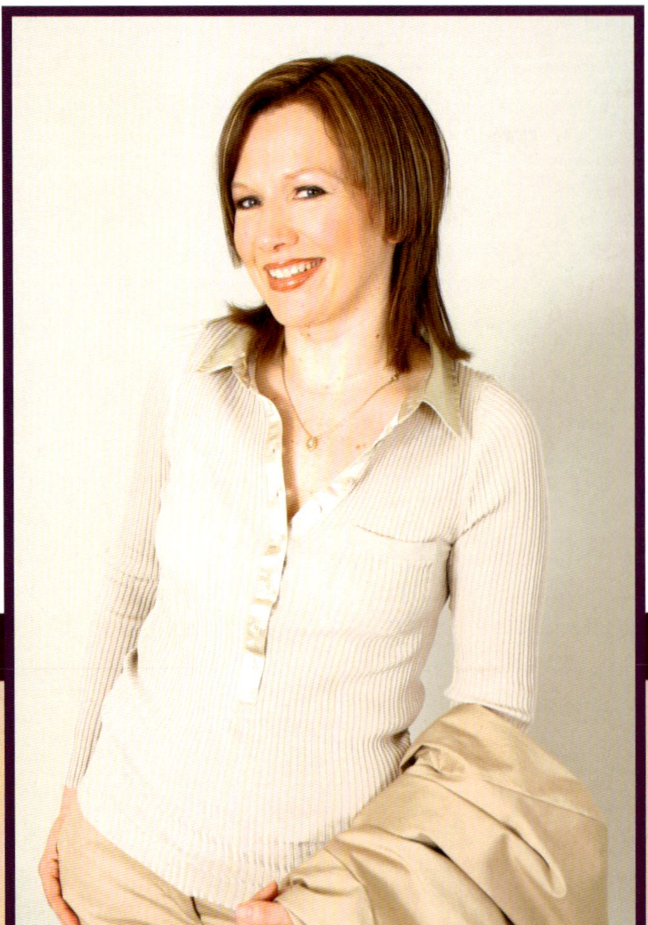

Ihre optimale Wirkung im Business:
Nicht zu streng, aber dennoch kraftvoll und präsent. Oberteile wahlweise farbig. Unterteile in gedeckten Farben (Rock, Hose, Strümpfe, Schuhe). Edle, wertige Accessoires verstärken Ihre Wirkung als Frau.

Ihre **Businessfarben für die Basisgarderobe im Kühl-Harmonie-Typ** sind:

Alle Basisfarben in Kombination mit Ihren Neutralfarben (= dezente Farbwirkung) oder in Kombination mit Ihren Akzentfarben.

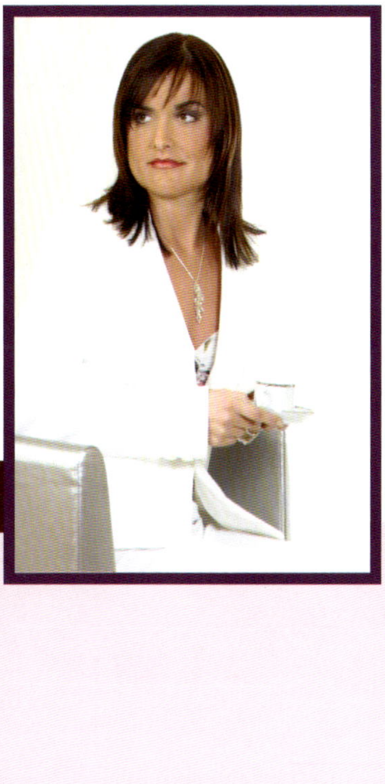

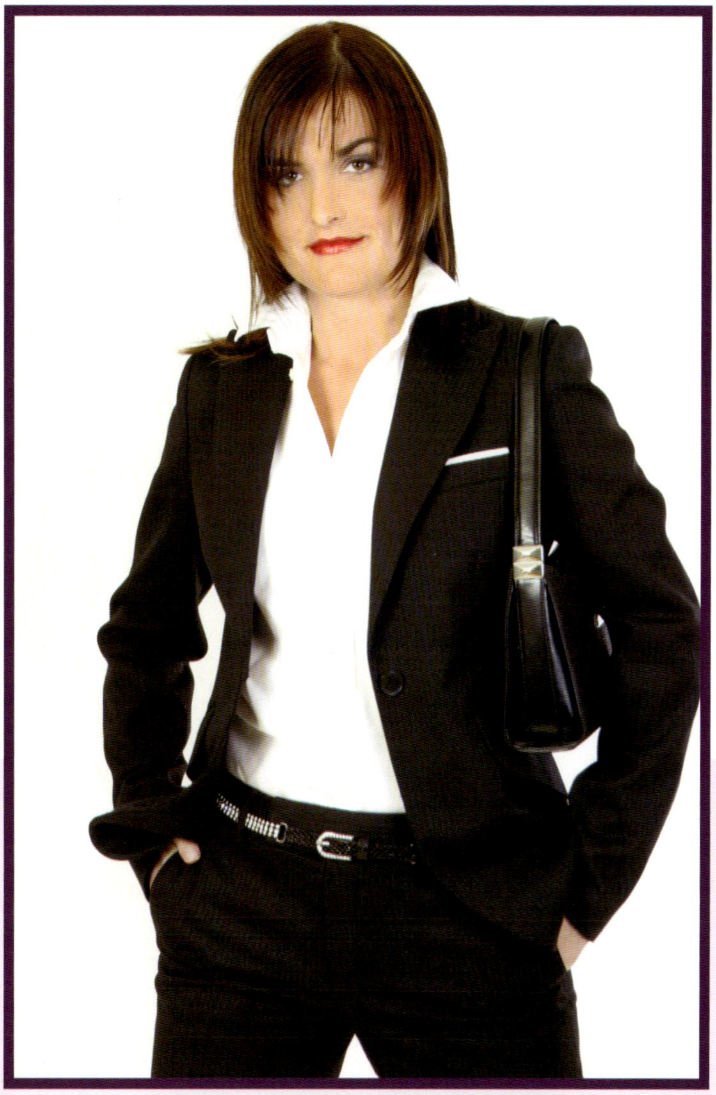

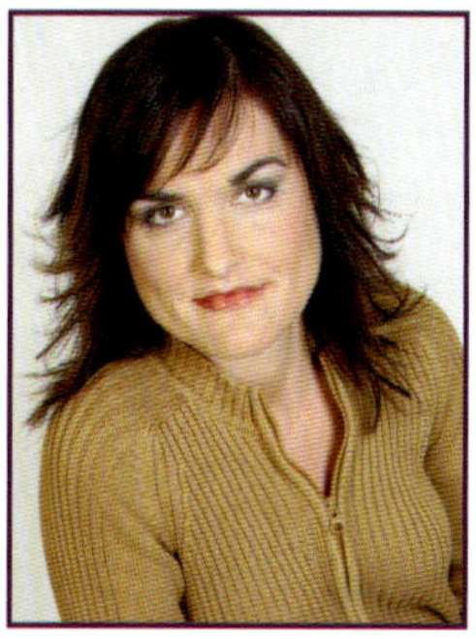

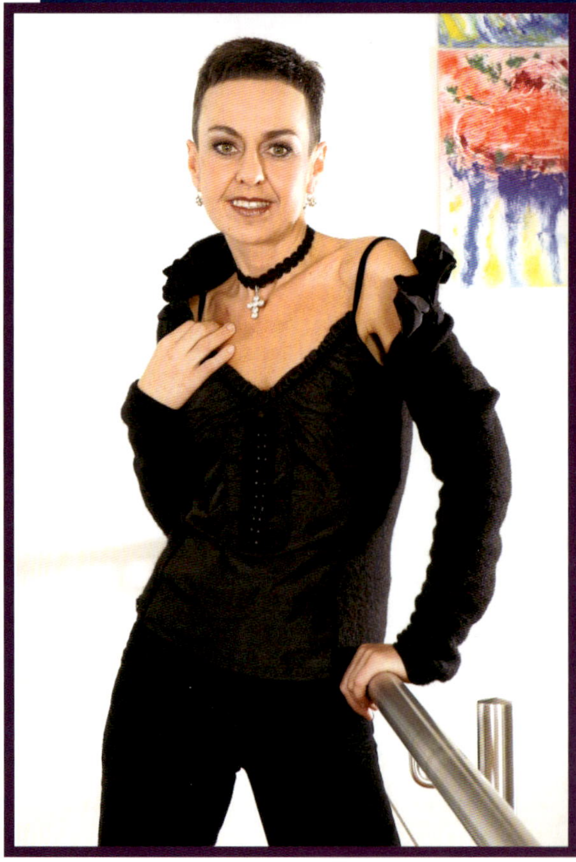

Welche Farben kann jeder tragen?

Wir nennen sie »Fließfarben«, das heißt, sie haben in etwa die gleichen Warm- und Kühlanteile und sind daher für jeden Farbtyp geeignet.

- Cremeweiß/Wollweiß
- Grau-Beige
- Rosa-Apricot
- Zarte Lila- und Fliedertöne
- Frische Türkistöne
- Jeansblautöne
- Graubrauntöne
- Schwarz-Braun
- Schwarz
- Dunkelblau
- Klares Rot
- Petrolgrün

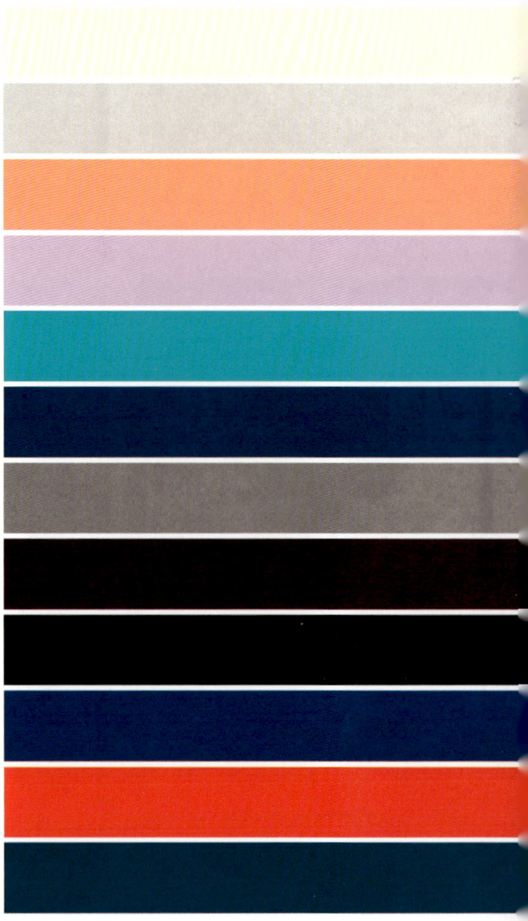

Bei einem Farbmix aus warmen und kühlen Farben entscheiden die für Sie richtigen Accesoires und Make-up-Farben über die optische Wirkung.

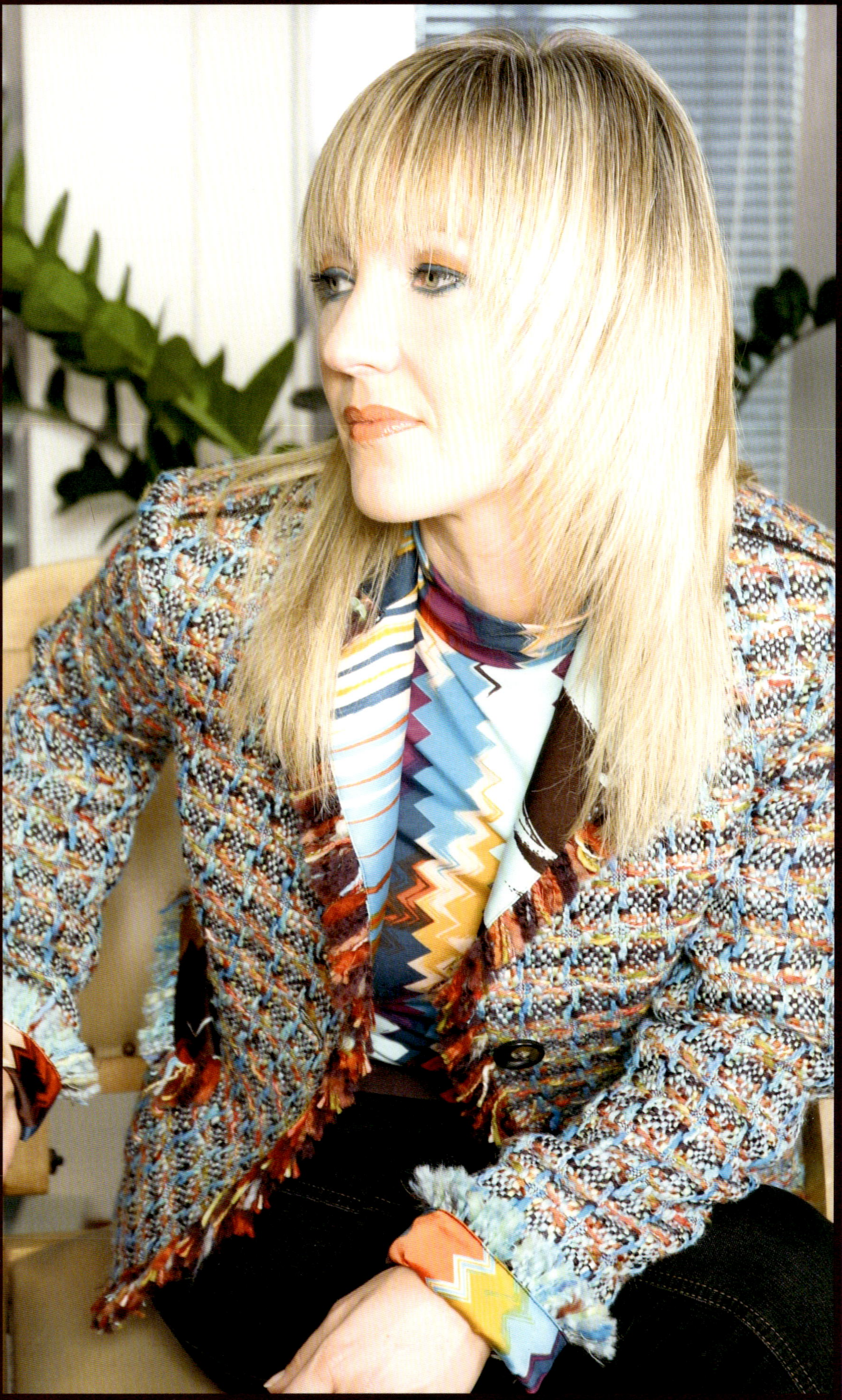

Ihre Farben

Welche Farben schmeicheln Ihrer Körperproportion?

Schlanke Menschen, ob groß oder klein, vertragen kräftige Farben (Akzentfarben).

Je kräftiger Ihr Körperbau, desto gedeckter sollte Ihre Basisgarderobe sein (Basisfarben).

Je dunkler und matter die äußeren Begrenzungsfarben Ihrer Figursilhouette sind, desto schlanker wirken Sie. Farbtupfer setzen Sie dann am besten zum Gesicht in Form des Oberteils, eines Accessoires oder des Make-ups.

Bitte beachten Sie:
Glänzende Stoffe wie Seide, Satin etc. wirken zum Gesicht etwas härter. Unebenheiten treten dadurch stärker hervor.
Matte Stoffe schmeicheln Ihrem Gesicht und wirken weicher.

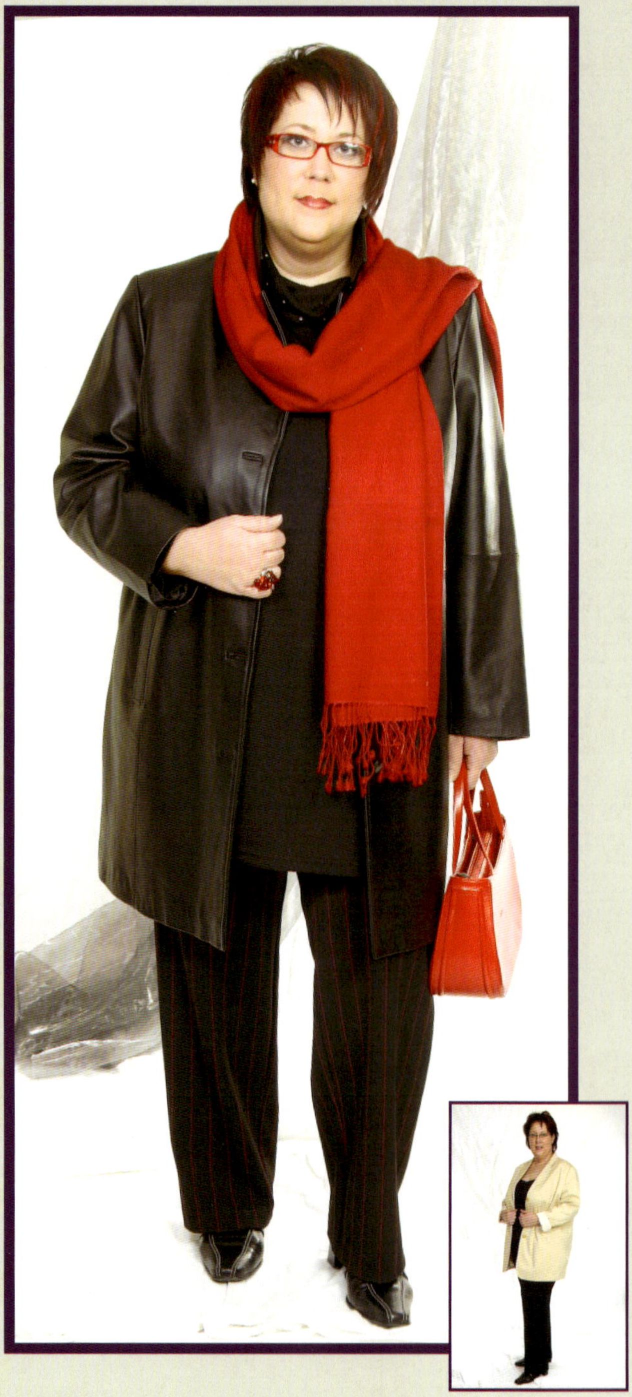

Schulen Sie den Blick für Ihre Farben: Testen Sie sich selbst, indem Sie einen Katalog oder eine Zeitschrift zur Hand nehmen und Seite für Seite versuchen, Ihre Farben zu finden.

Bad colors: Farben, die Sie meiden sollten

Als Warm-Harmonie-Typ:

- Schneeweiß
- Silber bis Mausgrau
- Pinktöne
- Bordeaux-Burgunder
- Königsblau und Royalblautöne
- Zitronengelb bei rosiger Haut
- Silber in der Dominanz

Als Kühl-Harmonie-Typ:

- Camel (unvorteilhaft bei rosigem Teint)
- Khaki-Töne
- Senf- und Ockertöne
- Orange
- Olivgrün
- Gold in der Dominanz

Die psychologische Bedeutung der Farben

Welche Wirkungen haben die einzelnen Farben?
Welche Empfindungen lösen Sie bei uns und unserer Umwelt aus?
Wir zeigen es Ihnen an einigen Beispielen!

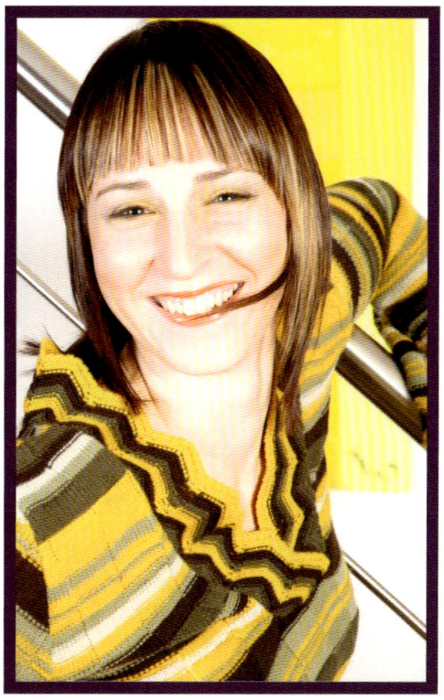

Die Farbe Gelb

Die der Sonne und dem Gold zugeordnete Farbe Gelb wird als strahlend empfunden. Sie zieht die Blicke magisch an. Ihre psychologische Bedeutung ist daher das Exzentrische, das nach außen Gerichtete.
Gelb steht auch für Kreativität und Tatendrang, für Fröhlichkeit, Dynamik und Lebhaftigkeit des Empfindens. Es stärkt das Immunsystem und reinigt den Körper, weil es Leber, Galle und Nieren anregt, und signalisiert Optimismus, Hoffnung, Größe und Weite.

Warme Gelbtöne: Sonnengelb, Eigelb, Maisgelb, Goldgelb
Kühle Gelbtöne: Zitrusgelb, Eisgelb
Neutrale Wirkung: Vanillegelb

Unsere Tipps:

- Tragen Sie Gelb, wenn Sie leicht gebräunt sind. Es wirkt dann am frischesten und dynamischsten. Je dunkler Ihr Hautton, desto kräftiger darf das Gelb sein.
- Eine Prise Gelb wirkt sehr edel zu Beige- und Sandtönen.
- Wenn Sie sehr blass sind, sollten Sie Gelb mit einer kräftigen Farbe kombinieren, z.B. Türkis, Petrol oder Marineblau. Das setzt ein komplementäres Highlight.
- Reifere Damen sollten knallige Gelbtöne meiden.

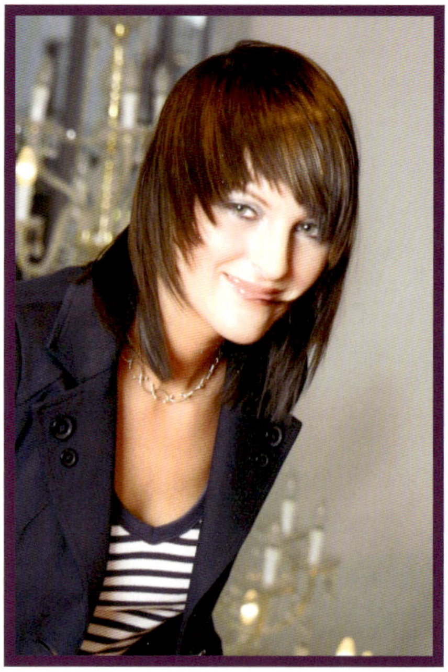

Die Farbe Blau

Blau ist die Farbe des Himmels und des Adels.
Es signalisiert Vertrauen, Weite, Tiefe, Ernsthaftigkeit, Klarheit und erinnert an den Urlaub und das Meer. Blau ist eine klassische, traditionelle Farbe, die seriös wirkt und beruhigt (Beispiel: Bankangestellte, Piloten, Polizei). Sie stärkt unser Selbstbewusstsein und unsere Konzentration.

Unsere Tipps:

- Blau-Weiß-Kombinationen sind immer klassisch und zeitlos.
- Mit Blau werden Sie nicht unbedingt die Blicke auf sich ziehen, sondern wirken dezent: mit Hellblau frisch und sportiv, mit Dunkelblau seriös und zurückhaltend.

Warme Blautöne: Aqua, Türkis*, Petrolblau*, Smaragd
Kühle Blautöne: Himmelblau, Königsblau, Royalblau, Nachtblau, Saphirblau
Neutrale Wirkung: Türkis*, Petrolblau*, Dunkelblau

** Türkis und Petroltöne sind neutrale Blautöne (warm/kühl)*

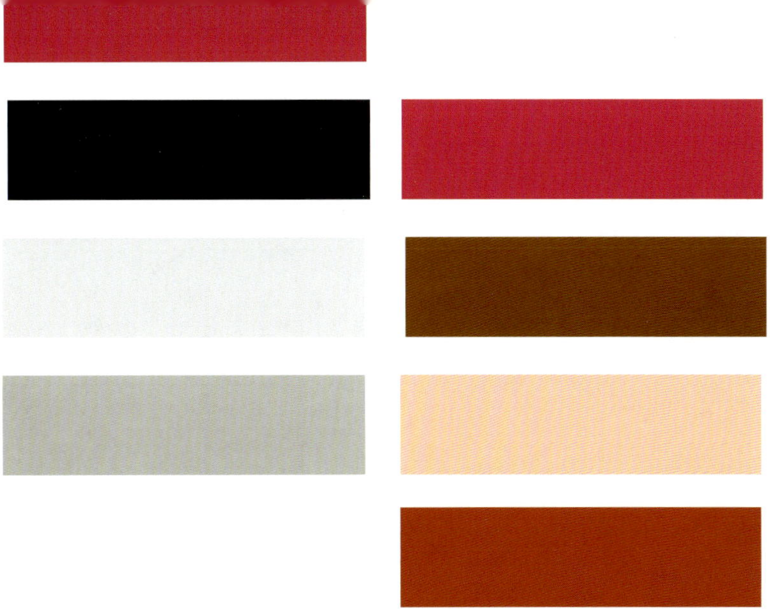

Die Farbe Rot

Rot ist die Königin und die wohl älteste aller Farben.
Ihre Wirkung ist mächtig: Rot steht für Stärke, Würde, Lust und Leidenschaft, für Liebe, Kraft und Energie, für Lebensfreude, Dynamik, Präsenz und Faszination.
Rot wärmt den Körper, erhöht seine Energie, bringt den Kreislauf auf Trab und steigert den Appetit.
Rot ist auffallend und laut. Nicht von ungefähr empfinden schwache Menschen sie als bedrohlich oder nervositätssteigernd.

Warme Rottöne: Kupferrottöne, Lachsrottöne, Pfirsich, Tomatenrot, Ziegelrot, Orangerot
Kühle Rottöne: Scharlachrot, Bordeaux, Burgunder, Pflaume, Pink-Rottöne, Mahagoni
Neutrale Wirkung: Klare Rottöne, Picasso-Rot, Korallenrot, helles Rot

Unsere Tipps:

- Tragen Sie Rot, wenn Sie auffallen möchten. Wer Rot trägt, steht im Mittelpunkt.
- »Rot steht mir nicht« gibt es nicht. Rot steht fast jeder Frau, außer bei starker Rötung im Gesicht. Es passt zu vielen Haarfarben – entscheidend ist der warme oder kühle Unterton und die genaue Abstimmung auf Rouge und Lippenstift.
- Rot sieht am schönsten aus bei edlen Materialien und schlichten Schnitten, kombiniert mit wenig Schmuck.
- Als Abendrobe steht Rot für Freude und Leidenschaft. Schuhe dazu bitte Ton in Ton wählen – oder in Metallicfarben (Silber/Gold).

Achtung: An sehr vollschlanken Menschen sieht Rot nicht edel und hochwertig genug aus. Ihnen empfehlen wir die Kombination eines roten Kleidungsstücks mit einer Basisfarbe.

Ideale Kombinationsfarben zu kühlem Rot sind Schwarz, Weiß und Grau, zu warmem Rot Beige und Braun.

Die Farbe Grün

Grün ist die Farbe des Realismus und der Naturverbundenheit. Es steht für Frühling, Wachstum und Leben, für Harmonie, Sympathie und Frieden. Grün wirkt beruhigend, vertrauenerweckend und ausgleichend. Menschen, die Grün tragen, möchten festen Boden unter den Füßen haben.
Sie sind meist heiterer Natur und haben eine menschenfreundliche Grundhaltung.
Darüber hinaus sind sie oft lernbereit und haben Sinn fürs Praktische.

Warme Grüntöne: Maigrün, Apfelgrün, Khaki-Grün, Flaschen-Grün, Olivgrün, Moosgrün
Kühle Grüntöne: Lindgrün, Tannengrün
Neutrale Wirkung: Petrolgrün, Türkisgrün

Unsere Tipps:

- Peppig und frisch wirken Apfelgrüntöne (warm) und Türkisgrüntöne (kühl und warmtönig).
- Grün lässt sich ideal mit Weiß kombinieren oder mit Camel, Gold, Creme und Orange.
- Auch zwei Grüntöne in Kombination wirken interessant: z.B. Oliv- und Laubtöne (warmtönig), Mai- und Lindgrün (warmtönig), Meeres- und Türkisgrün (kühltönig).
- Sehr edel sehen dunkle Grüntöne (Tanne und Petrol) für den Abend aus, z.B. in Seide oder Taft.

Bei Grün haben wir Menschen physiologisch die größte Sensibilität: Die verschiedensten Töne und Nuancen können wir bei Grün am deutlichsten unterscheiden.

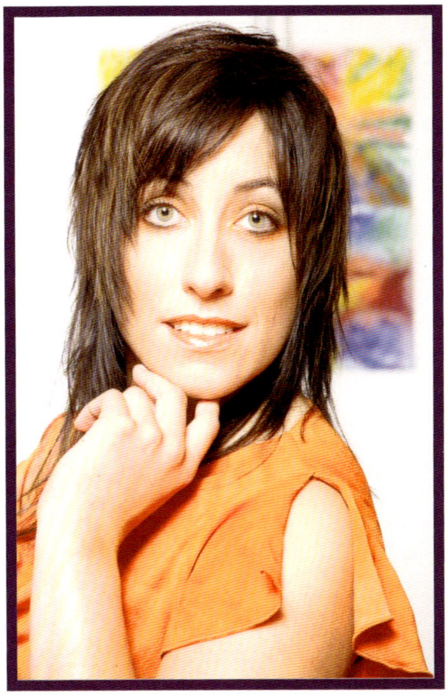

Die Farbe Orange

Wie mit der Farbe Gelb zeigen Sie mit Orange Ihr heiteres und sonniges Gemüt. Orange ist wärmend, aktiv, euphorisch, dynamisch, lebhaft, lebensfroh und leidenschaftlich. Es regt das Verdauungssystem an und macht Lust auf Genuss.
Kampfbereitschaft und Unternehmungsgeist sind Eigenschaften, die oft bei Menschen zu finden sind, die gerne Orange tragen, auch Gegenwartsbezogenheit, die Fähigkeit zu heftigen Reaktionen und das Talent zu großen Taten.
Für buddhistische Mönche ist Orange die höchste Stufe der Erleuchtung.

Unsere Tipps:

- **Sie haben einen lustlosen Tag erwischt? Peppen Sie ihn mit der Akzentfarbe Orange auf!**
- **Orange ist eine Warmton-Farbe und daher ideal für den Warm-Harmonie-Typ.**
- **Orange passt toll zu sportiver Mode und Strick.**
- **Orange, von Kopf bis Fuß getragen, lässt uns am größten wirken (höchste Reflexion des Lichts). Im alten China war es darum, außer dem Kaiser, unter Todesstrafe verboten, Orange zu tragen.**

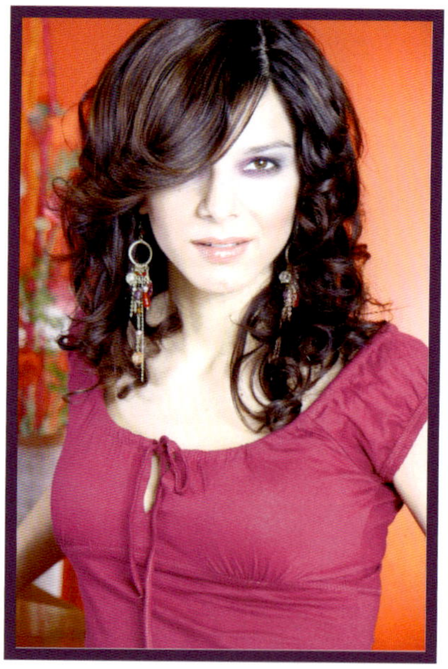

Die Farbe Lila

Lila steht für Phantasie und Kreativität und ist eine optimale Farbe für Vorstellungsgespräche und Meetings.

Lila kann warmtönig oder kühltönig sein, je nachdem, ob der Orangerot- oder der Blauanteil überwiegt.

In Verbindung mit Schwarz wirkt Lila edel und cool, von Kopf bis Fuß getragen ladylike (z.B. lila Bluse und schmaler Schal, Ton in Ton), bunt gemixt eher mädchenhaft.

Ideale Kombinationsfarben für warme Lilatöne:

- Brauntöne
- Beige
- Senf
- Warme Gelbtöne
- Tannengrün
- Apricot

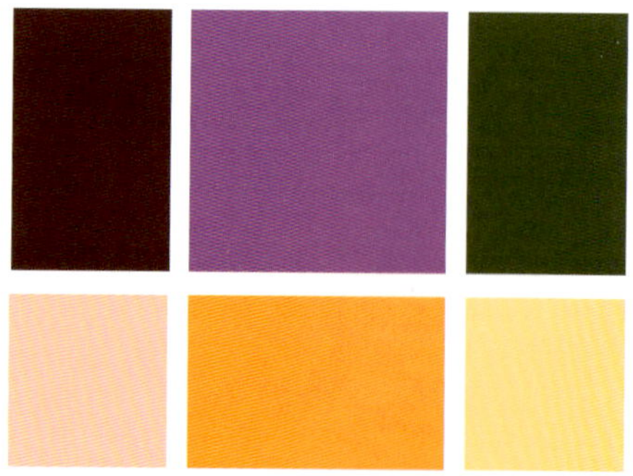

Ideale Kombinationsfarben für kühle Lilatöne:

- Grautöne
- Schwarz
- Kühle Gelbtöne
- Petrolgrün
- Rosé

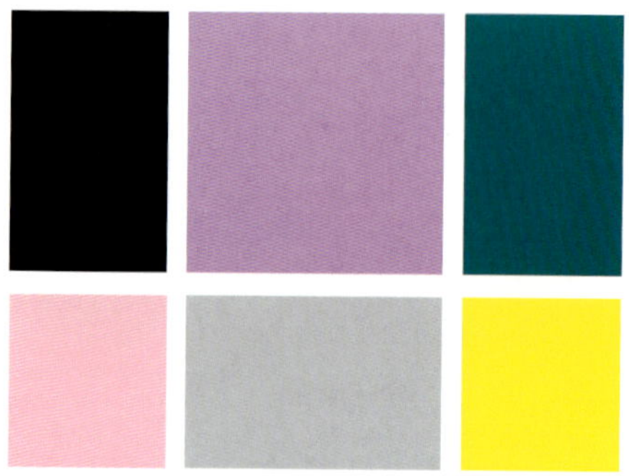

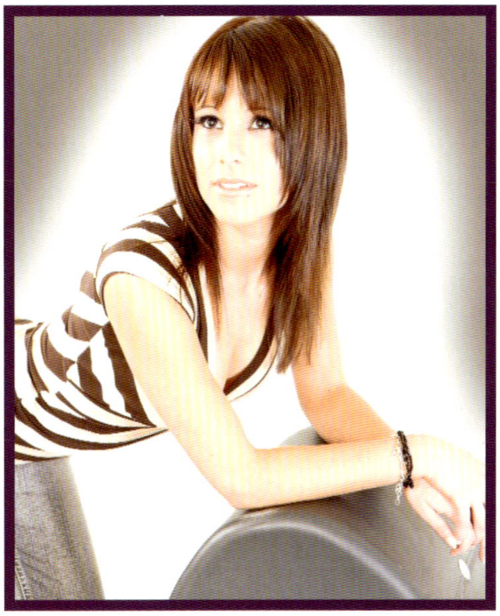

Die Farbe Braun

Braun ist die Farbe der Erdverbundenheit und Gemütlichkeit.
Es wirkt nüchtern und zurückgezogen, auch erdig und beschützend.
Auch Sinnlichkeit und Solidarität werden durch Braun ausgedrückt, ebenso wie praktischer Realismus.

Warme Brauntöne: Goldbraun, Kupferbraun, Cognacbraun, Rostbraun
Neutrale Brauntöne: Kakao, Rosabrauntöne, Graubraun, Schokoladenbraun

Unsere Tipps:

- Braun ist die ideale Basisfarbe für den Warm-Harmonie-Typ.
- Pur getragen mit etwas Weiß (Cremeweiß) sieht Braun elegant aus und passt ideal in den Businessbereich.
- Camel und Karamell sind die typischsten Beige-Brauntöne. Von Kopf bis Fuß getragen wirken sie sehr edel und weiblich, haben Klasse und wirken freundlicher als Schwarz.
- Mit einem Farbtupfer Braun (warmwirkend) oder Schwarz (kühlwirkend) geben Sie den Farben Camel und Beige mehr Markanz.
- Achtung: Zu diesen Farben immer Make-up tragen!

Cremetöne (Skin Colors)

Cremetöne (auch genannt Nude Töne oder Hautfarben, von englisch »nude« = nackt) stehen jeder Frau, wenn sie perfekt getragen werden. Am schönsten sind diese Pudertöne auf matten, weichfließenden Stoffen und edler Wolle. Sehr edel wirken sie in Kombination mit Weiß oder Braun und natürlich auch mit Schwarz (vor allem am Abend).

Achten Sie darauf, dass die Materialien luxuriös wirken,
sonst sehen hautfarbene Kleidungsstücke leicht billig aus.

Übrigens: Cremetöne sind absolute Weichzeichner fürs Gesicht und somit optimale »Jungmacher«!

Hautfarben stehen Dunkel- und Rothaarigen am besten. Blonde Frauen können damit etwas blass wirken – ein leichtes Make-up hilft!

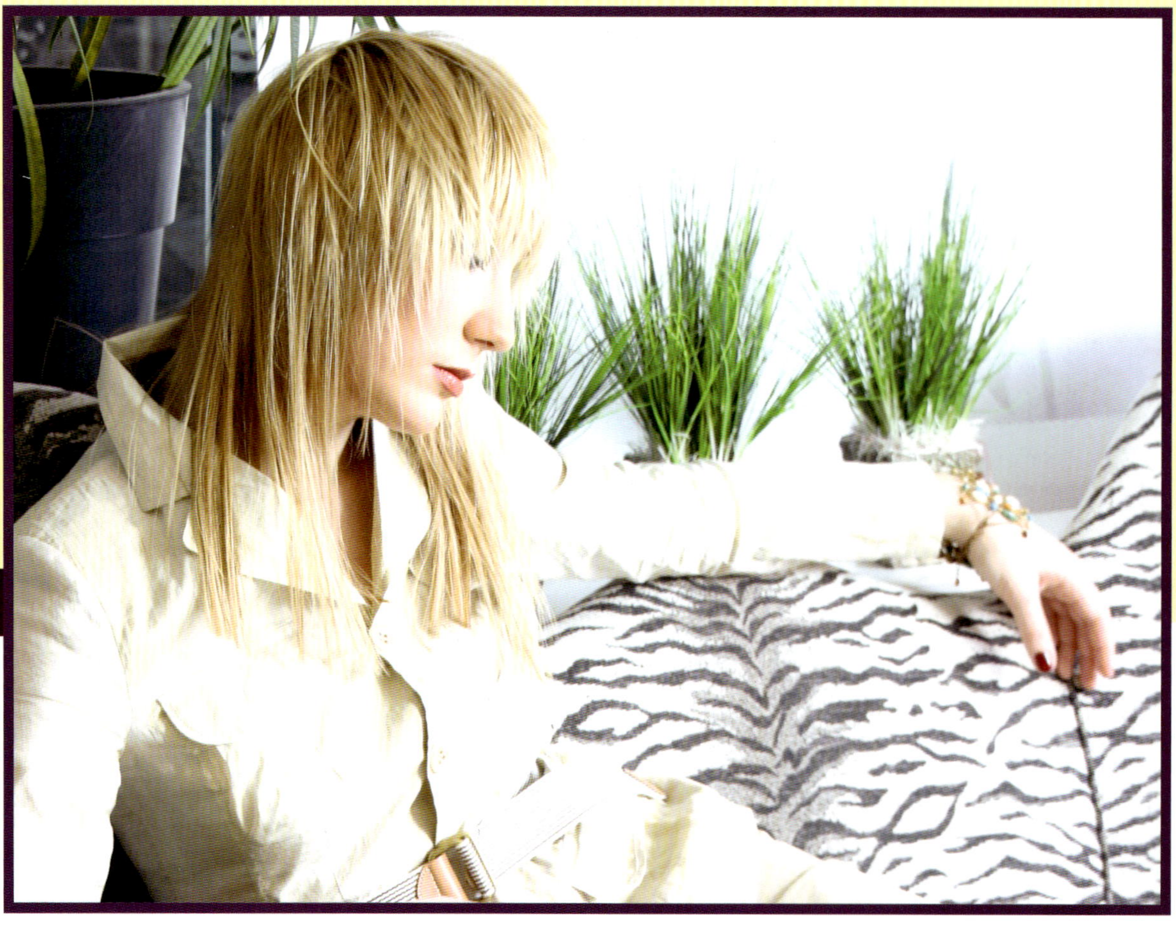

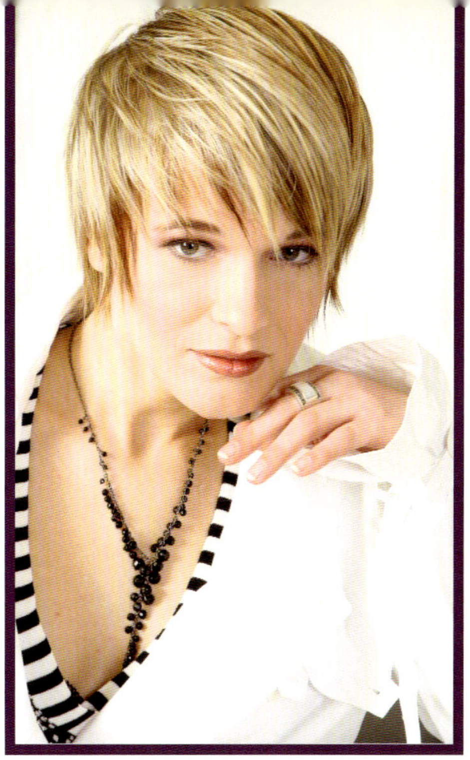

Die Farbe Weiß

Weiß ist die Farbe des Lichts, der Reinheit und der Perfektion. Weiß ist die sommerliche Variante zu Schwarz, die Verführung auf die kühle Art und immer ein Dauerbrenner: Weiß hat zeitlose Eleganz, lässt sich in jeder Stilart perfekt umsetzen und ist somit ein wahrer Alleskönner.

Wichtig: Es gibt unzählige Nuancen von Weiß. Das Weiß, das Sie zum Gesicht tragen, muss zu Ihrem Farbtyp harmonieren!

Warme Weißtöne: gebrochenes Weiß wie Cremeweiß, Elfenbein, Sahne, Eierschale, Wollweiß
Kühle Weißtöne: Reinweiß, Schneeweiß, Milchweiß, Kittweiß, Grauweiß, Porzellanweiß

Unsere Tipps:

- Von Kopf bis Fuß monochrom getragen, signalisiert Weiß Eleganz, erfrischende Klarheit und Selbstbewusstsein.
- Französische Designer lieben »blanc et noir« (Weiß und Schwarz), achten aber immer auf klare Linienführung und Details (z.B. opulente Perlen, Rüschen, Hüte). Achten auch Sie auf Schnitt, Passform und peppige Accessoires, sonst kann Weiß, allein getragen, schnell langweilig wirken.
- Auch jede weitere Akzentfarbe, z.B. Rot, ist ideal.
- Weiß in Kombination mit Marine steht für selbstverständliche Sportlichkeit.
- Besonders edel wirkt Weiß in der Kombination von Reinweiß und Cremetönen oder Grautönen.

Grundsätzlich gilt (für Warm-Harmonie- und Kühl-Harmonie-Typen):

Wenn Sie helle Augen, eine helle Haarfarbe und eine helle Haut haben, sehen alle Weißtöne, pur zum Gesicht getragen, blass und oft langweilig aus. Hier sind die Neutralfarben (Pastells) aus Ihrer Farbpalette viel vorteilhafter.

Die Farben Grau und Schwarz

Grau

Zu unrecht wird die Farbe Grau oft mit »langweilig« und »bieder« assoziiert, denn wie Weiß ist auch Grau neutral und kühl und sehr vielseitig zu kombinieren: mit Weiß wirkt es z.B. edel, mit Pastells frisch, mit Schwarz festlich.
Dunkelgrau ist die Lieblingsfarbe im Business, z.B. als Nadelstreifenanzug oder leicht taillierter Blazer mit mäßig ausgestellter Bügelfalten-Hose.

Unsere Tipps:

- bürotauglich: mit weißer Bluse
- trendy: mit witzigen Shirts
- festlich: mit schwarzem Pailletten-Top oder Spitzenoberteil mit silbernen oder glänzenden Accessoires
- Neutrale Wirkung im warmen und kühlen Farbtyp haben Anthrazit, Graubraun und Taupe.

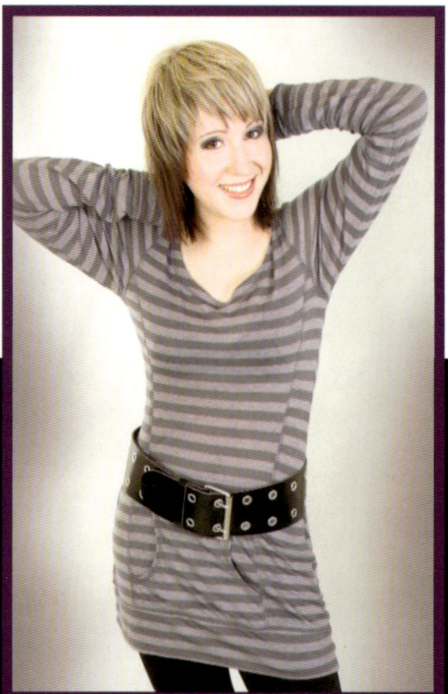

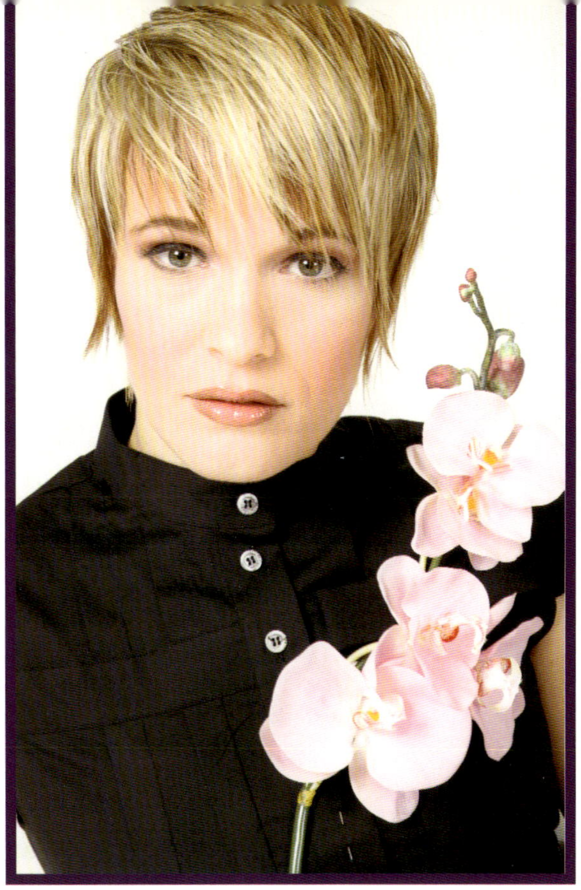

Schwarz

Universell wie keine andere Farbe ist Schwarz Tag und Nacht im Einsatz.
Mit Schwarz wirken Sie cool, kompetent, selbstbewusst, souverän, autoritär, zeitlos und gleichzeitig elegant, sexy und geheimnisvoll.
Schwarz ist eigentlich keine Farbe, sondern eine sogenannte »Noncolour«, gibt aber in der Mode den Ton an: Die Farbe tritt in den Hintergrund, Form und Funktion in den Vordergrund.

Unsere Tipps:

- Schwarz wirkt ideal in Kombination mit einer Ihrer Akzentfarben, z.B. Rot, denn es bringt helle und leuchtende Farben zum Strahlen.
- Allein getragen kann Schwarz streng wirken, außer es besticht mit einer schlichten Form, dann wirkt es elegant (z.B. im festlichen Rahmen).
- »Das kleine Schwarze« ist immer noch der Renner unter den Abendkleidern. Besonders reizvoll: Schwarz mit prunkvollen Accessoires.
- Am schönsten wirkt Schwarz an sehr gepflegten und schön geschminkten Frauen, es wirkt dann besonders selbstbewusst und souverän.

Schwarz kann jeder tragen. Sollten Sie zu Blässe neigen, kombinieren Sie es am besten mit einer Ihrer Neutral- oder Akzentfarben zum Gesicht hin. Ein Muss, wenn Sie Schwarz allein zu blasser Haut tragen: roter Lippenstift!

Schwarz hat den großen Vorteil, dass auch günstige Basics darin nobel aussehen.

Gold

Majestätisch und festlich ist Gold die glamouröseste aller Farben. Es steht für Reichtum, Macht, Glanz und Extrovertiertheit und signalisiert »Ich bin ein Siegertyp«.
Gold ist eine Warm-Harmonie-Farbe.

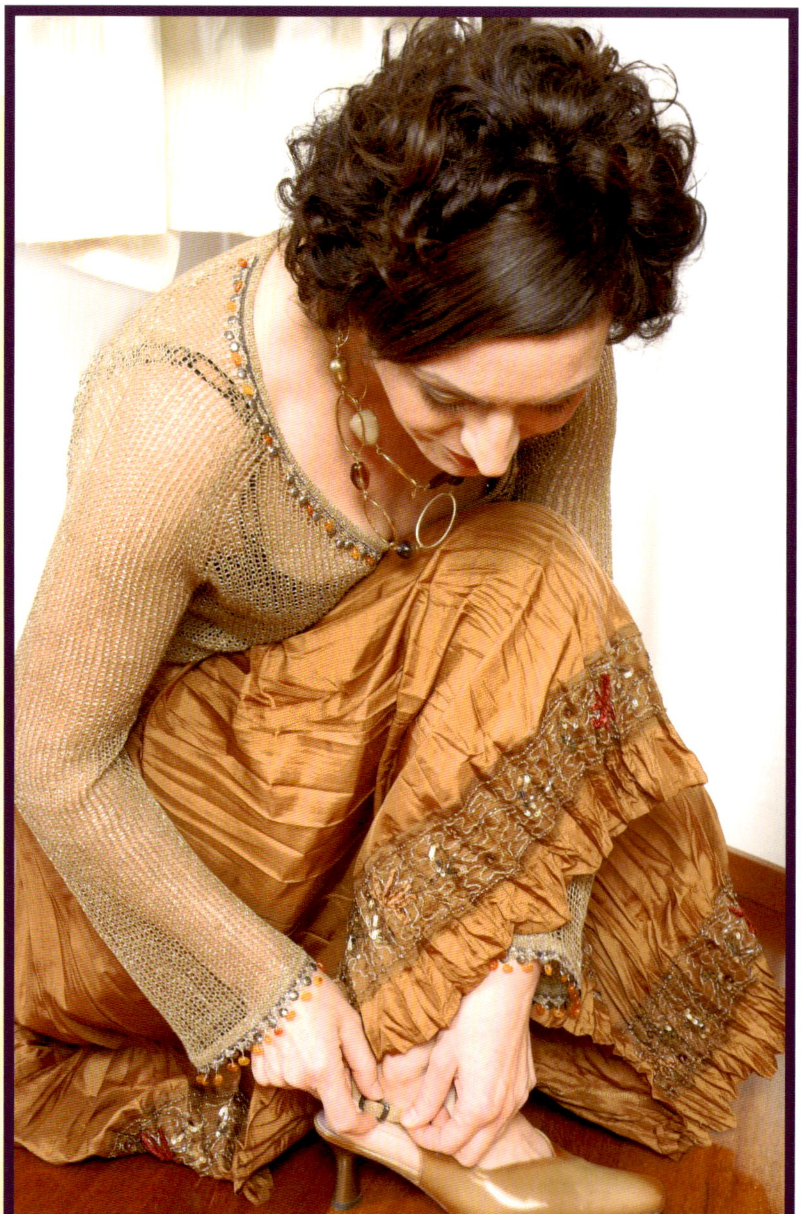

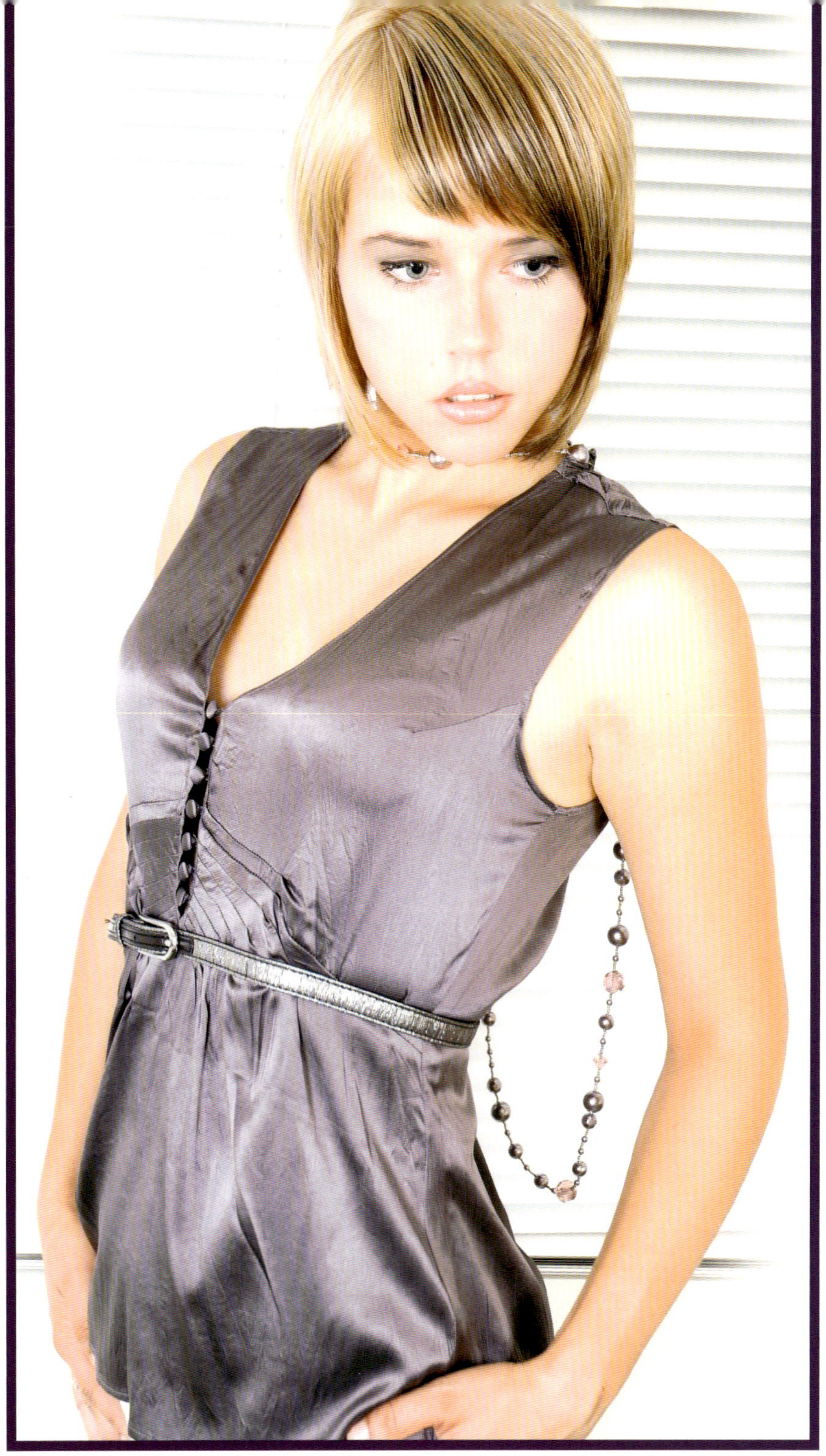

Silber

Genauso festlich, luxuriös und begehrenswert, aber deutlich kühler und milder ist auch Silber eine Farbe von zeitloser Schönheit.
Es steht ebenfalls für Reichtum, repräsentiert aber eher vornehme Zurückhaltung. Silber ist eine Kühl-Harmonie-Farbe.

Unsere Tipps:

- Perfekte Partner für Gold und Silber sind: Weißtöne, Beige, leichte Grautöne. Diese Kombinationen sehen immer edel aus, sowohl als Business-Outfit als auch als Garderobe für Abendveranstaltungen.
- Besonders chic und ein echter Blickfang: Silber als Schmuck, Abendtasche und Schuhe getragen.
- Zuviel Gold hingegen kann schnell overdressed wirken.

Zusammenfassung der wichtigsten Farbregeln

- Alle Farben sind immer nur so schön, wie Sie Ihnen auch wirklich stehen. Das hängt nicht allein von der Farbe ab, sondern von ihrer Farbwirkung. Sie müssen nicht jede Trendfarbe tragen!

- Hellere Farben signalisieren Nähe und bringen Weichheit und Jugendlichkeit. Sie schaffen Weite und Fläche, vergrößern und betonen.

- Dunklere Farben signalisieren Distanz und bringen Kontur und Markanz. Sie grenzen ein, verkleinern und lassen schlanker wirken.

- Bei der Kombination von hellen und dunklen Farben, gehen Sie nach der Regel: dunkel über hell. Das verschlankt Ihre Silhouette.

- Intensive Farben strotzen vor Dynamik und Power und bringen Farbe und Frische. Sie lassen die Körpersilhouette jedoch fülliger und flächiger wirken.

- Glänzende Farben und Stoffe wirken volumiger und tragen auf.

- Achten Sie besonders auf die Farben, die Ihrem Gesicht am nächsten sind. Sie fallen am stärksten ins Auge.

- Wenn Sie sehr blasse Haut haben, dann berücksichtigen Sie, dass Knallfarben hart wirken. Benutzen Sie zu diesen Farben Selbstbräuner oder ein leichtes Make-up. Blass wirken bei hellen Hauttypen auch immer die zu hellen und zu dunklen Farben.

- Lassen Sie sich nicht von der Farbenvielfalt im Geschäft verleiten, sondern konzentrieren Sie sich auf Ihre Farben.

- Hören Sie nicht auf den gutgemeinten Rat anderer, die einen anderen Geschmack haben oder Sie anders sehen wollen. Sie selbst wissen jetzt am besten, was Ihnen steht!

- Halten Sie Maß in Quantität: Ein Zuviel an Farbe, Mustern, Details, Accessoires und Make-up kann dem Gegenüber signalisieren: zu schrill, zu dominant. Niemand wagt dann, auf Sie zuzugehen und Sie anzusprechen.

- Zu viele Farben in einem Outfit nehmen ihm auch die Eleganz. Rücken Sie eine Farbe in den optischen Mittelpunkt, z.B. eine Ihrer Basis- oder Neutralfarben.

- Tragen Sie nie mehr als zwei Akzentfarben, von denen eine dann den Ton angibt.

- Umgekehrt: Wenn Sie ein helles Gesamtoutfit tragen, wählen Sie Ihre Accessoires wie Tasche, Schmuck etc. besonders wertig aus. Sie fallen mehr ins Auge und bringen so eine Extraportion Eleganz.

- Kaufen Sie bei edlen und teuren Kleidungsstücken unbedingt Ihre Lieblingsfarben. Sie tragen sie dann automatisch öfter und länger, fühlen sich wohl darin und strahlen das auch aus.

- Und ganz wichtig: Betrachten Sie alle Farben immer bei Tageslicht. So sehen Sie am besten, ob sie Ihnen auch wirklich stehen.

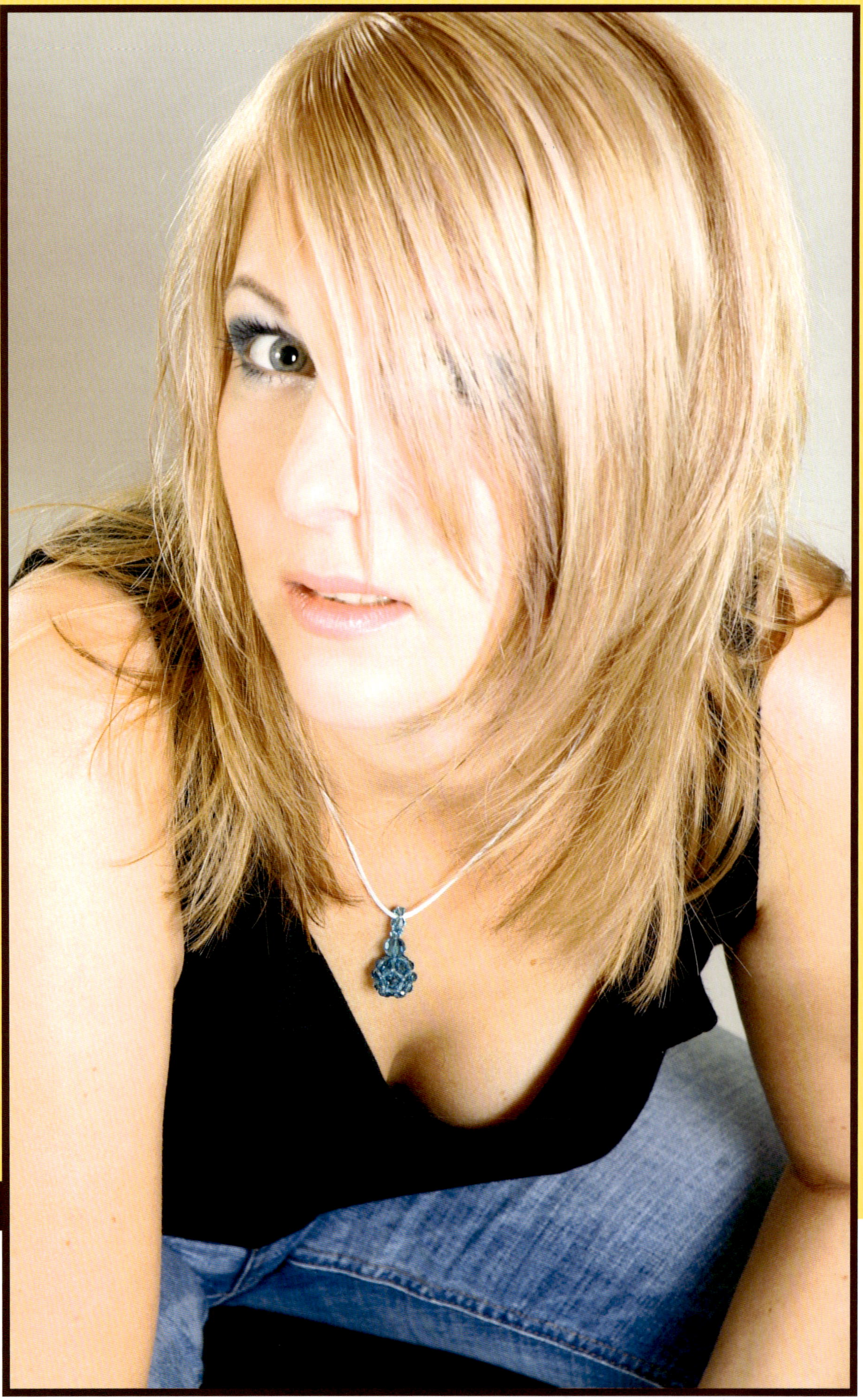

Kühlharmonietyp

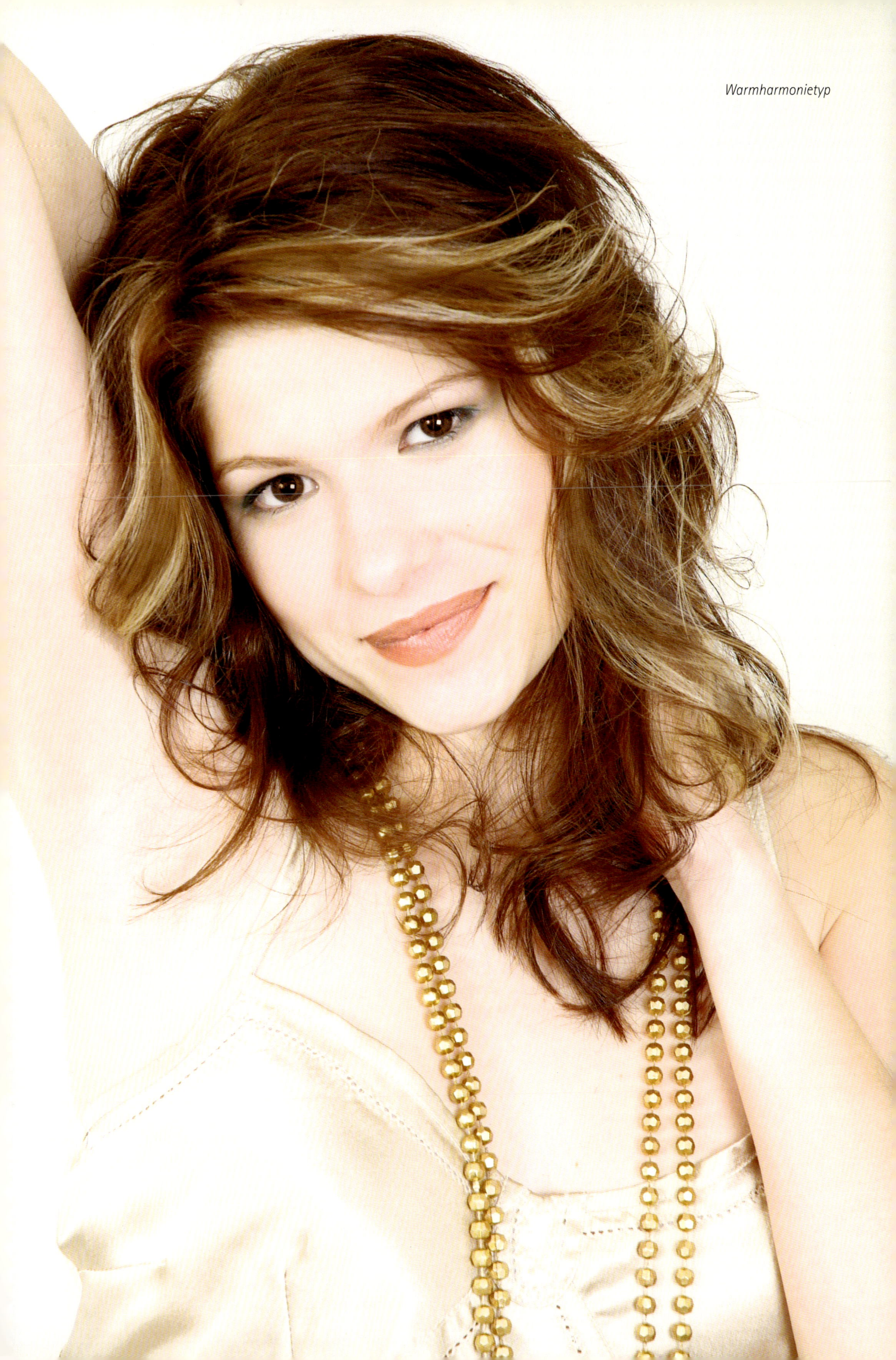

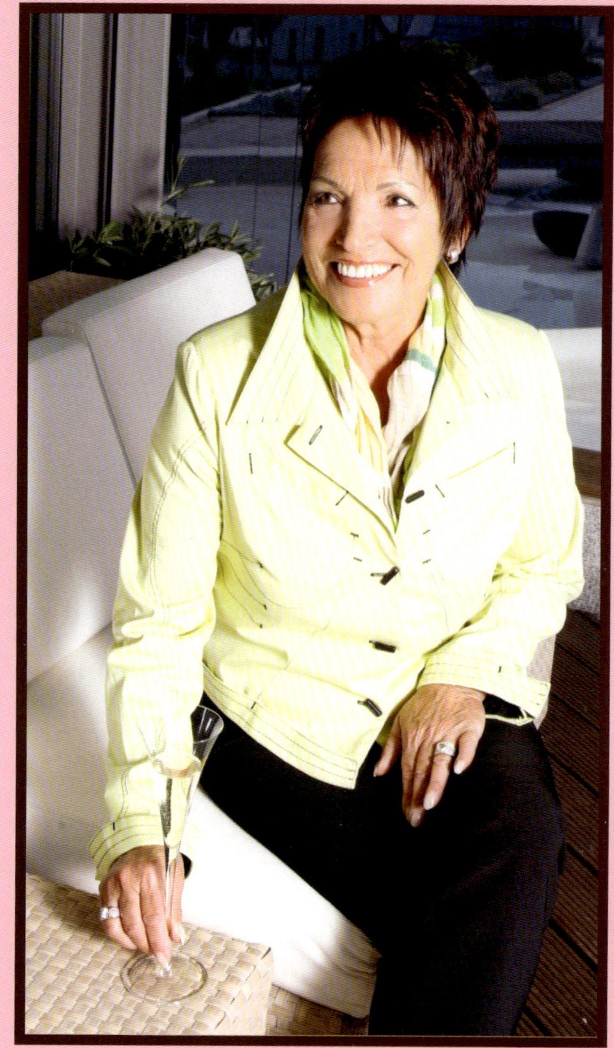

Bitte beachten Sie:

Alle abgebildeten Farben sind nur Richtungsweiser. Selbstverständlich dürfen Ihre Farben auch heller oder dunkler sein als hier angegeben. Entscheidend ist, dass sie in die Farbgebung hineinpassen.

Und jetzt gehen Sie selbstbewusst und zielsicher an Ihre Farben und setzen Sie Ihr neues Wissen um ihre Wirkung ganz bewusst ein!
Haben Sie Mut zur Farbe – sie bringt Farbe in Ihr Leben!

STEP 3

Ihr Körperbau

Ihr Körperbau

Ihr Körperbau

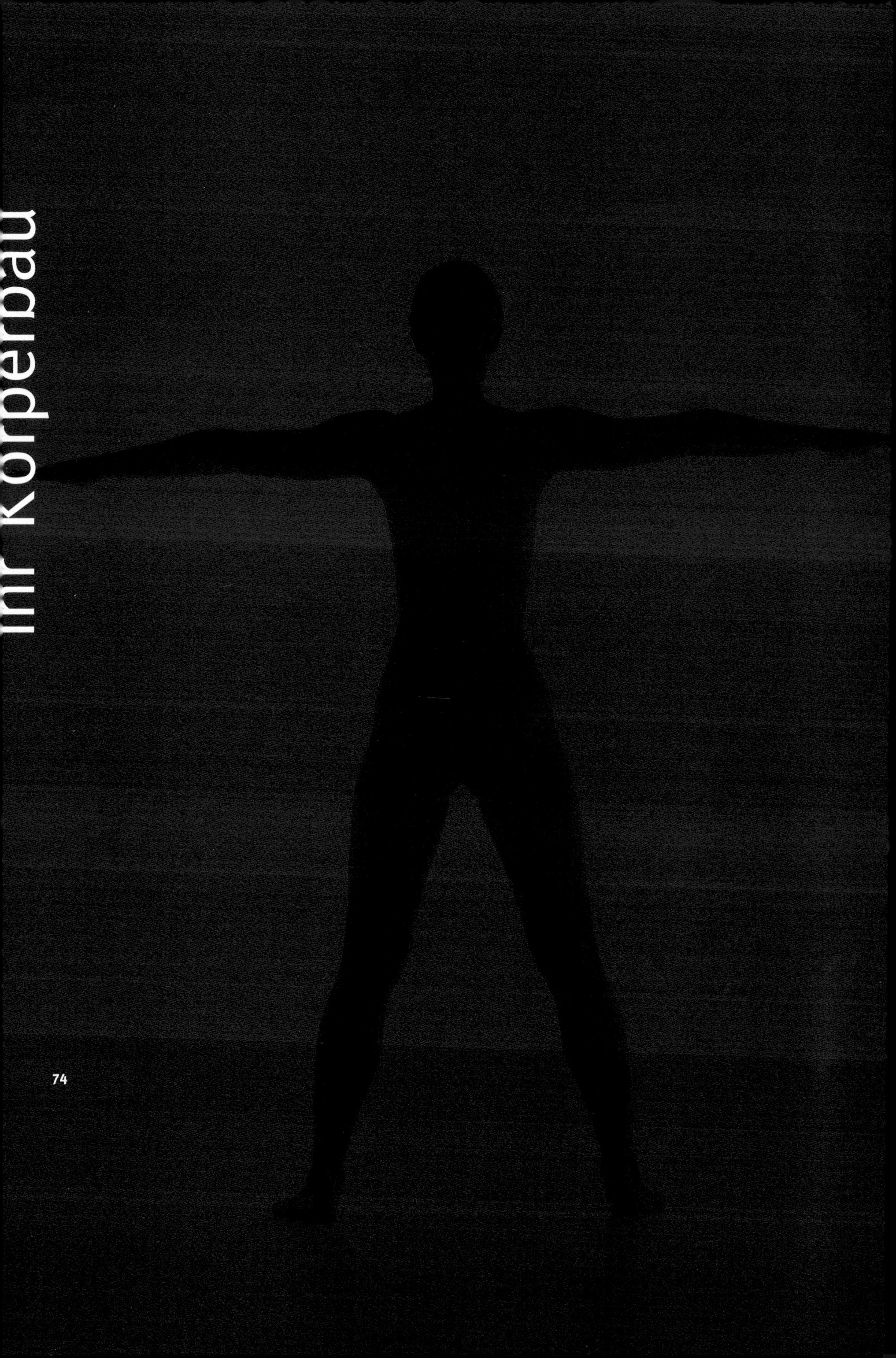

Unser Körperbau: Geschenk der Natur

Wenn Sie dieses Buch bis hierher chronologisch gelesen haben, dann kennen Sie jetzt Ihre Diamanten und Ihre Favorite Colors. Bis zu Ihrem optimalen Stil sind wir nur noch einen STEP entfernt!
Doch um Ihren optimalen Stil zu finden, mit dem Sie beim nächsten Kleiderkauf Zeit, Geld und Nerven sparen, müssen Sie zunächst Ihren Körperbau kennen. Er ist der Schlüssel zu den Schnitten und Größen, die Ihnen wirklich stehen. Fehlkäufe – das war einmal!

Ihr Körperbau: Was ist das?

Ihr Körperbau, das ist Ihr **Knochenbau**, Ihre **Körperproportion**, Ihre **Größe** und Ihre **Gewichtskonditionierung**, die Sie von Natur aus mitbekommen haben.
Gewicht und Figur können Sie mit gesunder Ernährung und Sport regulieren, die Anatomie Ihres Körpers aber ist unabänderbar. Wünsche wie z.B. größer oder kleiner zu sein, einen feingliedrigeren oder einen kräftigeren Knochenbau zu haben, das bleiben immer Träume. Sie sind nicht realisierbar, wenn sie nicht von Geburt an in uns angelegt sind.
Was unseren Körperbau angeht, tun wir deshalb gut daran, uns anzunehmen, wie wir sind, und damit zu beginnen, uns in unserem Körper wohl zu fühlen.
Das hat Wirkung – ganz unabhängig von unserem Aussehen! (siehe auch STEP 1: Ihre Diamanten)

X, A, O, V, H oder I: Welcher Typ sind Sie?

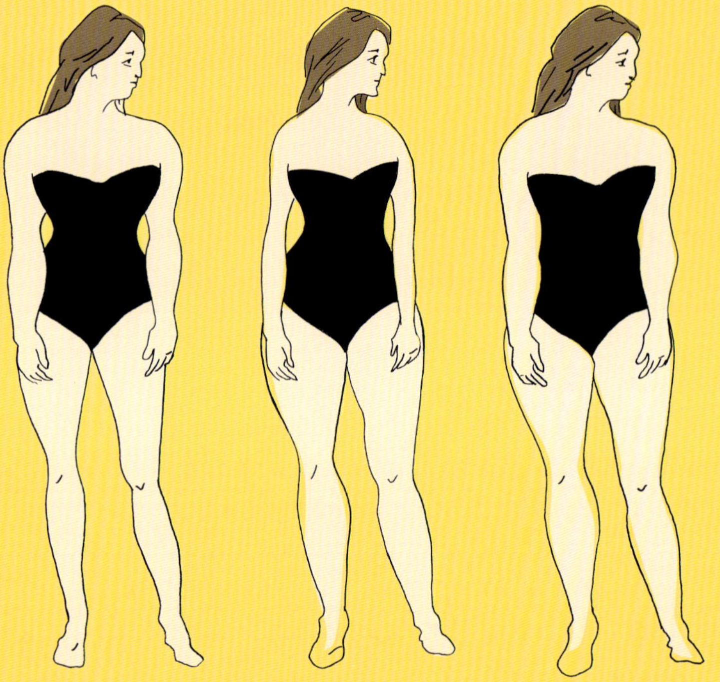

X A O

X-A-O-Linie sind abgerundete Figurtypen

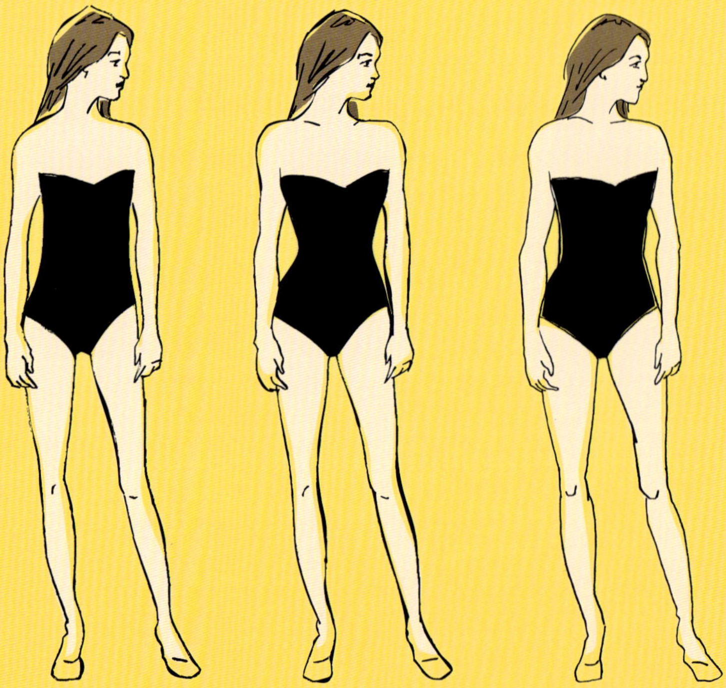

I V H

I-V-H-Linie sind geradlinige Figurtypen

Typ H:

- geradliniger Körperbautyp, lineare Form
- kräftiger Knochenbau, breitere Schultern
- wenig Rundungen, kantig, wenig Taille, kann schlank oder vollschlank sein

Schulterlinie und Hüftlinie bewegen sich im Bereich +/- bis 5 cm.

Beispiele: Barbara Wussow, Iris Berben, Maria Furtwängler

Typ A:

- abgerundeter Körperbautyp, Floating Form
- schmale Schulter, schmale Taille, breite Hüfte, häufiger weiblicher Figurtyp

beginnende A-Linie:
Hüftlinie ab ca. 5 cm mehr als Schulterlinie
ausgeprägte A-Linie:
Hüftlinie ab ca. 10 cm mehr als Schulterlinie

Beispiele: Königin Beatrix von den Niederlanden, Angela Merkel, Vera Int-Veen

Typ O:

- abgerundeter Körperbautyp, Floating Form
- rundlich, weichere Linie, schmalschultrig

Beispiel: Tine Wittler

ausgeprägter O-Typ:
übergewichtig, ausgeprägte kulinarische Zone
Schulterlinie abfallend, Taille und Hüfte ausgeprägt
Beispiel: Marianne Sägebrecht

Typ V:

- geradliniger Körperbautyp, lineare Form
- stimmige Proportion, schmale Taille, weibliche »Idealfigur« (für den Laufsteg)
- Schulterlinie: ab ca. 2 cm mehr als Hüftlinie

Beispiel: Heidi Klum, Naomi Campbell, Diane Kruger, fast alle Fotomodels

Typ X:

- kann geradlinig oder abgerundet sein
- üppige Oberweite
- schlanke Taille
- breite Hüfte
- kurvig

Beispiele: Marilyn Monroe, Liz Taylor, Sophia Loren, Whitney Houston, Jennifer Lopez

Typ I:

- geradliniger Körperbau, lineare Form
- sehr schlank, feingliedrige Knochenstruktur
- wenig Rundungen, kurvenarm

Schulterlinie und Hüftlinie bewegen sich im Bereich +/- bis 3 cm.

Beispiele: Twiggy, Kate Moss, Nicole Kidman

Stellen Sie sich unbekleidet vor einen großen Spiegel und betrachten Sie Ihren Körper.
Halt: Bevor Sie jetzt denken: »Oh Gott, hier zu viel und da zu wenig...«, bleiben Sie einfach in der Betrachtung Ihres Körpers, so, wie Sie von Natur aus beschaffen sind. Jede Körperform hat ihre Berechtigung und ihre Vorzüge, die wir finden und betonen können. Und alles ist »reine Formsache«: eine Frage Ihres Körperbaus!
Notieren Sie auf einem Blatt Papier, was Sie an sich schön finden. Wenn Sie die Übung »Entdeckungsreise: Finde Deine Diamanten!« aus STEP 1 noch nicht gemacht haben, dann machen Sie sie jetzt, vor dem Spiegel und mit geöffneten Augen.

Nehmen Sie dann ein Maßband zur Hand, um Ihre Schulterlinie und Ihre Hüftlinie von vorne als »optische Linie« zu messen. So erkennen Sie sofort, zu welchem Körperbautyp Sie gehören.

Ihr Körperbautyp ist unabhängig von Ihrer Körpergröße.

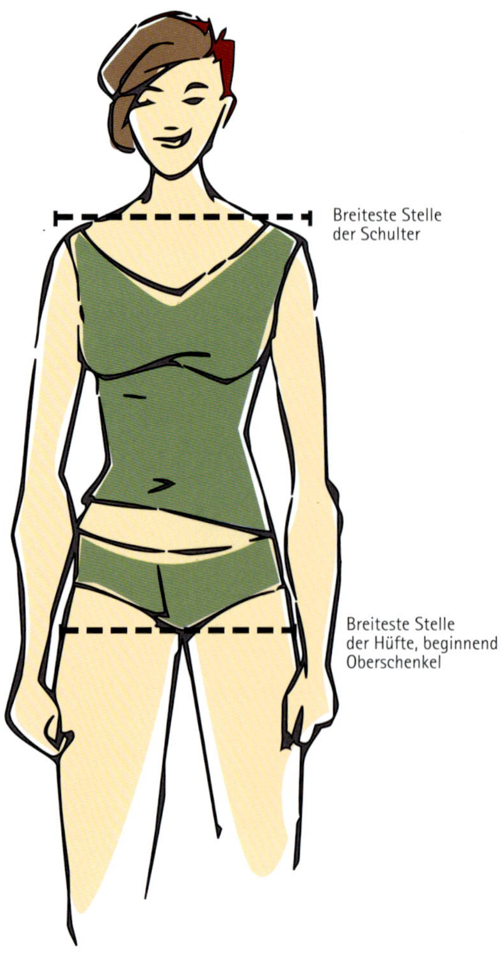

Die wichtigsten Tipps für jeden Körperbautyp

X-Typ

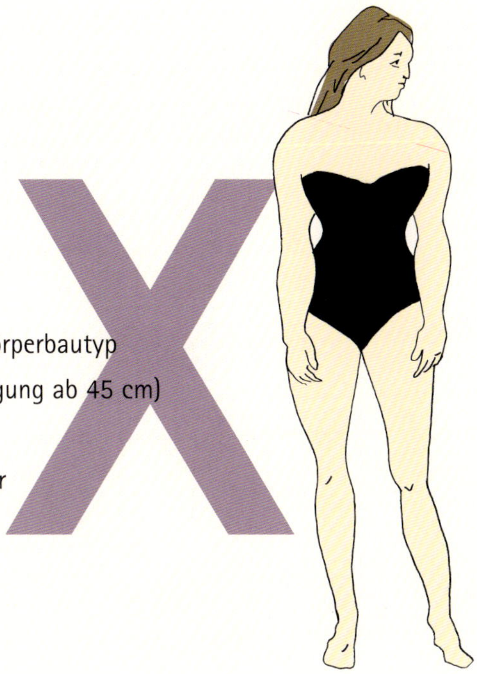

abgerundeter Körperbautyp
(Schulterausprägung ab 45 cm)

- weibliche Figur
- schmale Taille
- breithüftig

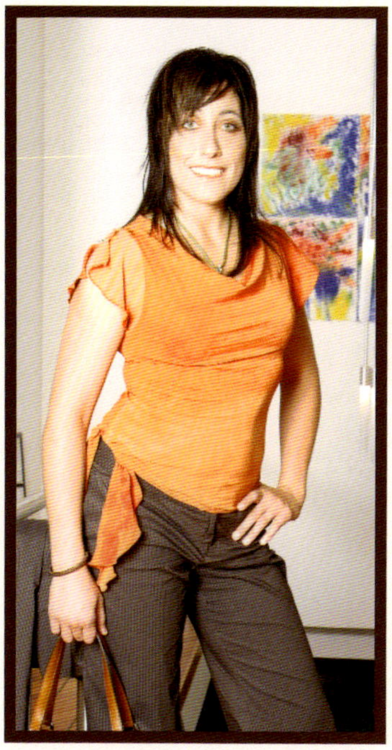

- Zeigen Sie, was Sie haben! Ein schönes, volles Dekolleté ist Trumpf (aber bitte nicht zu bemüht).
- Ideal für Sie sind V-Ausschnitte und tiefe, runde Ausschnitte. Sie lenken von breiten Hüften ab.
- Tragen Sie Jacken leicht tailliert und offen. Ihre perfekte Schulterpassform: leicht abgerundet.
- Wer schöne »Kurven« hat, kann sie toll betonen statt sie zu verstecken. Allerdings sollte Ihre Kleidung dabei nicht »aufsitzen«. Tragen Sie fließende Materialien und dazu locker sitzende, leicht hüftige Gürtel.

Weniger gut, wenn Sie ein X-Typ sind:

- Zu weite Kleidung und zu wallende Stoffe. Sie wirken madamig oder matronenhaft.
- Auch eher unvorteilhaft sind Details an Oberteilen, wie z.B. Biesen, Rüschen usw.
- Und: zu enge bzw. zu weite Hosenformen.

A-Typ

- Betonen Sie Ihre Schulterlinie: Herausnehmbare, waschbare Schulterpolster vollbringen kleine Wunder mit sofortiger Wirkung. Wichtig ist, dass die Schulterpolster mit Ihrer Schulterlinie abschließen und sich an den aktuellen Modetrends orientieren (mal mehr, mal weniger ausgeprägt).
- Heben Sie Ihren Oberkörper hervor: Busen, Taille, Ausschnitte, ausgefallene Ketten... Sie alle lenken von Ihren ausgeprägten Hüften ab.
- Tragen Sie Farbe zum Gesicht.
- Alles, was Sie ab Taille abwärts tragen (Hosen, Röcke etc.) muss locker sitzen und gerade fließen, mit wenig Farbunterbrechungen. Wählen Sie unauffällige Farben und matte Stoffe.
- Jacken und Oberteile sollten über oder unter der breitesten Stelle Ihrer Hüfte enden, da sie sonst »Pfeilwirkung« haben: Sieh her, hier ist meine breiteste Stelle.
- Am vorteilhaftesten sind Kleider, Röcke und Hosen, die nach unten hin absolut gerade und leicht verjüngend (schmäler) fallen. Tragen Sie darüber eine hüftumspielende Jacke oder Bluse (leicht fallend).
- Kaschieren Sie zu kräftige Oberarme mit fließenden Materialien.
- Achten Sie auf die Passform: Tragen Sie keine zu engen Formen, sie lassen Ihren Körper gedrungen wirken. Zu weite Formen wiederum stauchen.
- Mäntel und Kleider/Röcke in leichten A-Linien verdecken Hüfte und Oberschenkel. Ideal sind Asymmetrien, schräg geschnitten und geschlitzt.
- Beachten Sie unbedingt, dass die Linienführung und die Silhouette nach unten hin nicht zu eng und auch nicht zu weit fortgeführt wird (ideal: gerade).
- Tragen Sie Ihre Oberteile, wenn möglich, locker über Röcken und Hosen und kaufen Sie bei Sommertops und Abendkleidern nur die mit breiteren Trägern.
- Tragen Sie Längsbetonungen, um Ihre Silhouette zu strecken.
- Achten Sie bei Hosen auf Schnitte mit Bügelfalten und geraden Längsnähten. Die Schnitte sollten schmal sein, aber niemals eng anliegen.
- Wenn Sie schöne, schlanke Unterschenkel haben, dann erzielen Sie in Röcken und Kleidern immer die größte Wirkung!

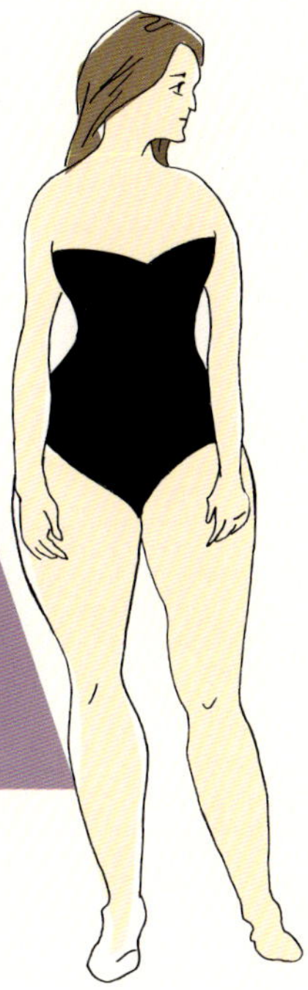

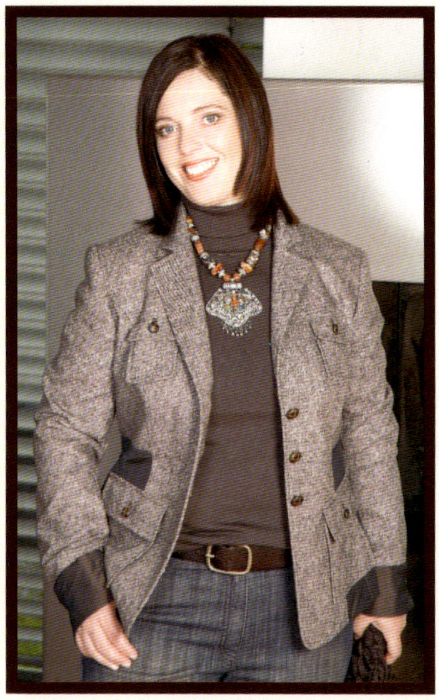

abgerundeter Körperbautyp
(Schulterausprägung bis ca. 45 cm)

- schmale Schultern
- schmale Taille
- breithüftig
- häufigster weiblicher Figurtyp

Weniger gut, wenn Sie ein A-Typ sind:

- steife, derbe und glänzende Stoffe ab der Körpermitte
- zu enge Oberteile
- Blousons
- tief angesetzte Taschen auf Oberteilen
- breite Aufschlaghosen
- Bundfaltenhosen
- ausgeprägte Karottenhosen

O-Typ

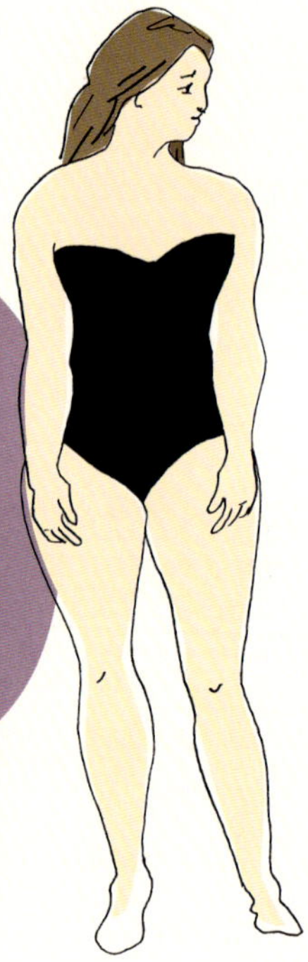

abgerundeter Körperbautyp
(Schulterausprägung bis ca. 48 cm)

- weichere Form
- rundlich
- übergewichtig
- oft feiner Knochenbau

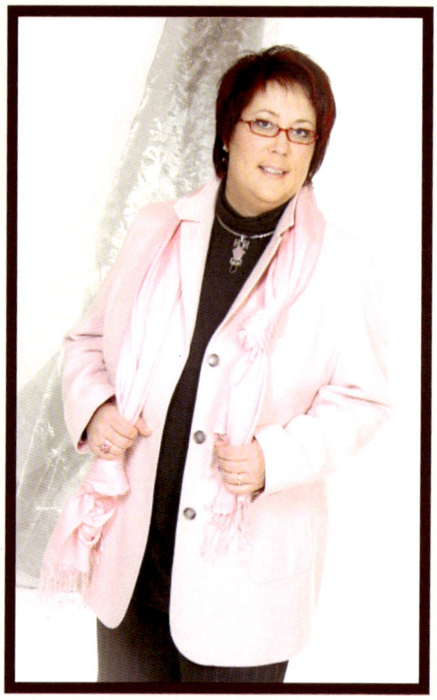

- Setzen Sie Ihrem rundlichen Typ gerade Linien dagegen und betonen Sie Ihre Schultern.
- Wenn Sie ein schönes Dekolleté haben, sind V- und tiefe Ausschnitte ideal.
- Wählen Sie Stoffe, die Ihre Figur locker umspielen (schmeichelnde Stoffe).
- Ihre Röcke sollten leicht ausgestellt sein (keine Faltenröcke).
- Ihre Hosen sollten bis zur mittleren Taillenhöhe reichen und einen breiteren Bund haben.
- Ideal, weil streckend: Blazer, leicht tailliert, mit länglichem Revers.
- Auch höhere Schuhe haben streckende Wirkung!

Weniger gut, wenn Sie ein O-Typ sind:

- Rollis, die zu eng sitzen. Sie machen üppig.
- Voluminöse Stoffe (z.B. Samt, Bouclé, grobes Leinen, derber Strick)

Ausgeprägter O-Typ

Von einem ausgeprägten O-Typ sprechen wir, wenn Ihr Gewicht deutlich vom Normalgewicht abweicht (ca. 20 kg aufwärts).

Dieses Gewichtsproblem kann Ihre Gesundheit beeinträchtigen und Ihre Lebensfreude. Wenn Sie dies innerlich mit »Ja« beantworten, dann gehen Sie dieses Thema mit fachlicher Unterstützung an und nehmen Sie gesundheitsbewusst ab. Ihr Körper und Ihr Wohlgefühl danken es Ihnen!

Halten Sie allerdings nichts vom Abnehmen, dann akzeptieren Sie Ihre Figur und stellen Sie Ihre positiven Seiten nach allen Regeln der Kunst heraus:

Verinnerlichen Sie alle Tipps aus dem Kapitel »Was macht größer/schlanker?« und setzen Sie Akzente, z.B. mit den richtigen Farben zum Gesicht (Frisur, Haarfarbe, Make-up) und mit tollen ausgewählten Accessoires (Brille, Schuhe, Handtasche, Schmuck).

Gehören Sie zum A-, X-, O- oder H-Typ, dann prägen Sie sich den folgenden Satz ganz besonders ein: »Wenn Sie Dinge nicht ändern können, dann ändern Sie Ihre Einstellung dazu!«

V-Typ:

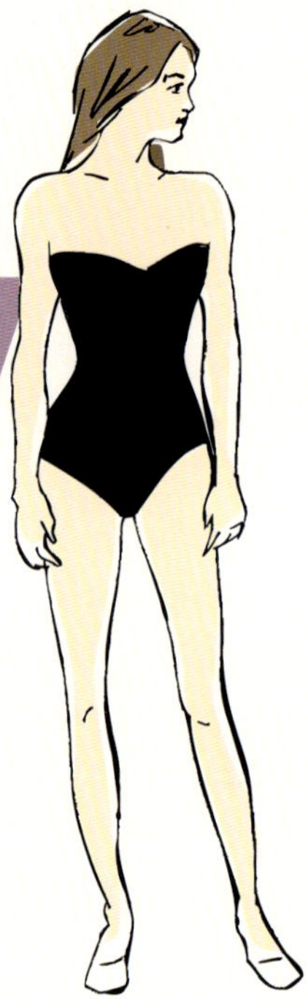

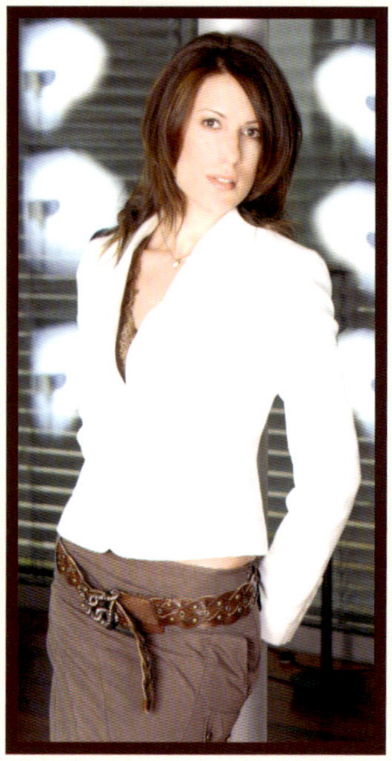

geradliniger Körperbautyp
(Schulterausprägung ab ca. 45 cm)

- weibliche Idealfigur
- stimmige Proportionen
- schmale Taille

- Sie können jede Form tragen!
- Ihre tollen Proportionen sollten Sie unbedingt betonen, z.B. mit einem modischen Rock und einer kurzen Jacke oder einem eleganten Oberteil und einer figurbetonten Hose.
- Aber auch für Sie gilt: Betonen Sie nicht alles: Setzen Sie Highlights, z.B. auf Taille, Dekolleté, Po etc.
- Ihre Schulterlinie muss nicht zusätzlich betont werden.

Weniger gut, wenn Sie ein V-Typ sind:

- überweite, langweilige Kleidung
- dem Alter unangepasste Kleidung (wirkt bemüht und ist von gutem Stil weit entfernt)

H-Typ

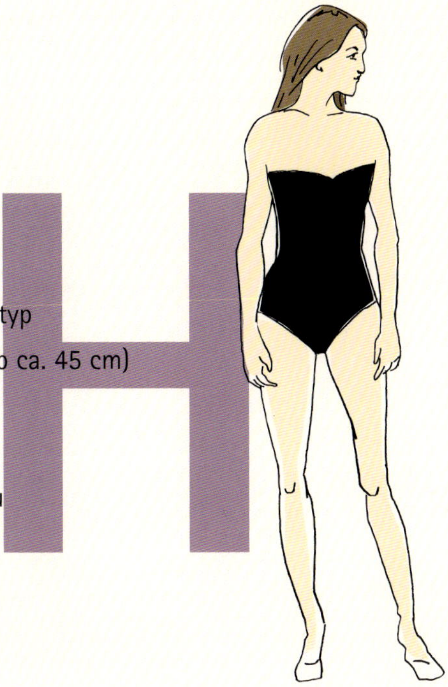

geradliniger Körperbautyp
(Schulterausprägung ab ca. 45 cm)

- breite Schultern
- kräftiger Knochenbau
- wenig Rundungen
- kantig
- wenig Taille

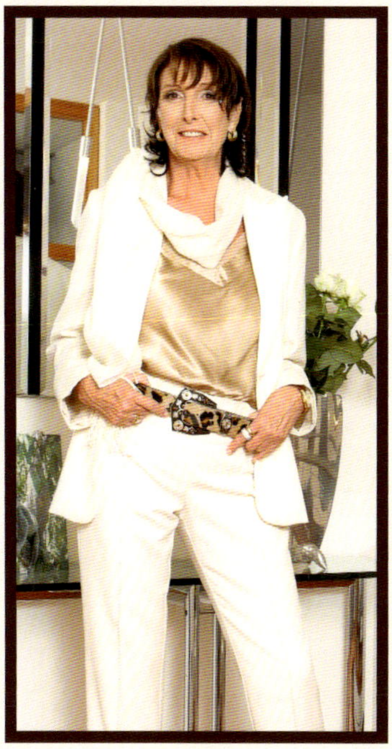

Betonen Sie Ihre Schultern und Ihre Taille leicht und schon werden Sie ein V-Typ!

- Für Sie sind leicht taillierte Blazer ideal. Sie betonen das, was wenig ausgeprägt ist (hier: die Taille).
- Tragen Sie klar umrissene Kleider mit wenig Spielereien, sondern lieber klassische Schnitte mit modernen Accessoires und gute, wertige Stoffe (keine »Fummel«).

Weniger gut, wenn Sie ein H-Typ sind:

- zu weit geschnittene Kleidung
- wallende Kleider (wirken madamig und voluminös)
- zu dünne Stoffe

Gehören Sie zu dem vollschlanken H-Typ, so berücksichtigen Sie bitte auch die Tipps für den A- und O-Typ!

I-Typ:

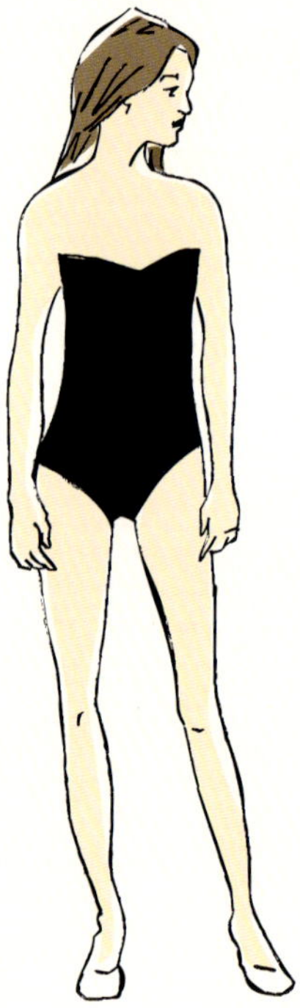

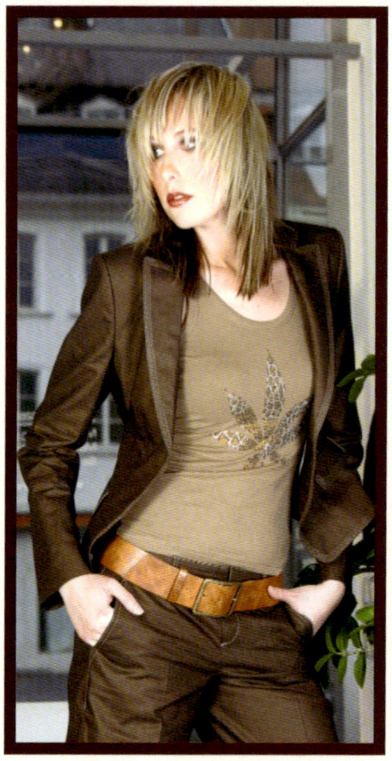

geradliniger Körperbautyp
(Schulterausprägung bis ca. 45 cm)

- groß
- schlank
- wenig Rundungen
- lange Beine

- Auch Sie haben Kurven, Sie müssen sie nur hervorheben! Betonen Sie vor allem Busen und Taille (mit Gürteln, Schleifen, Biesen), das lässt Sie feminin aussehen.
- Sehr schön wirkt alles, was weiblich ist, z.B. ausgestellte Röcke, Spitze, Volants. Zu puristisch oder zu sportiv wirken Sie knabenhaft, dies kann aber, wenn Sie sehr modisch orientiert sind, tolle Effekte haben!
- Pullis und Cardigans tragen Sie am besten figurnah in der Taille. Das verlängert auch optisch Ihre Körpergröße.
- Volants, Raffungen, Puffärmel wirken figurbetonter. Weiche Materialien, wie zum Beispiel Samt, Cord und Pelz lassen schmale Silhouetten sinnlich wirken.

Gehören Sie zu den Frauen, die den I- oder V-Typ verkörpern, dann haben Sie Glück: Sie können, was Längen, Stile, Schnittlinien und Mode betrifft, alles tragen, was Ihre Figur am besten unterstreicht.

Weniger gut, wenn Sie ein I-Typ sind:

- klobige Plateauschuhe
- konturlose Schnitte (z.B. zu weit und zu groß)
- zu große Muster
- zu starre Stoffe
- knalleng von Kopf bis Fuß (viel schöner sind Kontraste: »oben weit – unten schmal« oder »oben schmal - unten weit«)

Selbstverständlich gibt es innerhalb jedes Typs Varianten, z.B. die ganz schlanke oder die eher füllige, kompakte.

Auf einen Blick: Was macht größer oder schlanker? Was bringt Stil und Eleganz?

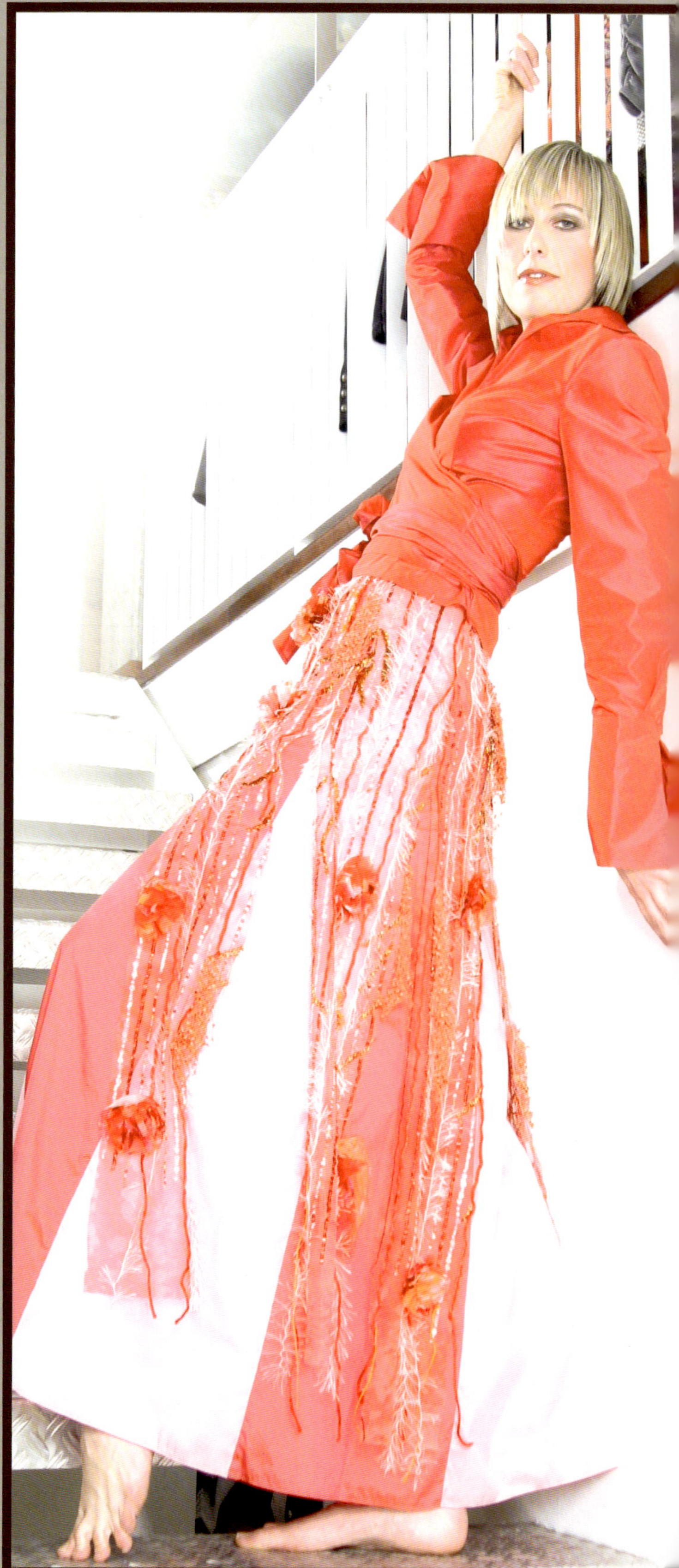

Sie kennen jetzt Ihren Körperbautyp. Und Sie wissen: Jede der Körperformen ist gleich schön und vorteilhaft! Auf den folgenden Seiten finden Sie eine noch detailliertere Übersicht aller Tipps, mit denen Sie gerade als A-, X-, O- oder H-Typ Ihre Vorzüge betonen können – und über all die Dinge, von denen Sie beim nächsten Kleiderbummel besser die Finger lassen.

Zu viele Kilos einfach wegzaubern!

Farben

Grundsätzlich gilt:
Dunkle Farben lassen schlanker aussehen, helle Farben flächiger.

Farben	
Weniger gut	Ideal
Weiß, Grau, Pastells von Kopf bis Fuß wirken flächiger	Helle Farben zum Gesicht und kräftige Farbakzente, nach unten hin sollen Farben dunkler werden, wirkt schlanker
Glänzende Farben und Stoffe reflektieren mehr, das lässt Sie breiter, flächiger wirken	Mattfarben und Stoffe
Zu viele Farbunterbrechungen sind Blockaden	Unifarbige Oberteile und Unterteile, Ton in Ton streckt. Die äußeren Begrenzungsfarben dunkler wählen. Harmonisch aufeinander abgestimmte Farben
Kräftige Farben mit billigen Stoffen	Kräftige Farben, edle Stoffe Farbkontraste mit Accessoires setzen
Helle Farben dort, wo Sie füllig sind	Dunkle Töne dort, wo Sie schlanker wirken möchten Schwarzer Hosenanzug (wirkt min. 1 Größe schlanker), wichtig dazu: schöne Akzentfarbe zum Gesicht, Schnitt und Proportionen beachten

Achtung: Zu viele Farben tragen auf!

Am schönsten sehen maximal zwei Farbfamilien miteinander kombiniert aus,
z.B. Braun- und Beigenuancen, Lila mit Dunkelgrün, Blau mit Grautönen, Anthrazit mit Gelb oder Beige.
Frischen Sie Ihre Lieblings-Ton-in-Ton-Kleidung mit einer akzentuierenden Farbe
in Form eines Accessoires auf!

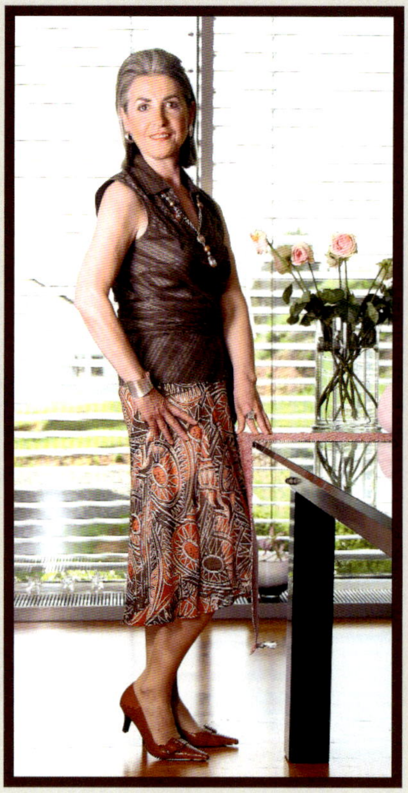

Ideal

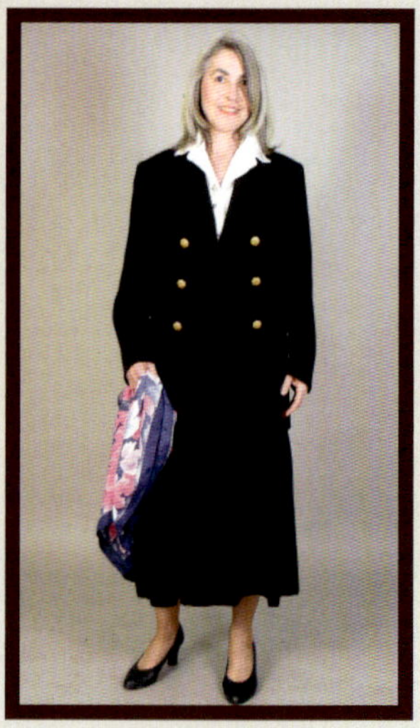

Weniger gut

Stoffe

Grundsätzlich gilt:

Je schwerer und massiver die Stoffart, desto voluminöser wirkt Ihre Figur.
Je fließender und weich fallender dagegen die Stoffart, desto besser schmiegt sie sich Ihrer Figur an.

Unsere Stoff-Tipps:

- Gegensätze ziehen sich auch bei Stoffen an: z.B. feiner Chiffon zu Grobgestricktem, derber Denim zu Satin oder zarter Häkelspitze.
- Zu Jeansstoffen ist nahezu alles ein Stilbruch – im positiven Sinne. Voraussetzung ist eine sichtbar unterschiedliche Stoffstruktur.
- Achten Sie bei Samt auf die perfekte Passform: zu weit wirkt er voluminös und unvorteilhaft.
- Die schönsten Samtfarben sind: Schwarz, Nachtblau, Brauntöne, Kupfergoldtöne, Pflaume, Rot und Rostrottöne. Pastelltöne wirken bei Samt leicht kitschig.

Chiffon, Seide und Satin geben Ihrem Körper eine feminine Silhouette und sind auch transparent sehr sexy. Am schönsten sehen diese Stoffe aus, wenn sie mit matten Materialien (z.B. Baumwolle, leichte Wollarten, Leinen-Stretch) kombiniert werden – so wird auch ein eher festliches Teil (Jacke, Hose, Rock) tagestauglich!

Stoffe	
Weniger gut	Ideal
Durchsichtige und zu enge Teile	Blickdichte Stoffe
Reines Leinen = knittert in breitmachenden Querfalten (je heller die Farben, desto auffallender die Knitterfalten)	Weich fließende Stoffe
Zu schwere, massive Stoffe, zu derb, zu steif	Je glatter und fließender der Stoff, desto schlanker wirken Sie. Plissee-Blusen machen eine schmale Silhouette.
Sehr glänzende Stoffe (Satin) tragen an Problemzonen auf, unelastische Stoffe (spannen beim Sitzen)	Jersey-Stoffe mit Stretchanteil sitzen immer perfekt und beulen nicht aus. Seide mit Stretchanteil, Kaschmir, Chiffon
Derber Strick	Leichte Strickarten
Breitcord	Feincord
»Zuhängen« mit zu viel Material und Weite	Fließende, gerade Silhouette
Steppjacken	Glatte Stoffe
Dicker Pullover	Poncho (mogelt einige Kilos weg)
Synthetics, z.B. Viskose, die zu eng sitzen, entlarven gnadenlos Figurprobleme. Gegensätze ziehen sich auch bei Stoffen an.	Hochwertige Stoffe schmeicheln
Alle glänzenden Stoffe wie Seide, Satin usw. tragen auf, schaffen mehr Fülle und dürfen niemals zu eng sitzen.	Matte Stoffe

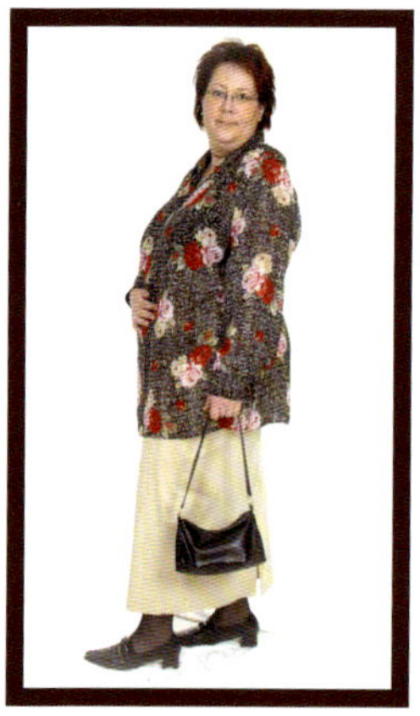

Weniger gut

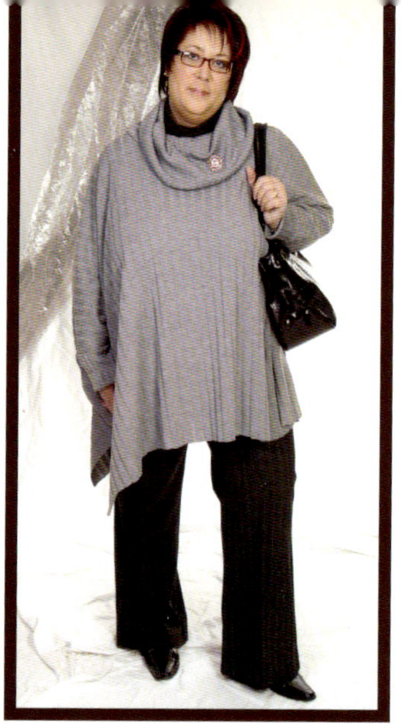

Ideal

Muster

Grundsätzlich gilt:

Stimmen Sie Muster und Karos auf Ihre Körpergröße und Proportion ab.

Muster	
Weniger gut	**Ideal**
Muster ziehen Blicke an	Mittlere bis dunklere Unifarben blenden aus
Breite Querstreifen (verbreitern, verkürzen und wirken füllig)	Nadelstreifen, feine Längsstreifen, sowohl für Oberkörper als auch für die Beine
Grobe Längsstreifen	Verschlankt und verlängert die Figur.
Große Blumenmuster	Dezente Muster, geradlinige Muster
Kontrastreiche, starke Muster	Verschwommene Muster. Je kleiner und fülliger der Mensch, desto kleiner das Muster!
Niemals Muster dort, wo Sie kaschieren möchten.	

Unsere Tipps:

- Eine Bluse in feinen Längsstreifen und der passende Schal in fließenden Stoffen sind tolle Hingucker.
- Tragen Sie Schottenkaro lieber im Winter (wollig).
- Pepita und Punkte dagegen sind auch im Sommer sehr schön.
- Hahnentrittmuster, kombiniert mit Schwarz, sieht edel aus und ist der Stil eleganter Französinnen.

Auf der sicheren Seite sind Sie, wenn Sie Muster und Unis kombinieren. Bei zwei Mustern müssen die Farben harmonieren. Querstreifen machen breit und gehören eher in die Freizeit. Tragen Sie Muster nie an den Körperstellen, die Sie nicht noch mehr betonen möchten.

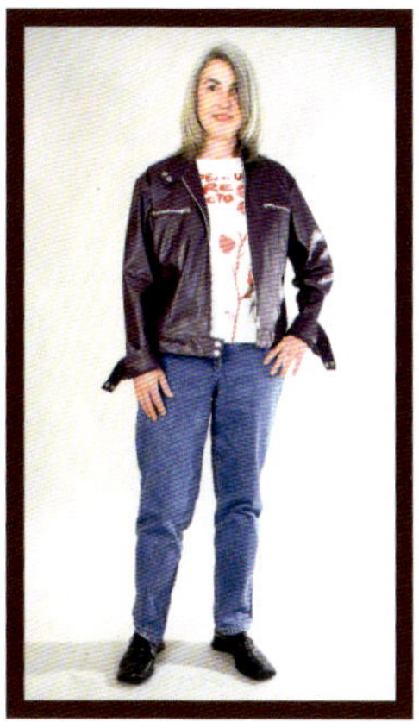

Weniger gut

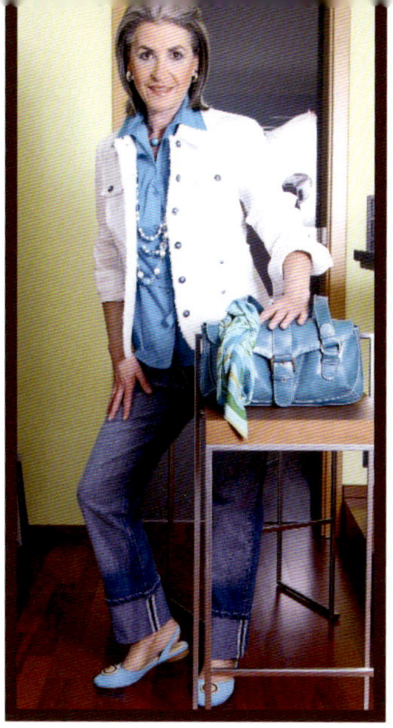

Ideal

Formen

Grundsätzlich gilt:
Weit macht kurz. Der Grund: Weite Schnitte lassen kleiner und fülliger wirken.

Formen	
Weniger gut	Ideal
Keine zu kurzen und keine zu langen Oberteile tragen. Niemals zu enge und zu weite Kleidung	Perfekte Längenbestimmung festlegen: minimale, ideale und maximale Länge, ideale Passform
Blousons, Blazer (Zweireiher), der zu kastig geschnitten ist. Ausnahme: zu üppige Oberweite	Blazer (Einreiher) kann jede Frau tragen. Doppelreiher (Zweireiher) mit langgezogenem Revers
Große, aufgesetzte Taschen bei großem Busen	Leicht tailliert wirkt streckend, Gehrock in Nadelstreifen
A-Schnitt-Linien ausgeprägt	V-Schnitt-Linien
Nach unten zu weit und zu lang Für Röcke, Kleider, Hosen kastige Kleidung	Nach unten schmäler, für Röcke, Kleider, Hosen
Faltenröcke, Glockenröcke	Schmale Linien, Falten dürfen sich erst ab Rockmitte öffnen
Zu weite, sackartige Kleider und Hänger	Gerade, schmälere Linien. Röcke und Kleider aus locker fallendem Stoff (nicht steif) umfließen elegant die Figur und kaschieren füllige Hüften und Oberschenkel. Schräg geschnittene Röcke, Oberteile dazu etwas anliegender

Bitte beachten Sie bei Formen:

Leichte A-Linien bei Kleidern, Röcken und Mänteln passen zu jeder Figur. Wichtig ist dabei die Länge im Verhältnis zu Ihrer Körpergröße: Je größer Sie sind, desto länger darf das Teil sein. Grundsätzlich: Tragen Sie keine unnötige Weite.
Und: Tragen Sie nicht zwei weitgeschnittene Teile zusammen.
Sie sehen dann sofort kompakt und voluminös aus!

So nicht: weite lange Bluse (z.B. Tunika) kombiniert mit einem langen, weiten Rock.
Besser: Bluse kombiniert mit gerader Hose oder geradem Rock oder Bluse und Rock, unterbrochen von einem optisch auffallenden, locker sitzenden Gürtel. Das schafft sofort eine harmonische Proportion.

Kleidergrößen

Jedes Land und jede Firma schneidert anders. Die Kleidergrößen spielen also in Wirklichkeit gar keine Rolle, denn sie dienen uns nur zur Orientierung. Wichtig ist nur, dass die Kleidung Ihnen gut passt: In einer lässig sitzenden 42er-Hose sehen Sie viel schlanker und entspannter aus, als in einer zu engen 40er!

Unser Tipp:
Gehen Sie zum Maßschneider. Dann ist IHRE Figur das Maß aller Dinge!

Für alle Frauen, die ein paar Kilos mehr mit sich tragen, gilt: Kleidung darf sich niemals abzeichnen (wirkt noch fülliger und unedel), sondern sollte modellieren und kaschieren. Experimentieren Sie mit fließenden Stoffen, perfekten Schnitten, ausgewählten Farben und kleineren Mustern!

Beine: kräftige Oberschenkel, Waden oder Knöchel	
Weniger gut	Ideal
Helle, glänzende Strümpfe	Matte Farben zu Rock oder Hose, Strümpfe und Schuhe farblich abgestimmt
Zu helle Farben	Bräunliche Naturtöne, dunkle Farben
Runde Schuhe	Spitze und oval geformte Schuhe
Zu zierliche Schuhe, Riemchenschuhe (verkürzen)	Spitze Stiefel mit gemäßigtem Absatz
Flache Schuhe zu Röcken	Klassische Pumpshöhe (ca. 4–5 cm)
Mini, Shorts, Leggins	Knieumspielende Länge, Midi-Länge Röcke, die nach unten schmäler werden
	Klassische Schnitte

Unser Tipp:

Schuhe mit Absatz strecken Ihre Beine automatisch und spannen Ihren Po an.

Sie wirken sofort größer und schlanker.

Je kräftiger die Beine, desto dunkler die Jeans. Niemals dürfen sich die Waden abzeichnen.

Beine: Mollige, dicke Knie	
Weniger gut	Ideal
Kurze Röcke Shorts	Röcke oben schmal und gerade, nach unten leicht glockig, Knie umspielt, Volant-abschluss, wippt beim Gehen mit
Glänzende Strümpfe	Mattfarben
Plumpe Schuhe	Schuhe mit etwas Höhe und etwas breiterem Absatz

Halslinie	
Ideal für die zu kurze (dicke) Halslinie	Ideal für die zu lange Halslinie
V-Ausschnitte und tiefere Ausschnitte ideal	Rollkragen kann groß und vor allem voluminös sein
Kleine Kragen oder kragenlos	Stehkragen und Polokragen
Kragen hinten hochgestellt	Halblanges Haar ideal
Feine, filigrane Ketten Längere Ketten	Mittlere Kettendicke und -länge
Schals besser als Tücher	Tücher besser als Schals

Busen	
Klein	Groß
Mehr Oberweite erreichen Sie mit hautfarbenen Silikonkissen als Einlage (ist am natürlichsten) oder gefütterten BHs	Perfekt geschnittener BH, V-Ausschnitte optimal, keine zu enge Kleidung, keine glänzenden Stoffe keine zu großen Muster und zu viele Details
Sie können Details wie Taschen, Rüschen, Abnäher, Biesen, Falten, Muster usw. an Oberteilen tragen	Armlängen, die auf Brusthöhe enden, haben Pfeilwirkung und betonen am stärksten. Besser: etwas längere oder kürzere Armlängen
Tiefe V-Ausschnitte weniger vorteilhaft	

Oberkörper	
Kurzer Oberkörper	Langer Oberkörper
Oberteile etwas länger	Taille betonen
Locker sitzende Hüftgürtel (wenn möglich in der Farbe des Oberteils)	Farbige Muster
Langschals strecken	Tücher einsetzen – bei schlanker Taille können kontrastfarbene Gürtel sehr schön sein
Oberteile »darüber tragen«	Halsferne Ausschnitte
Einreiher vorteilhaft	Doppelreiher vorteilhafter

Ausgeprägter Po	
Weniger gut	Ideal
Kurze Jacken oder Hose gemustert	Lockere, etwas längere Jacken
Tiefsitzende Taillenbetonung	Betonen Sie Ihren Oberkörper, Schulter, Busen, Taille
Unterschiedliche Stoffstrukturen kombinieren	Neutrale, matte, dunklere Farben
	Fließende Stoffe, keine Aufschlaghosen
	Asymmetrien Absätze strecken

Ideale Bikinis und Badeanzüge für kräftige Hüften

TIPP 1:
Längs und schräg zur Hüfte verlaufende Streifen zurren optisch zusammen. Noch ein guter Trick: Pushende Tops lenken den Blick nach oben auf Ihr Dekolleté.

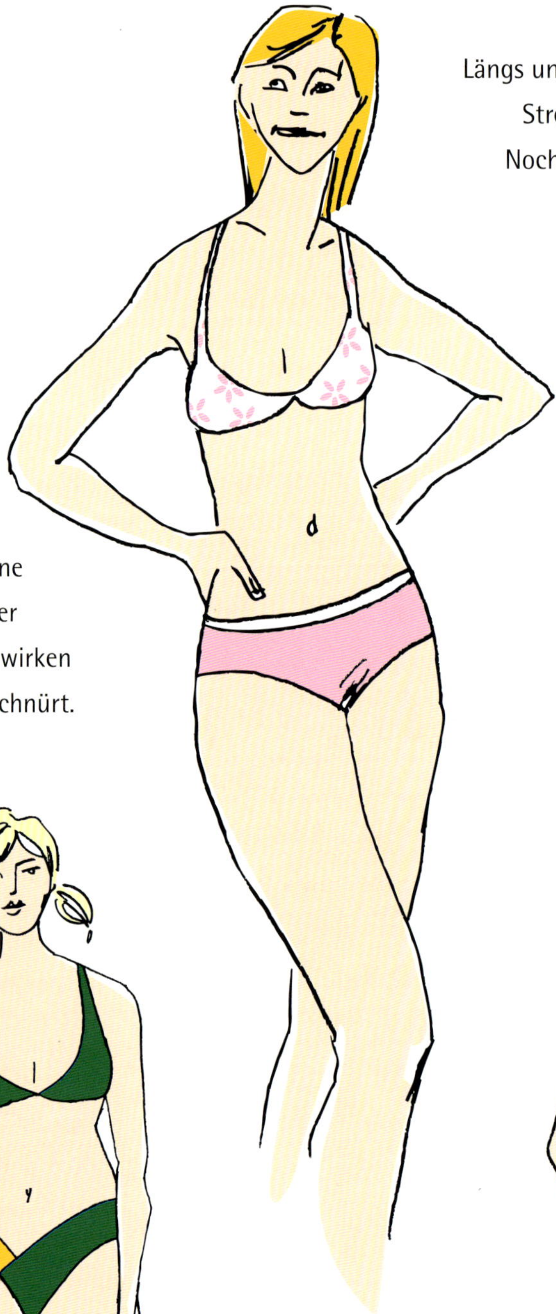

TIPP 2:
Slips immer eine Nummer größer kaufen. Sonst wirken Sie wie eingeschnürt.

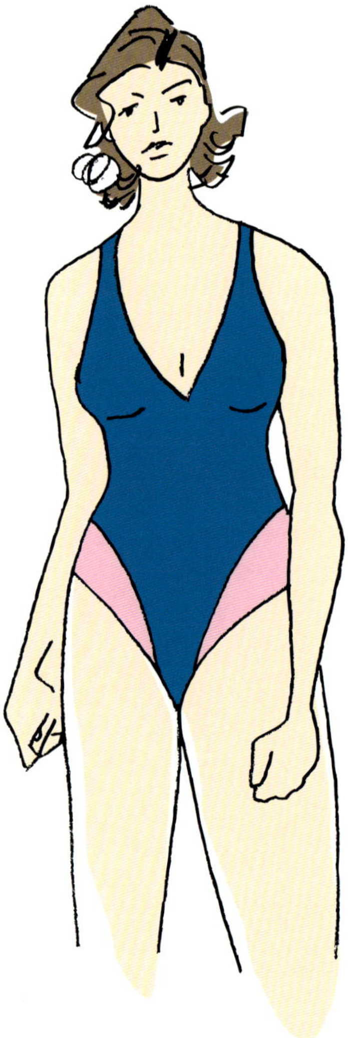

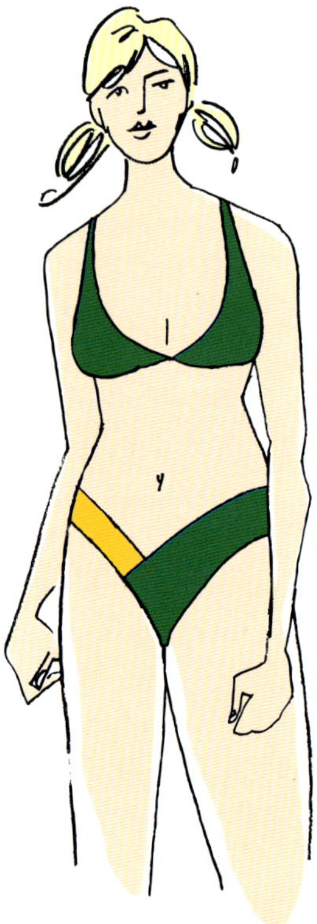

TIPP 3:
»Gerade gehen und stehen.« Eine gute Haltung zaubert gleich ein paar Pfunde weg.

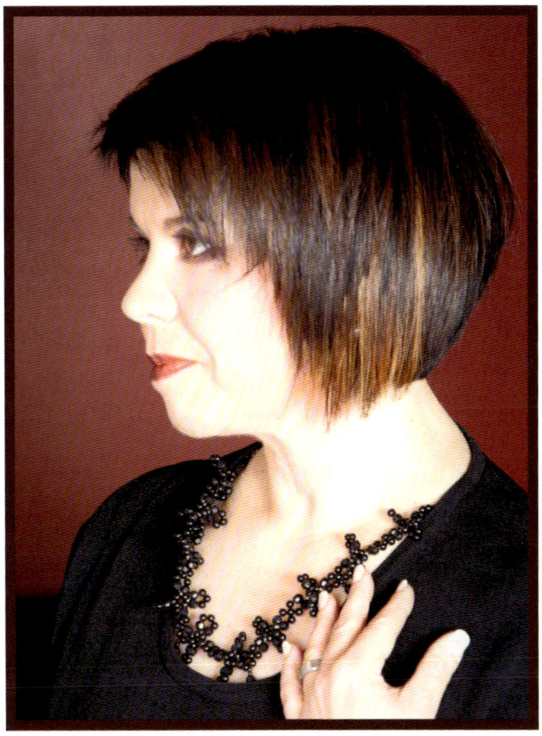

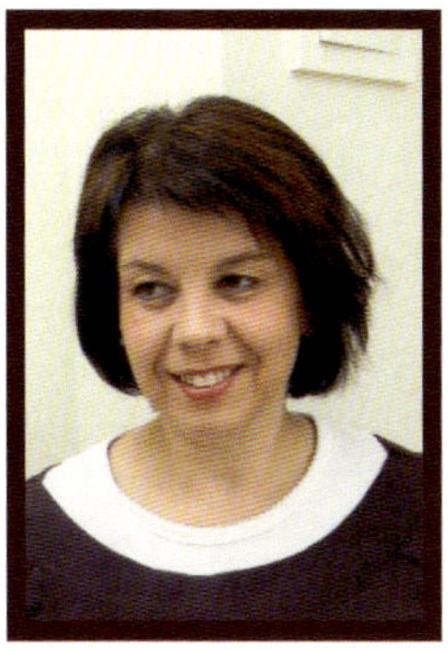

Frisur

(siehe auch: STEP 7: Ihr Haar, Gesichtsformen)

Frisur bei kurzer Halslinie und schmaler, runder Schulter	
Weniger gut	Ideal
Haare, die über die Schultern fallen, lassen kleiner und rundlicher wirken, verkürzen den Hals. Luftgetrocknete kleine Locken machen noch runder	Kürzere Haare und bis Schulterlänge, damit die Schulter sichtbar ist
Ungepflegtes Haar sieht vernachlässigt aus. »Seht her, mir ist mein Äußeres egal, ich lege keinen Wert auf mich, pflege mich nicht.«	Perfekter Haarschnitt, toller Glanz, Hochsteckfrisuren. »Ich pflege meinen schönsten Schmuck, mein eigenes Haar, tue es für mich, fühle mich danach gut und habe ein gutes Selbstwertgefühl und eine tolle Ausstrahlung.«

Auch Accessoires (z.B. tolle Schuhe, ein schöner Gürtel, eine schicke Handtasche, besonderer Schmuck) lenken wunderbar von Ihrer Körperfülle ab!

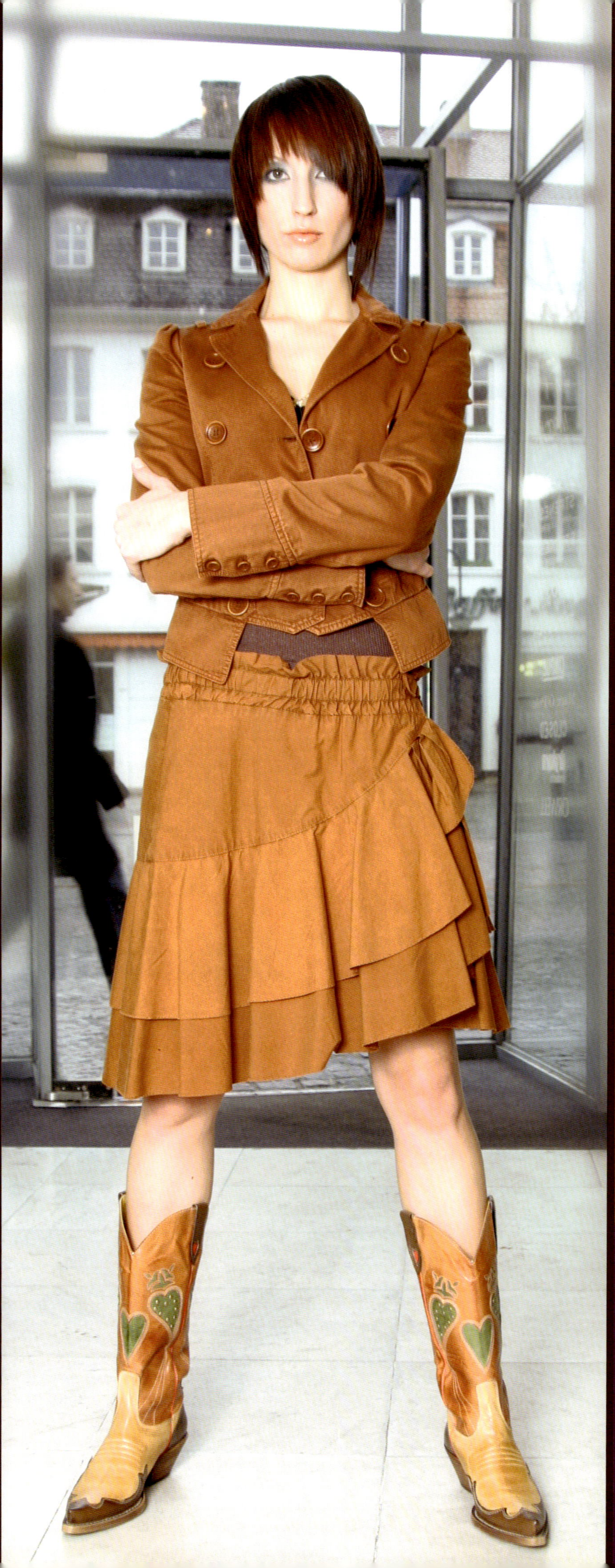

Was ist ideal, wenn Sie sehr groß und sehr schlank sind?

- Sie können alles tragen, nur »wie rausgewachsen« darf es nicht aussehen!
- Vermeiden Sie allerdings Dreiviertelärmel bei Mänteln, Jacken, Kleidern, Blusen und anderen Oberteilen und achten Sie darauf, dass Ihre Hosenbeine nicht zu kurz sind.
- Lässig weit geschnittene Hosen und voluminöse Bauschröcke können Sie sehr gut tragen.
- Eine Taillenbetonung mit breitem Gürtel oder Stoffschleifen und schwingendem Rock zaubert Ihnen eine Sanduhr-Silhouette.
- Ideal für Sie sind Querstreifen und Muster: Sie unterbrechen Ihre Körperlänge optisch.
- Klare Kontraste in Form und Farbe (z.B. weites, helles Oberteil, toller Gürtel und dunkle, enge Hose) bringen harmonische Proportionen.
- Zu sehr figurbetonten Teilen, wie z.B. engen Shirts und Röhrenhosen, passt von der optischen Spannung her ideal ein längeres, lässiges Teil, wie z.B. ein Trenchcoat.
- Bei den Accessoires dürfen Sie »klotzen«. Aber bitte nicht alles auf einmal tragen!

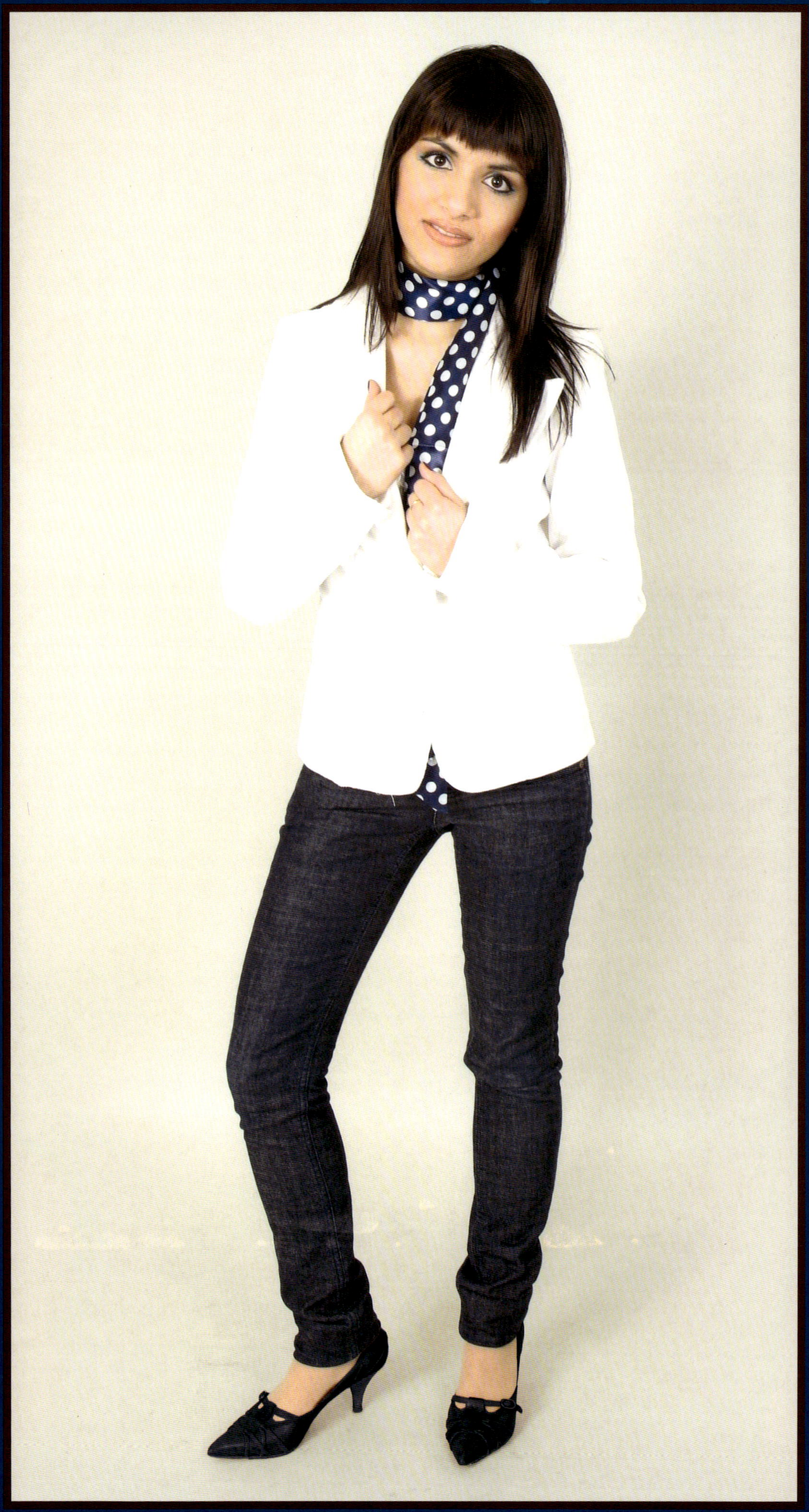

Was ist ideal, wenn Sie sehr klein und sehr schlank sind?

- Hier gilt auch: Alles geht - nur zu weit darf es nicht aussehen.
  Weite Oberteile tragen auf und wirken kompakt. Ausnahme: zarte, fließende Stoffe.

- Besonders schön an Ihnen wirken alle taillierten und hüftkurzen Kleidungsstücke sowie helle Farben.
  Ton-in-Ton-Kombis sind ideal. Große Muster meiden Sie besser.

- Schmale Hosen betonen Ihre schlanke Linie und strecken. Auch leicht ausgestellte Hosen sowie kurze Slim-Hosen und hohe Schuhe sind ideal für Sie.

- Mode aus Italien passt Ihnen am besten!

- Bei den Accessoires gilt: Eher fein bleiben. Riesige Teile erdrücken Sie.

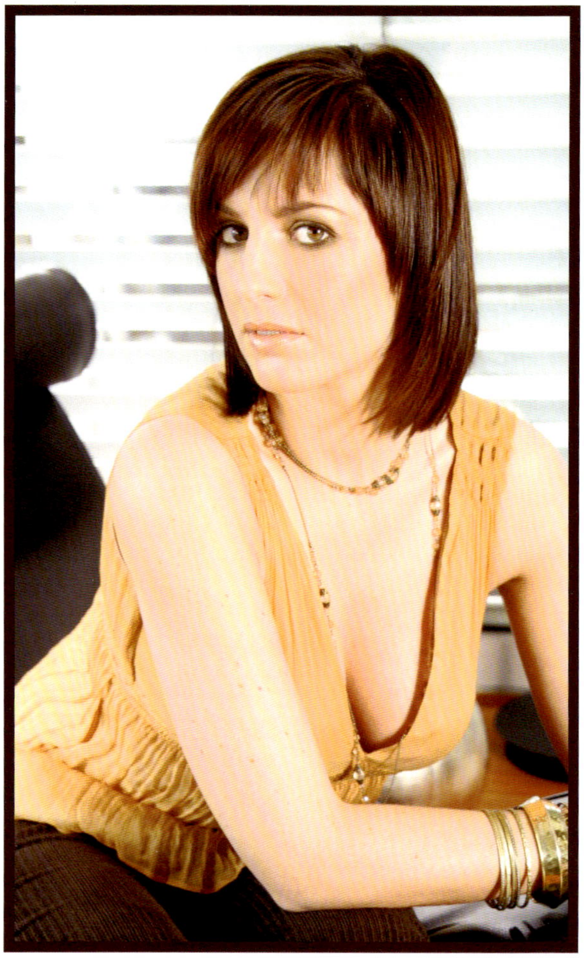

Sie sehen:

Schöne Frauen müssen nicht in Größe 36 passen! Stil und Eleganz stehen üppigen Formen genauso gut! Hollywood-Stars aus den 50er Jahren, wie z.B. Liz Taylor, waren sehr sexy mit ihren Kurven. Die Mode damals wurde generell mehr für Frauen mit weiblichen Rundungen gemacht. Heute scheint es oft, als würden sich die Designer an den Figuren kleiner Mädchen orientieren.

Stehen Sie zu Ihren Proportionen und suchen Sie Ihre Kleidung sorgfältig danach aus – dann können Sie gar nichts falsch machen, sondern einfach nur schön und selbstbewusst sein!

STEP 4

Ihr Stil

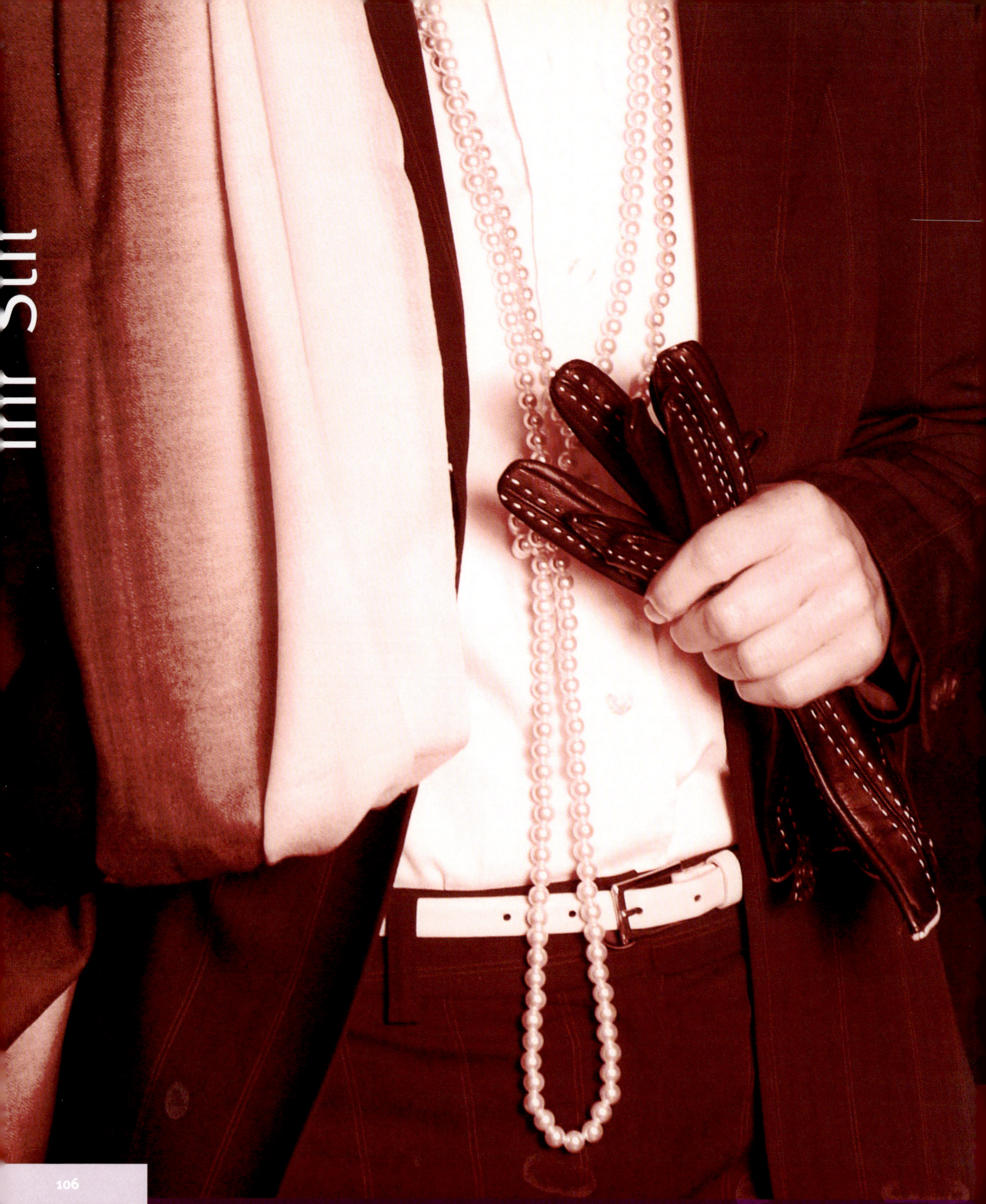

Was ist Stil?

»Stil kann man nicht kaufen. Stil hat man.« Diesen Satz haben Sie sicher schon einmal gehört. Er stimmt: Kaufen können Sie Stil tatsächlich nicht. Aber es ist auch nicht so, dass Sie entmutigt sein müssen, wenn Sie zu diesem Zeitpunkt noch nicht wissen, was Stil ist. In diesem STEP lernen Sie, Ihren Stil zu finden bzw. Ihr Auge und Ihr Empfinden so zu schulen, dass Sie verschiedene Stile unterscheiden und sie ab sofort bewusst einsetzen können. Das macht Spaß, anfangs aber auch ein bisschen Mühe. Doch die lohnt sich, denn: **Stilvermögen ist Ihre Eintrittskarte zum Erfolg!**

Für uns ist Stil:

- Eine Frage des Charakters und der Selbsteinschätzung.
- Der Ausdruck der Persönlichkeit und der persönlichen Vorlieben eines Menschen.
- Eine Frage der Kreativität, nicht der finanziellen Möglichkeiten.
- Eine tiefe Sehnsucht nach einem perfekten Outfit.
- Ein optisches Interesse an uns und unserer Umgebung.
- Eine Art zu sehen, zu fühlen und zu leben.
- Geschmack, Ausgewogenheit und Zeitlosigkeit.
- Die Kunst der Einfachheit.

Was Stil dagegen nicht ist:

- **Stil ist nicht Mode.**
  Wer jede Mode mitmacht, ist von persönlichem Stil weit entfernt.
  Echter Stil ist der Mode überlegen und lässt sich nur von ihr anregen.
- **Stil ist keine »Label-Show«.**
  Wer die Marken, die er trägt, allzu offen zeigt, zeigt damit nur sein Geltungsbewusstsein und seine Logo-Manie, nicht aber Stilvermögen!
- **Stil ist auch nicht Stillstand.**
  Jedes Outfit kann mit der Zeit immer wieder neu interpretiert werden und immer wieder eine andere Facette Ihres Selbst zum Ausdruck bringen.
- **Und Stil ist keine Frage des Alters.**
  Jede Lebenszeit hat ihre Ausdrucksform und wir können in jedem Alter gut aussehen. Wir müssen nur bereit sein, uns mit uns selbst zu beschäftigen – und auch mal Neues auszuprobieren!

Der Stil, der zu Ihnen passt

Kennen Sie das: In manche Kleidungsstücke schlüpfen Sie hinein und fühlen sich sofort »zu Hause«. Andere wiederum können auf dem Kleiderbügel toll aussehen und viel Geld gekostet haben, doch Sie lassen sie über Jahre ungetragen im Schrank hängen. Sie tragen sie nicht, weil Sie das Gefühl haben »Das bin nicht ich«.

Perfekt gekleidet sind Sie mit einem Stil

- der zu Ihrem Aussehen, zu Ihrem Leben und zu Ihrem Alter passt,
- der Ihnen die Sicherheit gibt, immer gut und authentisch gekleidet zu sein,
- der Ihre Persönlichkeit und Ihre Individualität am besten zum Ausdruck bringt.

Das kann die Business-Frau in Ihnen sein wie die Romantikerin oder die Naturverbundene, es kann die Künstlerin sein wie die Sportlerin oder die Puristin... Ihre Einschätzung von sich selbst ist alles, was zählt. Sie erinnern sich: Das **»Wie möchten Sie wirken?«** ist auch hier der Schlüssel zu den Stilen, die Sie gerne tragen und mit denen Sie Ihr Denken und Fühlen an die Welt kommunizieren.

Auf den folgenden Seiten stellen wir Ihnen die international gängigsten Stile vor. Das heißt nicht, dass Sie sich nur für einen davon entscheiden müssen. Im Gegenteil: Machen Sie sich ein Bild von der vorhandenen Vielfalt und finden Sie dann Ihre bevorzugten Stile, in denen Sie sich sehen und mit denen Sie Ihren Auftritt gezielt steuern möchten.
Denn wie bei allen Anregungen, die wir Ihnen in diesem Buch geben, gilt:

Jeder Stil hat seine Berechtigung. Entscheidend ist, dass Sie sich darin wohlfühlen!

Lernen Sie auf den folgenden Seiten, die verschiedenen Stile bewusst zu sehen, sie zu fühlen und sie zu leben. Bedienen Sie sich aus der reichen Palette an Möglichkeiten. Das entspricht Ihrer natürlichen Individualität viel mehr als das jahrelange Festhalten an ein und demselben Outfit. Nichts ist langweiliger als der immer gleiche Stil und die Frisur von gestern!

Übrigens: Die passenden Frisuren zu Ihrem Stil finden Sie in STEP 7: Ihr Haar.

Der natürliche Stil: Casual (bequem)

Sie tragen am liebsten ungezwungene Kleidung, fühlen sich in naturbelassenen Stoffen am wohlsten und tragen selten oder nie Make-up? Dann gehören Sie zum natürlichen Typ!
Der natürliche Stil ist leger, sportlich, funktional und unkompliziert. Er ist lässig, aber nicht nachlässig. Er steht für Frauen von großem Engagement mit einer deutlichen Prise Sportlichkeit. Und er ist mehr als ein Stil: Er ist eine Sehnsucht nach dem einfachen, unkomplizierten Leben und nach fernen Ländern.

Ihren natürlichen Ausdruck unterstreichen:

- alle sportiven Kleidungsstücke
- Naturstoffe
- Safari
- Country
- Bauernromantik und Kleider im Wäschelook
- grobe Stricksachen
- derbes Leder
- Holzfällerkaros
- Jägerstil
- Norwegermuster
- alpenländische Accessoires wie Trachtenknöpfe etc.
- Steppjacken
- Cordstoffe

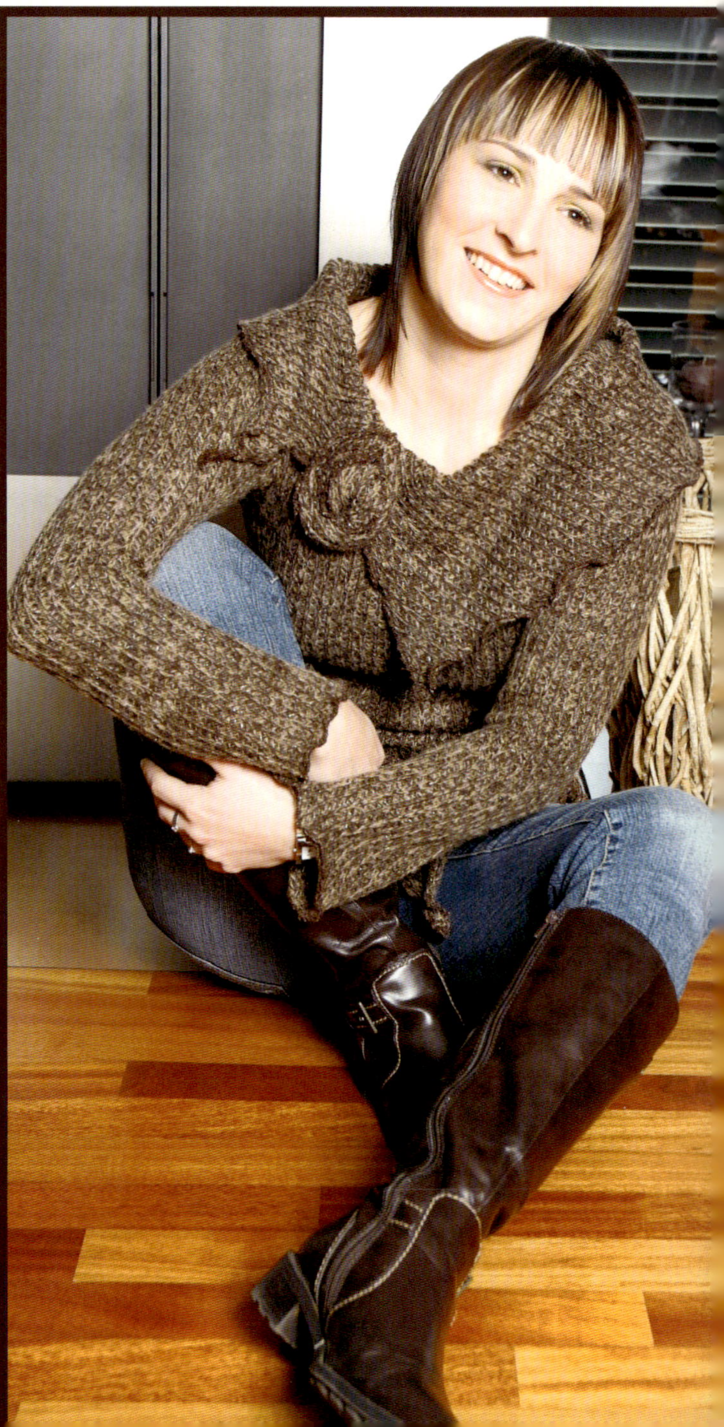

Unsere Tipps für den natürlichen Stil:

- Haben Sie Mut: zur Mode, zu Farben und zur Veränderung!
- Probieren Sie mal einen flotten Haarschnitt und frische Kleiderfarben und bringen Sie unbedingt etwas Farbe in Haar und Gesicht!
- Peppige Schals und Nickitücher unterstreichen dies noch und lassen Sie nicht langweilig wirken. Auch schöne Gürtel, Uhren, Schuhe und Taschen gibt es in Varianten, die noch natürlich- unaufdringlich und trotzdem originell sind!
- Nur zur sportiven Kleidung tragen Sie bitte keinen Schmuck (Kette, Armbänder etc.) – Stilbruch!
- Ein leichtes Make-up wirkt immer noch natürlich, aber deutlich frischer: Trauen Sie sich an Wimperntusche, Rouge und leichten Lippenstift!
- Gönnen Sie sich kleine Extravaganzen wie z.B. Hüte und lustige Schuhe, die Ihr Outfit lässig, frech und frisch wirken lassen und Ihnen täglich Freude machen.
- Besonders wichtig für Sie: die Passform Ihrer Kleidung. Verwechseln Sie Lässigkeit nicht mit unnötiger Weite, sondern achten Sie auf perfekten Sitz!
- Falls der natürliche Stil Ihr bevorzugter Freizeitstil ist, so achten Sie auch hier auf Passform und Qualität. Sie wollen sich ja auch beim Schwitzen oder Relaxen wohl fühlen!

Die Klassiker im natürlichen Stil: Alle Arten von Strick, Fliegerjacken aus Leder, Blousonjacken, Baumwollhosen, Jeans, Pullis, Polos, T-Shirts.

Ihre bevorzugten Farben im natürlichen Stil sind die Naturfarben, z.B. Kreide bis Stein, Sand, Braun, Grüntöne, Pastells, Moos, Tanne.

Der dramatische Stil: stylisch

Zurückhaltung ist ein Fremdwort für Sie. Sie wissen, was Sie wollen: im Mittelpunkt stehen und zeigen, wie selbstbewusst und sexy Sie sind. Sie haben Lust an der Selbstinszenierung und Mut zum Styling. Sie lieben die »Action« und es macht Ihnen großen Spaß, mit anderen Menschen zusammen zu sein, die Sie bewundern. Je extravaganter der Abend, umso mehr sind Sie in Ihrem Element.

Erkennen Sie sich wieder? Dann sind Sie der dramatische oder stylische Typ.

Der dramatische Stil ist avantgardistisch und extravagant, hochmodisch und immer sehr auffallend, glamourös, luxusorientiert, opulent, pompös und verführerisch. Er ist konsequent spektakulär und stets fasziniert vom Ungewöhnlichen.

Alle **Extreme der Modebranche** sind für den dramatischen Typ geeignet:

- strenge und gerade Linien
- Exotisches und Extravagantes
- Erotisches, zur Schau gestellt oder nur leise angedeutet
- Mix aus Stilepochen
- üppige Verzierungen (Knöpfe, Fransen, luxuriöse Details etc.)
- Uniformstil
- Netz
- transparente Materialien
- raffinierte Mieder und Korsagen
- schwere und auffallende Stoffe
- große Hüte
- großer, auffälliger Schmuck
- betonte Sonnenbrillen

Unsere Tipps für den dramatischen Typ:

- **Das Wichtigste bei dieser Stilart ist, dass Sie sich absolut damit identifizieren und sich darin wohlfühlen. Dieser Stil muss für Sie authentisch sein, sonst hat er null Wirkung!**
- **Der dramatische Stil ist am ausdrucksvollsten, wenn die Betonung auf ein Kleidungsstück gelegt wird.**

Ihr Stil

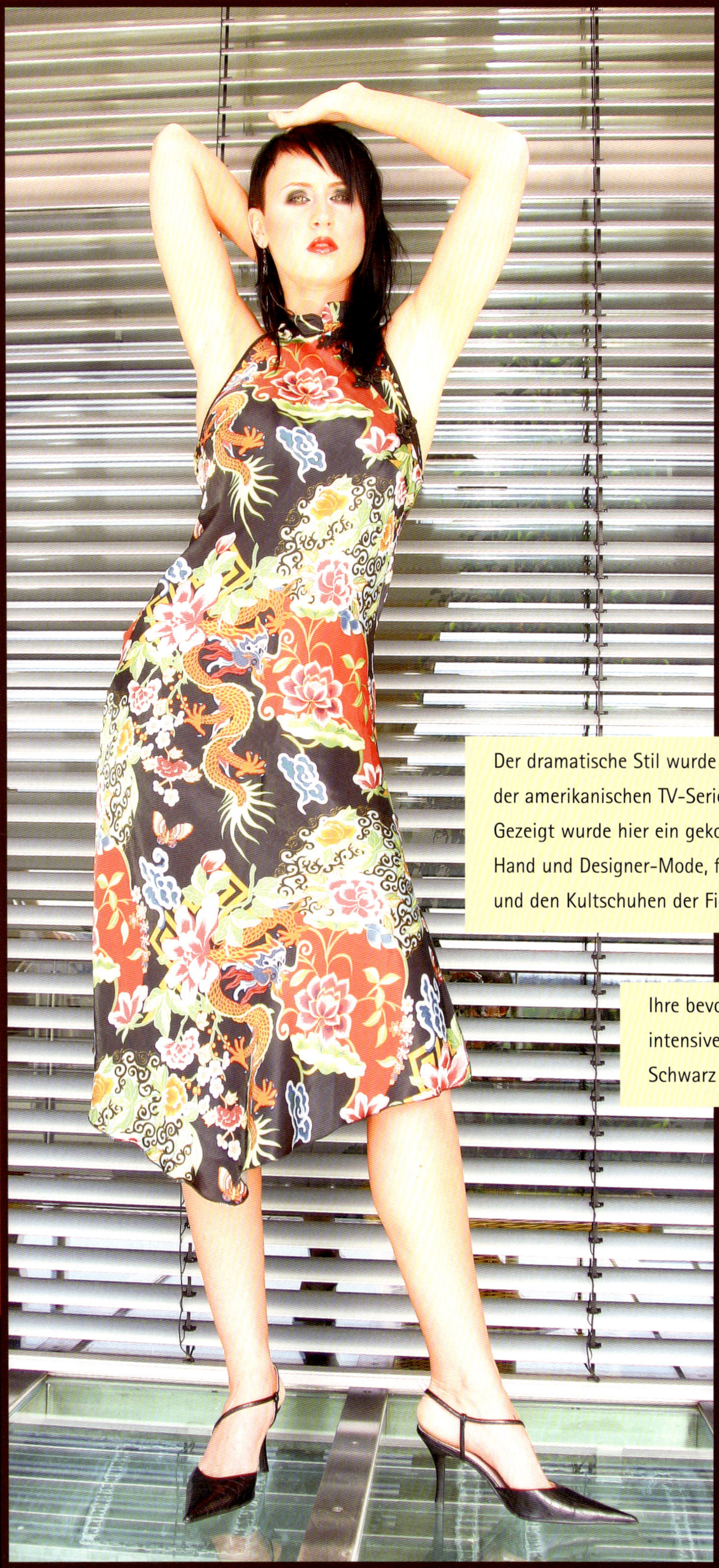

Der dramatische Stil wurde stark beeinflusst von der amerikanischen TV-Serie »Sex and the City«: Gezeigt wurde hier ein gekonnter Mix aus Second-Hand und Designer-Mode, flippigen Accessoires und den Kultschuhen der Figur Carrie Bradshaw.

Ihre bevorzugten Farben sind die intensiven Farben, insbesondere Schwarz und alle Akzentfarben.

Der romantische Stil

Sie sind gefühlsbetont, sinnlich und lebendig? Sie möchten Ihre Weiblichkeit unterstreichen und die Frau in Ihnen auch optisch ausleben? Dann können Sie sich dem romantischen Stil zuordnen: Der romantische Stil ist verspielt und folkloristisch, er trägt Flower mit viel Power, ist weich und feminin, gleichzeitig verführerisch und unschuldig mädchenhaft. Kein Look offenbart den Zeitgeist so sehr wie der Romantiklook. Er ist eine Suche nach Tradition, nach alten Werten, nach einer besseren, heileren Welt. Diese Form von Romantik wird heute auf eine nie da gewesene Art zelebriert: nicht zu verspielt oder gar naiv, sondern ultrafrech und unglaublich sexy!

Toll zum romantischen Stil passen:

- beschwingte Kleidung (mehr Kleid und Rock)
- zarte und weiche Stoffe wie Chiffon und Samt
- weite Kleider (auch: Scarlett-O'Hara-Roben mit Reifröcken)
- Boleros
- große Tücher mit Fransen
- Volants, Spitzen, Stickereien (z.B. Lochstickerei)
- Rüschen, Biesen, Bordüren, Schleifen und Patchwork
- Wäsche- und Miederstil
- paradiesische Blumenmuster
- Folklore-Elemente
- Hippie-Look

Die Klassiker für den Romantiklook:
Kleidung im Ethno-Stil, z.B. aus fernen Ländern in deren typischen Farben, Mustern und Formen.

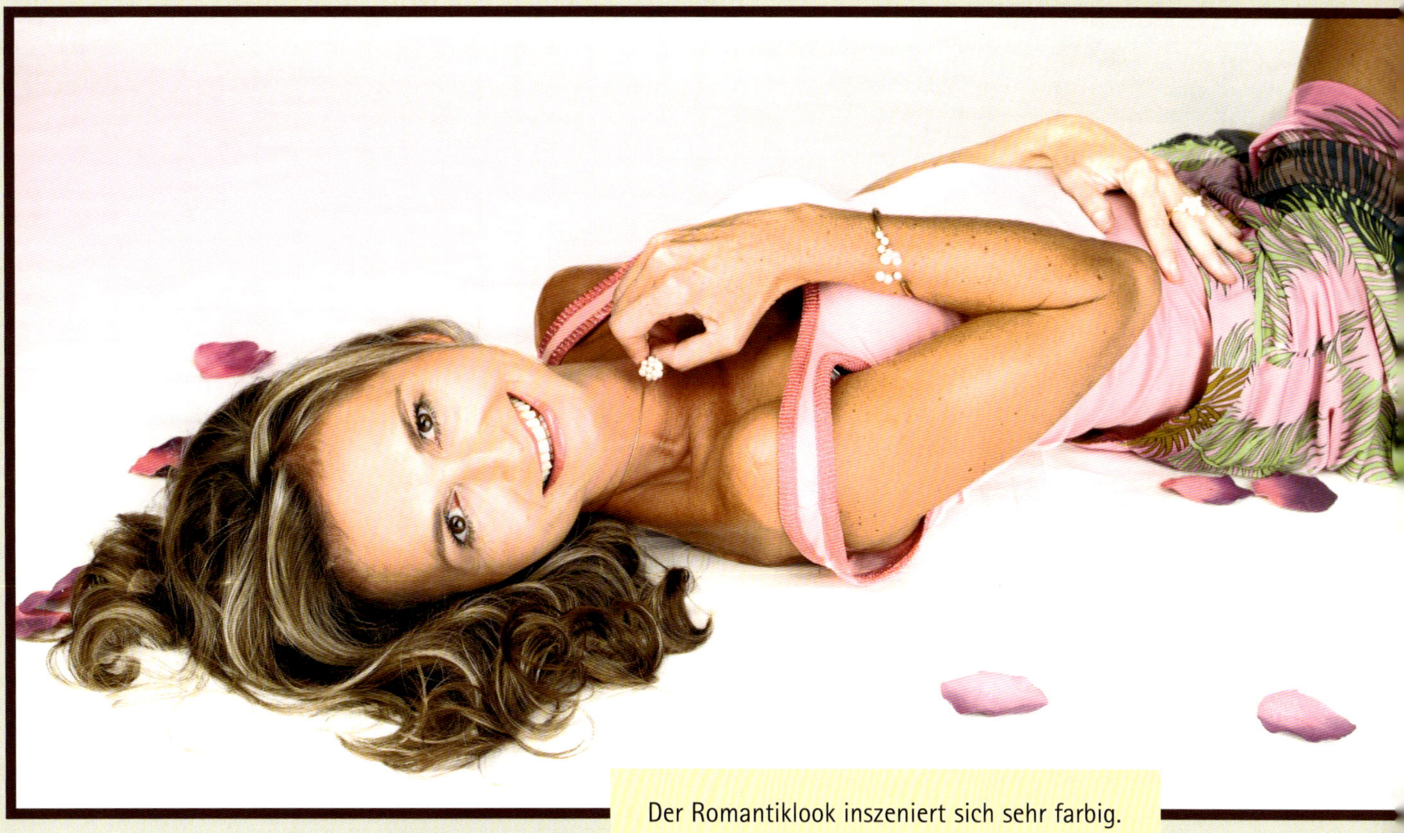

Der Romantiklook inszeniert sich sehr farbig. Haben Sie Mut zu Blumen, Streifen und zur Phantasie!

Unsere Tipps für den romantischen Typ:

- Die neue Romantik ist edel und nicht naiv.
- Dieser Stil sieht am besten aus, wenn er in Maßen und nicht von Kopf bis Fuß getragen wird, da er sonst schnell kitschig oder süßlich wirkt und Ihnen die Kompetenz nimmt.
- Stellen Sie ein sachliches Kleidungsstück in den Mittelpunkt, z.B. einen Blazer oder einen Bleistiftrock, und setzen Sie Akzente durch verspielte Details wie eine Spitzenbluse oder einen Schleifengürtel.
- Romantische Rüschen, die feengleich wirken, passen am besten zu zierlichen Frauen – toll in Weiß, Creme oder Pudertönen!
- Wenn Sie ein sehr verspieltes Kleid tragen, fönen Sie Ihr Haar möglichst glatt. Locken wären hier zuviel der Spielerei und lassen Sie schnell püppchenhaft wirken.

Der klassische Typ

Sie sind stark und selbstbewusst. Sie haben ein Händchen für Eleganz. Andere Frauen bewundern Ihre Stilsicherheit. Sie legen Wert auf eine gepflegte Erscheinung und eine gute Körperhaltung, tragen klassischen Schmuck und lieben Ihre Uhr. Sie haben meistens manikürte Hände und tragen gern Seidenstrumpfhosen, auch Jeans, aber bevorzugt gerade geschnitten und in Dunkelblau.
Ihr Zugeständnis an die Mode zeigen Sie bevorzugt an Ihren Schuhen und an Ihren Handtaschen.
Stimmt's? Dann sind Sie mit ziemlicher Sicherheit ein klassischer Typ.

Der klassische Typ wird auch der **3-K-Typ** genannt:

Kühl – klassisch – kompetent oder auch **Klar – klassisch – kostbar.**

Der klassische Stil die zeitloseste aller Stilarten. Er kommt nie aus der Mode und lässt sich perfekt mit jeder anderen Stilart kombinieren (classic feeling).

Achtung: Klassisch heißt nicht bieder und auch nicht konservativ!

Ein klassischer Typ kann konservative (formelle) Kleidung bevorzugen, muss aber nicht. Auffällige Kennzeichen sind dagegen minimalistische Schnitte, klare Linien und raffinierte Details wie z.B. Accessoires. Auch eine gute Körperhaltung und ein Hang zur Perfektion zeichnen den klassischen Typ aus.
Häufig verbindet man mit dem klassischen Stil auch legere Sportlichkeit, z.B. bei einem taillierten Blazer, kombiniert mit einer Dandy-Bluse und Jeans.

Unsere Tipps für den klassischen Typ:

- **Klassik muss nicht langweilig aussehen: Kombinieren Sie zur edlen Klassik ein ausgefallenes, modisches Teil, z.B. eine tolle Bluse!**
- **Achten Sie immer auf die richtigen Farbkombinationen und Accessoires. Erst dann kommt der klassische Stil zur Vollendung.**
- **Setzen Sie auf echte Qualität, die sich sowohl in edlen Materialien als auch in gekonnten Schnitten zeigt.**
- **Wenn Sie gern Muster tragen, dann im Büro nur ein gemustertes Teil. Ihr restliches Outfit sollte uni sein und mit den Farben des Musters korrespondieren. Beachten Sie: Muster ziehen Blicke an, Unifarben blenden aus (s. auch STEP 3: Ihr Körperbau, »Was macht größer/schlanker?«)!**
- **Tragen Sie auch mal verschiedene Materialien, z.B. Baumwolle mit Chiffon, Schurwolle mit Feincord oder Kaschmir mit Jeans. Das macht Sie frisch und sieht nicht so streng aus.**

Ihr Stil

Ihre Basisfarben und Ihre Neutralfarben aus edlen Materialien geben den Ton an: Grau, Grau-Braun, Blau, Schwarz, Camel, Beige und Braun, kombiniert mit Pastells.

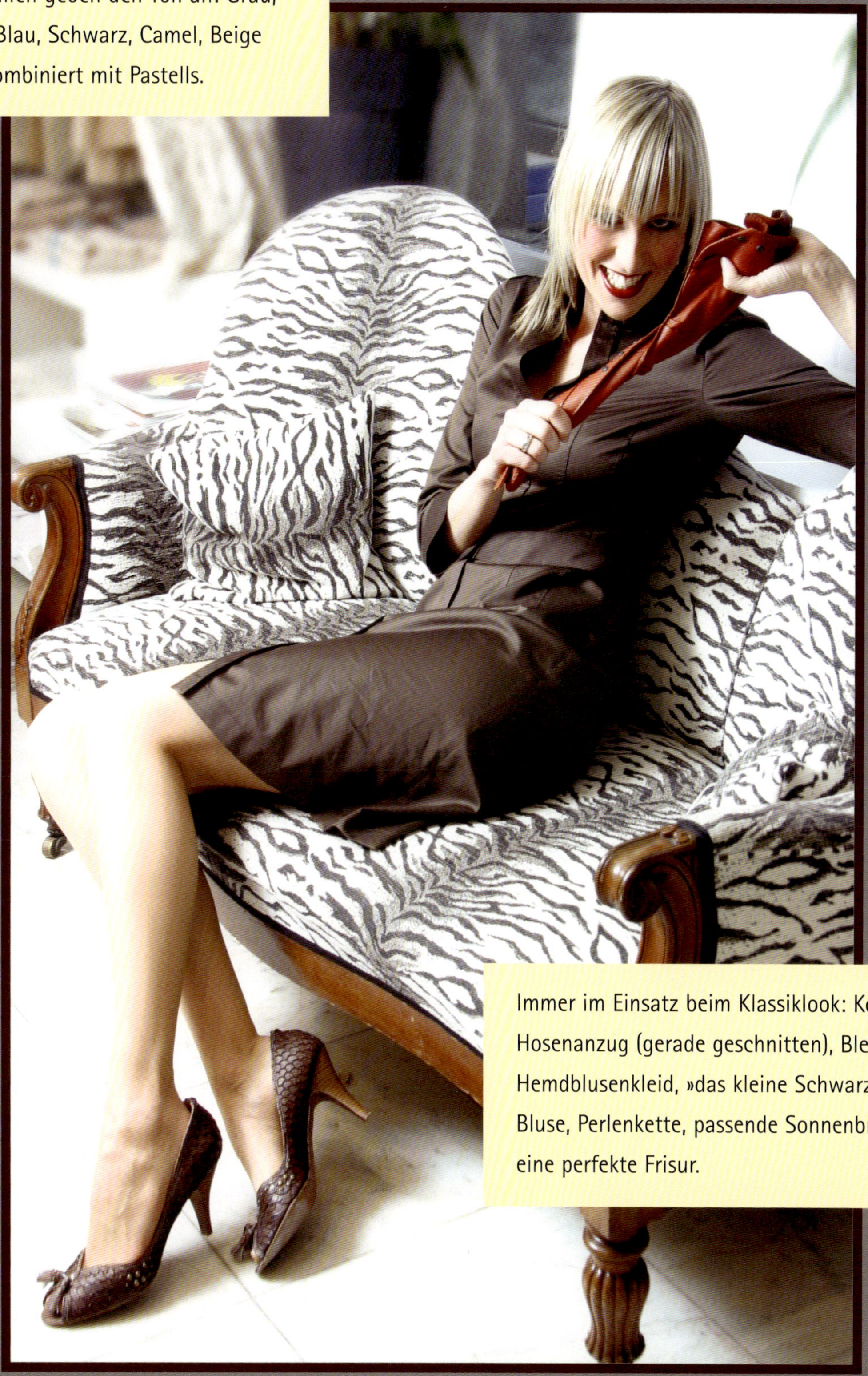

Immer im Einsatz beim Klassiklook: Kostüm, Hosenanzug (gerade geschnitten), Bleistiftrock, Hemdblusenkleid, »das kleine Schwarze«, weiße Bluse, Perlenkette, passende Sonnenbrille und eine perfekte Frisur.

Setzen Sie tagsüber Kostüm oder Hosenanzug in den Mittelpunkt und stimmen Sie Ihre Accessoires darauf ab (bitte nur ein Teil). Mit wenigen Tricks verwandeln Sie Ihren Look abends zum Abendoutfit: z.B. auffällige Strass-Brosche am Revers, Pumps oder hohe Stiefeletten, Clutchbag. Auch ein dunkles Etui-Kleid mit einer Stoffblüte als Hingucker kommt abends toll zur Geltung!

Der bekannteste Vertreter der klassischen Form ist der **Business-Look**:
Er wirkt immer seriös, kompetent und zielstrebig – das ideale Outfit für den Erfolg.

Dress for Success: Ihr perfektes Business-Outfit

Sie können über berufliche Kenntnisse und Fertigkeiten verfügen, soviel Sie wollen: Wenn Ihre Ausstrahlung und Ihr äußeres Erscheinungsbild Ihr Gegenüber nicht überzeugen, haben Sie schlechtere Karten als eine gut gekleidete Mitbewerberin!
Die ersten sieben Sekunden entscheiden, ob zwei Menschen miteinander in Beziehung treten können. Alter, Geschlecht und Attraktivität sind dabei die Kriterien, aus denen der erste Eindruck entsteht – den wir bekanntlich nicht wieder korrigieren können.

So sehr innere Werte zählen: Gepflegte, gutaussehende Menschen wirken kompetenter, vertrauenswürdiger und leistungsfähiger. Machen Sie sich diese Tatsache zunutze und spielen Sie damit, wenn Sie Ihr nächstes, wichtiges Gespräch vor sich haben!
An dieser Stelle ist es uns ein echtes Anliegen, folgende Beobachtung mit Ihnen zu teilen:

Gerade in beratenden Berufen (Banken, Versicherungen etc.) ist zu beobachten, dass die männlichen Kollegen immer korrekt in Anzug und Kombinationen gekleidet sind, während die weiblichen Mitarbeiterinnen häufig »zu casual« (zu viel Strick und Jeans oder sportive Blusen) auftreten.
Sie minimieren dadurch sofort Ihre Kompetenz!

Unser besonderer Tipp an Sie, meine Damen:
Kleiden Sie sich in Ihrem Job professionell – und Sie werden auch so wahrgenommen und geschätzt!

Business-Outfit

- Ideal im Business sind knielange Bleistift- oder A-Linien-Röcke.
- Die beliebtesten Farben im Business sind die Grautöne, direkt gefolgt von Blau, Schwarz, Beige, Camel, Braun, Petrolgrün, Weiß- und Cremetönen. Ton in Ton wirkt Ihr Outfit am professionellsten.
- Absolute Tabus: Miniröcke, verwaschene Jeans, zu viel Jeans, Lederoutfit, Flip Flops, Turnschuhe/Sportschuhe, tiefer Ausschnitt, Netzstrümpfe, ärmellose Tops, Parfumschwaden, starkes Make-up, bunte Fingernägel
- Wenn Sie einen wichtigen Tag vor sich haben, ziehen Sie sich besonders chic an und schminken und frisieren Sie sich perfekt. Sie ziehen positive Dinge dann wie magisch an und lassen alles Negative deutlich leichter von sich abprallen!

Auch im Business ist Rot die selbstbewussteste Farbe. Z.B. ein dreiteiliger Nadelstreifenanzug (Jacke, Weste, Hose) in Rot bringt Farbe, wirkt aber trotzdem seriös und vor allem selbstbewusst. Selbstverständlich kann dieser Anzug auch, anstelle der Weste, mit Blusen kombiniert werden.

Was gehört in den Business-Kleiderschrank?

Die moderne, berufstätige Frau mag gehobene Styles mit klaren Linien, die nicht zu trendy, aber auch auf keinen Fall langweilig sind. Business-Kleidung ist professionell und bequem. Sie ist feminin und chic, gleichzeitig seriös, vertrauenswürdig und verlässlich.

Ihre Business-Garderobe sollte aus Teilen bestehen, die Sie miteinander kombinieren können:

- Hosenanzug, klassisch oder sportiv (Gürtel, aufgesetzte Taschen)
- Kostüm, ebenfalls klassisch oder sportiv
- Hose und Rock, kombiniert mit Bluse oder Twin-Set
- Hemdblusenkleid
- Pullover aus edlen Materialien und klassische Strickjacke
- Jacke (korrekt angezogen sind Sie immer mit entsprechender Jacke!)
- Accessoires (modische Schuhe, schönes Tuch, auch an der Handtasche getragen)
- großformatige Handtasche, auch: Laptop-Tasche

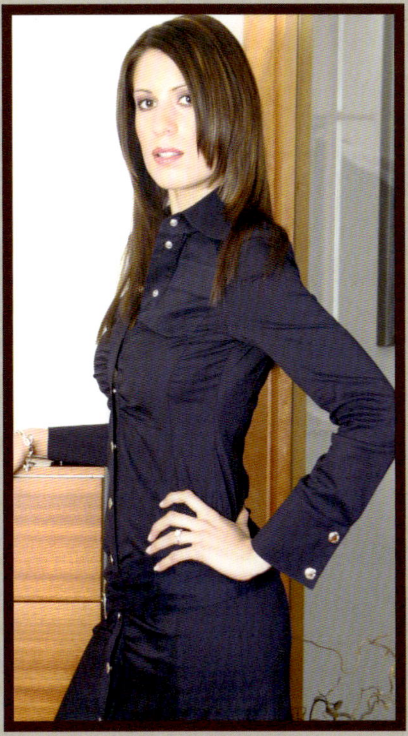

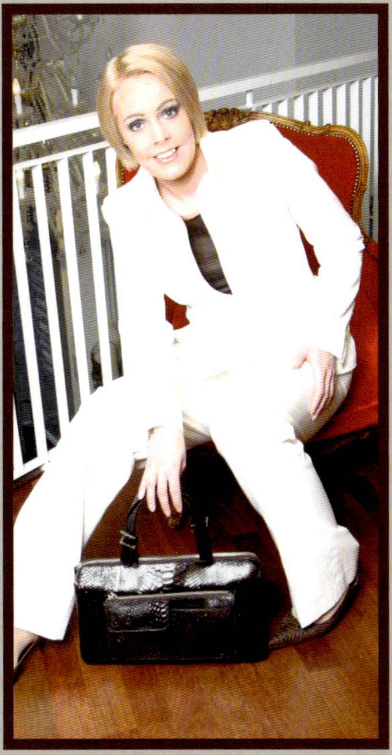

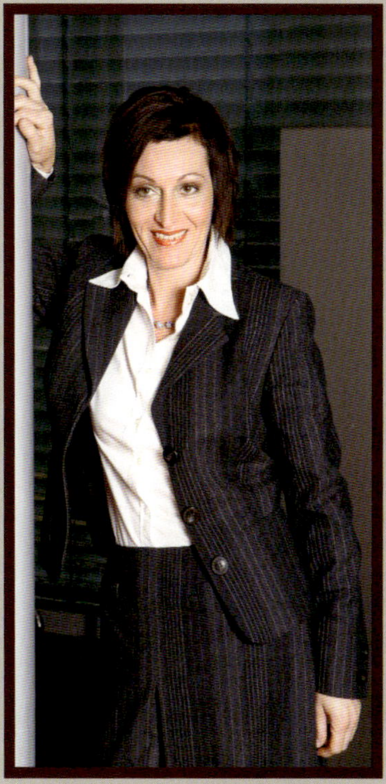

Der knabenhafte oder puristische Stil

Sie sind eine starke Persönlichkeit und wissen genau, was Sie wollen. Sie haben ein Bedürfnis nach Schlichtheit, Klarheit und Beschränkung. Sie sind Ästhetin und beschäftigen sich ausgiebig mit Ihrem Aussehen, manchmal mit dem Hang zur Perfektion. »Weniger ist mehr« ist Ihr Motto und »Klasse statt Masse«. Auf Muster und Opulenz können Sie getrost verzichten.

Kein Stil beherrscht die Kunst der Zurückhaltung so wie der puristische Stil.
Gleichzeitig besticht er durch unverwechselbare Eigenschaften:
Er ist anmutig und sachlich, streng, maskulin, schnörkellos und minimalistisch und dabei strahlend, klar, modemutig und frech. Schlichtheit und Glamour vereinen sich hier in einer einzigartigen Kombination und genau das macht Sie als Vertreterin dieses Stils so interessant!

Jil Sander und Giorgio Armani waren die Vorreiter dieses reduzierten Looks, der sich durch klare, gerade Schnitte in Noncolours (Schwarz, Weiß, Natur) auszeichnet, die mit frechen Details kombiniert werden. Auch Calvin Klein und Ann Taylor beherrschen die Kunst des Weglassens perfekt. Typisch ist hierbei auch die Vorliebe für den sogenannten »Garcon-Stil« und den Asia-Look, bei dem Rot und Schwarz den Ton angeben.

Unsere Tipps für den puristischen Stil:

- **Der puristische Stil wirkt am schönsten in der Kombination von strenger Männlichkeit und schmückender Weiblichkeit: z.B. Rolli mit geschlitztem Rock und High Heels, maskuliner Hosenanzug mit Rüschenbluse.**
- **Auch grobe Stoffarten, wie z.B. Tweed, wirken in ihrer Maskulinität interessanter, wenn Sie einen verspielten Kontrast dazu setzen, z.B. eine Chiffonbluse.**
- **Besonders wirkungsvoll sind Mäntel und Kleider im puristischen Stil.
Sie bringen Glamour in Ihren Alltag!**
- **Probieren Sie auch mal Krawatten!**
- **Setzen Sie ein optisches Highlight!**

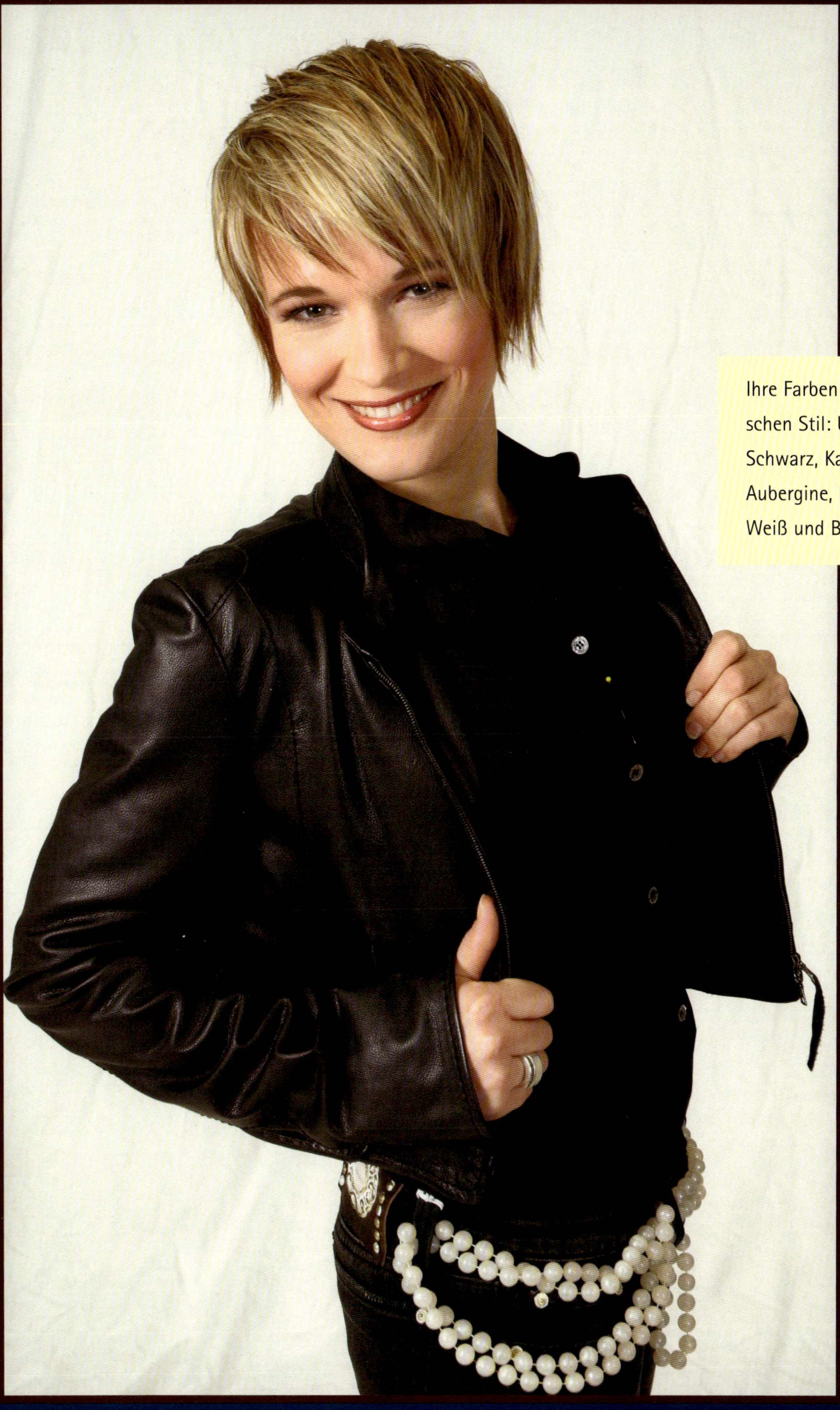

Ihre Farben im puristischen Stil: Unifarben, Schwarz, Kaffeebraun, Aubergine, Nachtblau, Weiß und Beige.

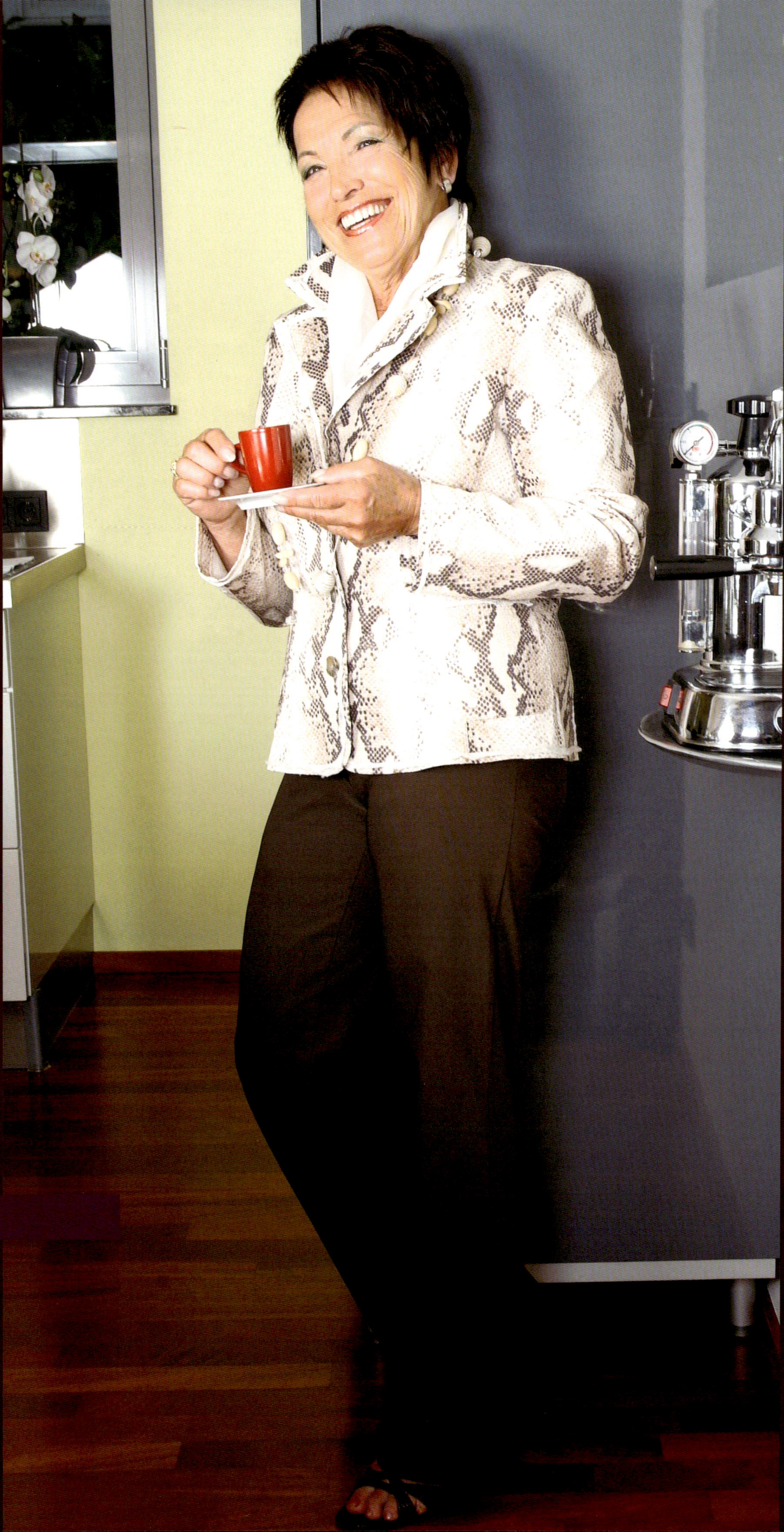

»Schlecht gekleidet« sind Menschen, die ein mangelndes Gespür für Farben, Muster und Stile haben (z.B. zu viele oder die falschen davon tragen), aber auch Menschen, die übertrieben perfekt sein wollen und dadurch eher steif wirken. Schulen Sie Ihr Empfinden und Ihr Gefühl für das »Wie viel wovon?«!

Haben Sie sich wieder gefunden oder frische Impulse für einen neuen Auftritt entdeckt? Prima, dann sind Sie bereit für den nächsten STEP, Ihre Basisgarderobe!

Eines ist uns an dieser Stelle noch wichtig:

Guter Stil endet nicht bei der Kleidung. Guter Stil ist ein Prozess aus vielen Einzelschritten. Ein Mosaik, das mit all seinen verschiedenen Bausteinen Ihren Gesamteindruck bildet:

- Ihre Persönlichkeit
- Ihr Auftreten
- Ihre Haltung und die Art, wie Sie sich bewegen
- Ihre Gestik und Mimik
- Ihre Sprache und Stimme
- Ihre Proportionen
- Ihre Idealfrisur und Idealhaarfarbe
- Ihr Make-up
- Ihr Parfum
- Ihre Accessoires
- Ihre Schuhe
- Nicht zu vergessen: Ihr Beruf, Ihre Hobbys, Ihre Stimmung und aktuelle Modetrends!

Widmen Sie sich Schritt für Schritt jedem einzelnen dieser Punkte und entwickeln Sie so ein stimmiges, einzigartiges Bild von sich selbst – innen wie außen. Stärken Sie dabei gleichzeitig die wichtigste Komponente, ohne die alle anderen Punkte nur leere Hülsen bleiben: **Ihr Selbstwertgefühl.**

Ihr Selbstwertgefühl ist eine Kraft, die nichts mit äußerer Schönheit zu tun hat und die Ihnen niemand geben kann, außer Sie sich selbst. Eine Kraft, die Ihnen das Gefühl für Ihren Wert in der Welt gibt – dem Sie mit Ihrem persönlichen Stil nur noch authentischen Ausdruck verleihen!

Unsere Tipps

- In jeder Frau stecken mehrere Stiltypen – das ist gut und gewollt. Doch: Niemand kann alles gleich toll tragen! Konzentrieren Sie sich daher auf 1–2 Ihrer bevorzugten Stile und bauen Sie Ihre Basisgarderobe in erster Linie auf ihnen auf.

- Ihre Individualität ist der Schlüssel: Finden Sie die Stile, mit denen Sie sich identifizieren und die Ihnen die Chance bieten, sich von anderen zu unterscheiden und »besonders« auszusehen.

- Wenn Sie auf den voherigen Seiten Ihren Stil gefunden haben, nutzen Sie ihn als »Wegweiser« für Ihre Basisgarderobe (siehe auch STEP 5) und probieren Sie von Zeit zu Zeit etwas Neues!

- Ihren eigenen Stil zu finden liegt in der Qualität der Aufmerksamkeit, die Sie sich selbst und Ihren Mitmenschen entgegenbringen.

- Betreiben Sie »Augen-Bildung«: Studieren Sie Modemagazine, Kataloge, Schaufenster etc. und schulen Sie Ihr Auge, indem Sie die Stylings immer von Kopf bis Fuß, inklusive der Accessoires, betrachten.

- Kaufen Sie nur Qualität und laufen Sie niemals einem Trend hinterher. Bleiben Sie lieber konsequent bei Ihrem Stil und bereichern Sie Ihre Garderobe nur von Zeit zu Zeit mit Einzelteilen aus der aktuellen Mode als schmückendes Dekor!

- Bauen Sie Ihr Outfit auf einem Teil auf, das Sie lieben, z.B. Ihrer Jacke oder Ihren Schuhen. Unsere Erfahrung zeigt, dass sich dann oft der Rest wie von selbst ergibt.

- Und: Legen Sie die Messlatte nicht zu hoch. Ihr Stil muss für Sie machbar sein.

- Stile zu mixen ist die Kunst der Mode und muss wohl bedacht sein. Versuchen Sie lieber, Ihre eigenen Freiheiten innerhalb der gängigen Stile zu entwickeln, statt die ganz großen Sprünge zu machen!

- Wenn, dann mixen Sie in Maßen, heißt: entweder verschiedene Stile oder verschiedene Farben. Alles auf einmal ist unelegant. Für den Mix oder den »Lagenlook« gelten außerdem folgende Regeln: Kleine Teile über große. Kurz über lang. Grobe Teile über feine.

- Bleiben Sie in Ihrer Basisausstattung (Jacken, Mäntel, Kostüme, Hosenanzüge) Ihrem bevorzugten Stil treu – dann haben Sie die meisten Kombinationsmöglichkeiten.

- Achten Sie aber immer darauf, dass Sie, falls Sie bereits einen Fokus in eine bestimmte Stilrichtung haben, diesen nicht noch mehr verstärken. Sie könnten sonst leicht noch kühler (klassisch), noch legerer (natürlich), noch dramatischer (stylisch), noch verspielter (romantisch) oder noch maskuliner (knabenhaft) wirken.

- Der Pep kommt durch Kontraste: z.B. dunkles Kostüm oder Hosenanzug kombiniert mit Romantik-Bluse oder Häkeltop, Damen-Smoking mit verspieltem Spitzentop, klassisches Kostüm, galatauglich gemacht mit Pelzstola und viel Strass.

- Tragen Sie Markennamen nicht zu offenherzig, sondern besser innen oder sehr zurückhaltend nach dem Motto: »Zeitlos statt Status«.

- Stilsichere Menschen lieben Understatement: Sie stylen sich nicht – sie haben Stil, ganz ohne »laute« Modetöne.

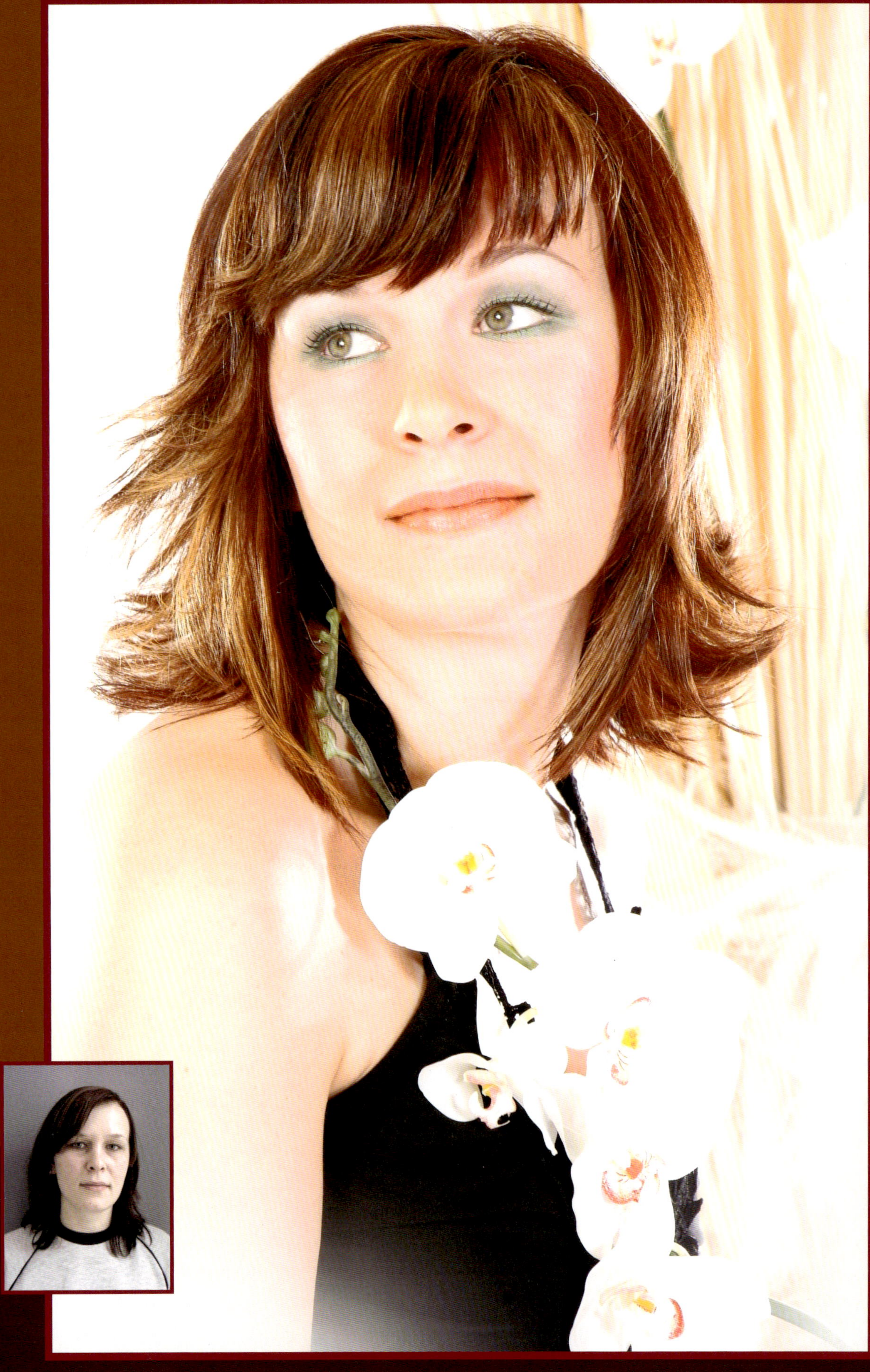

feminin, stilvoll, chic

STEP 5

Ihre Basisgarderobe

Das Geheimnis Ihrer Basisgarderobe

Zweimal jährlich präsentieren uns die Laufstege von Paris, New York, Mailand und Berlin die neuesten Modetrends. Aber wie viel davon ist für uns wirklich tragbar? Und heißt das, dass wir uns in jeder Saison eine neue Kollektion zulegen müssen? Nein! Das ist viel zu teuer und im Zeitrahmen einer modernen, berufstätigen Frau überhaupt nicht zu realisieren! Farb- und stilsichere Frauen (und dazu gehören Sie ja jetzt auch) wissen genau, was ihnen steht, was sie im Kleiderschrank ergänzen müssen und was sie auf keinen Fall kaufen.

Sie halten sich an einen genauen Plan, ihren **Kleiderschrank-Check**, den wir Ihnen in diesem STEP vorstellen. Er ist Ihre Bestätigung, was Sie schon alles haben und was noch fehlt. Mit ihm sind Sie modisch auf dem Laufenden und bei jeder Gelegenheit gut gekleidet.

»Ich hab nix anzuziehen!« – diesen Satz werden Sie sich nie mehr sagen hören!

Damit Sie genau wissen, worin sich jedes Teil auszeichnet und was Sie beim Kauf beachten müssen, finden Sie auf den folgenden Seiten die wichtigsten Stücke noch einmal im Detail.

Hier ist er, Ihr persönlicher Check-up für Ihren Kleiderschrank:

- 2 Blazer (ein klassischer Nadelstreifen und ein modischer)
- 1–2 Kostüme (ideal in verschiedenen Stilen)
- 1–2 Hosenanzüge (ideal auch zum Kombinieren)
- je 1 Mantel für Frühling/Sommer und Herbst/Winter
- 2 Kleider (z.B. das »kleine Schwarze«), Röcke (z.B. Bleistiftrock)
- Hosen (Jeans, schmale Zigarettenform, dunkle und weiße/helle Hose)
- 1 Strickjacke oder Twin-Set
- Sportpullover
- Hemden oder Blusen (mindestens 1 in Weiß oder Creme)
- Shirts, Bodys, Polos
- Dessous
- Strümpfe (hautfarben und schwarz)
- Schuhe (hell und dunkel, klassische Pumps, flacher Sportiver)
- Tücher, Schals (Dauerbrenner: Seidentuch und Pashmina-Schal)
- Gürtel (elegant und sportiv)
- Schmuck
- 3 Handtaschen (Shopper, Business- und Abendtasche)
- Brillen (Farbtyp berücksichtigen!)
- Hüte und Handschuhe

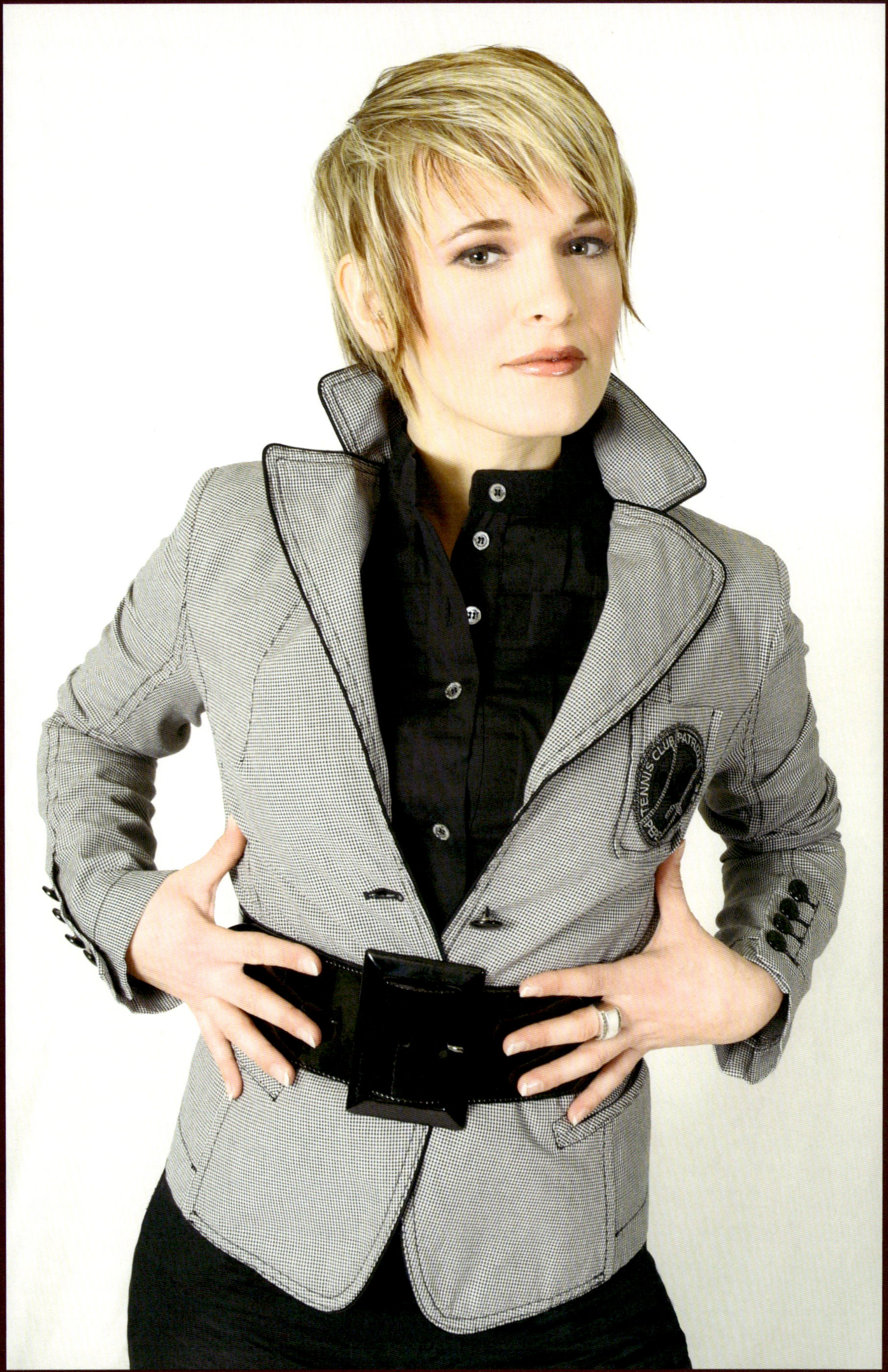

Der Blazer: Wunderwaffe für jede Gelegenheit

Der Blazer ist das klassischste aller Kleidungsstücke, kaschiert und formt zugleich und drängt sich nie in den Vordergrund. Er ist frei von den gängigen Trends, da er Mode und Pep anderen überlässt: den Accessoires wie Ihren Schuhen, Ihrer Handtasche, schönen Broschen, Gürteln, Tüchern, Blumen etc. Seine Wirkung entfaltet er auf ganz verschiedene Weise: lässig zur Jeans, seriös und sachlich zum knieumspielenden Rock oder zur Bügelfaltenhose, rassig zum Mini oder Body.

Unsere Tipps für den Blazer:

- Achten Sie beim Kauf auf folgende Punkte:
  Die Schulternaht muss mit der Schulter abschließen. Das Revers muss anliegen. Wenn es absteht, ist die Jacke zu klein. Die Knöpfe dürfen nicht spannen, wenn der Blazer geschlossen ist. Der Saum des Blazers sollte den Körper nicht berühren. (Strecktest: Arme strecken – kein Spannen über dem Rücken!)
- Der Schnitt und die Länge muss zu Ihrem Körperbau passen (siehe Jackenlängen). Taillenbetonung beachten! Machen Sie den Knittertest: Der Stoff muss sich nach einem festen Griff wieder glätten.
- Prüfen Sie, ob Ihre schon vorhandenen Blazer in Passform und Länge Ihrem Körperbau entsprechen und lassen Sie sie ggfs. beim Schneider ändern. Oft lohnt schon die kleinste Änderung – Blazer sind Ihre zweite Haut!
- Ist der Blazer schon durch Schnitt und Struktur ein Eyecatcher, dann tragen Sie Schmuck lieber reduziert.
- Achtung: Blazer kombiniert mit Sweater ist Freizeitlook und hat im Business nichts zu suchen!

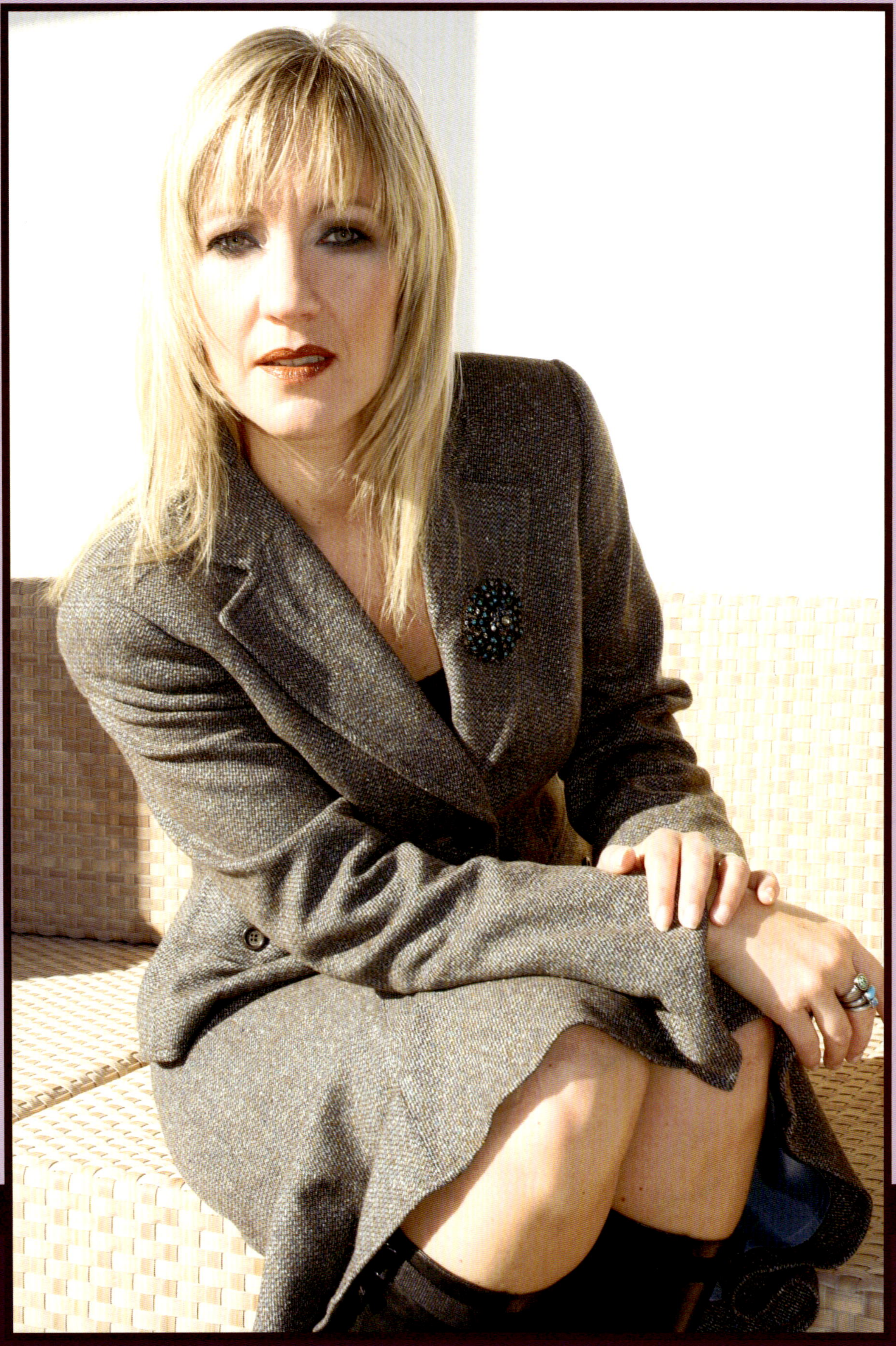

Die optimalen Begleiter zu Ihrem Kostüm:

- Bluse
- Body
- Häkeltop mit Pailletten
- Romantikbluse
- Lurexpulli
- Glitzertop
- Organzaschal
- Dunkle Strümpfe und hohe Pumps
- Creolen mit Diamantsplittern
- Armband mit Kristallen
- Solitärring
- Paillettentäschchen

Das Kostüm: zuverlässig in jeder Lebenslage

Elegant, feminin und heute so aktuell wie vor Jahrzehnten erklärt es Sie zur Meisterin des guten Geschmacks. Seine Vielseitigkeit macht es unabkömmlich in jeder Basisgarderobe: Ob tagsüber zum T-Shirt, zum Rolli oder zum Body, die Jacke solo getragen mit Schmuck, abends zum Glitzertop oder zur verspielten Bluse... kein Kleidungsstück lässt sich so vielseitig kombinieren und zerlegen.

Eleganz und Wertigkeit im Material sind das A und O für Ihr Kostüm:
z.B. Schurwolle, Kaschmir, Seide oder Leinen. Mit Synthetics gemischt sind diese Stoffe tragbarer und pflegeleichter.

Ihr Büro-Outfit:
Dezenter Mini mit Jacke als Kostüm (Voraussetzung: schlanke, trainierte Beine) ist kein Tabu, wenn er klassisch mit Hemdbluse, blickdichten Nylons und flachen Schuhen oder Stiefeln/Stiefeletten getragen wird. Ihre weibliche Kompetenz soll herausgestellt und nicht versteckt werden.

Unsere Tipps:

- Tragen Sie Ihr Kostüm auch mal ohne Bluse darunter:
  Eine schöne Kette oder ein tolles Tuch stattdessen wirken edel und elegant!
- Achten Sie immer darauf, dass Ihre Strümpfe farblich zu Rock und Pumps passen.
- Und: Tragen Sie, Ihrem Alter entsprechend, die Rocklänge, bei der Ihre Beine am schönsten zur Geltung kommen.

Der Hosenanzug:

Ihre Visitenkarte im Job

Marlene Dietrich wagte es als Erste, öffentlich im Hosenanzug zu posieren. Doch es dauerte noch eine ganze Weile, bis er schließlich in den 70er Jahren standesgemäß wurde. Heute steht der Hosenanzug für Karriere und Weiblichkeit und ist, wie das Kostüm, das Basisteil schlechthin. Mit einem Hosenanzug, der klassisch und feminin (bei Bedarf auch glamourös) ist, sind Sie für alle Gelegenheiten gerüstet:
Geschäftsessen, Meetings, Vorstellungsgespräche, Theaterbesuche wie private Feiern.

Entscheidend sind, wie beim Kostüm, die hohe Stoffqualität sowie Passform und Schnitt!

Ihr Büro-Outfit:
Kombinieren Sie schöne Blusen, schmale V-Pullis oder edle T-Shirts zum Hosenanzug, das bringt frischen Wind ins Büro!

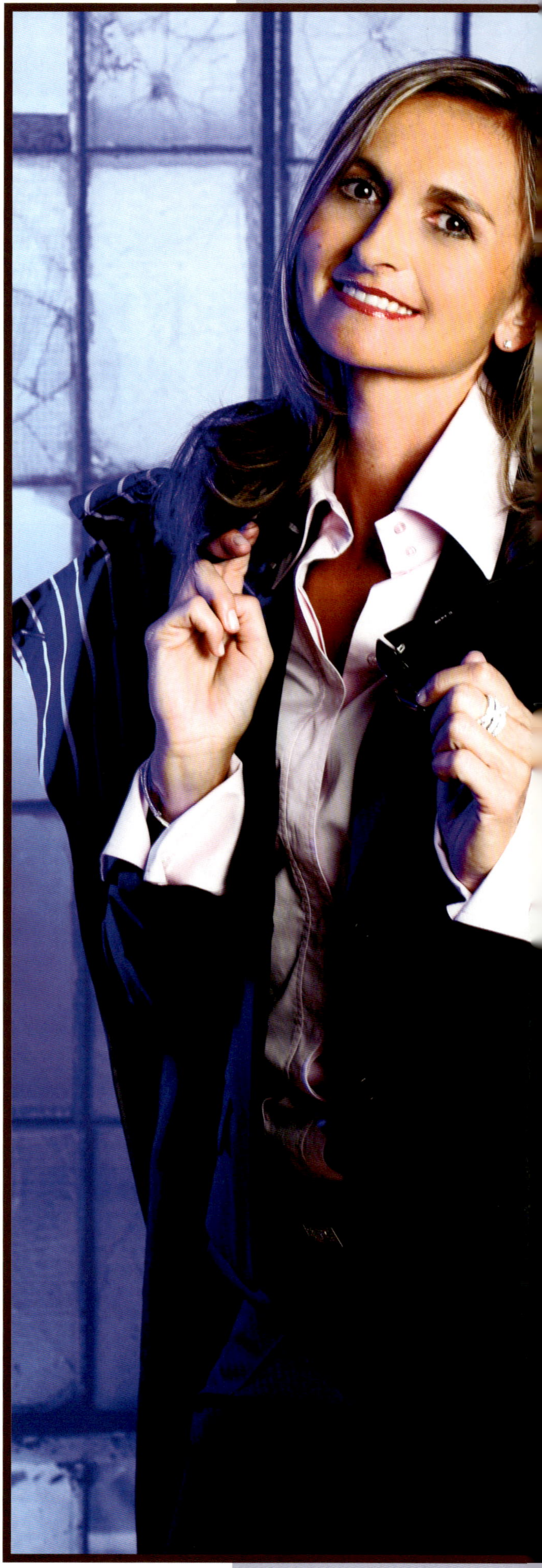

Unsere Tipps für den Hosenanzug:

- Kaufen Sie keine kastigen Herrenschnitte. Der klassische Hosenanzug sollte schmal geschnitten sein und leicht tailliert.
- Dunkle Töne sind die beste Grundlage, um sie mit Ihren Basisfarben zu kombinieren. Pastellfarben zu dunklen Tönen wirken zart feminin. Leuchtende Farben und Muster sind, wie immer, optische Hingucker.
- Peppen Sie Ihren Hosenanzug mit trendigen Ketten, edlen Schuhen (z.B. uni oder zweifarbige Pumps) und Handtaschen auf. Auch raffinierte Details wie modische Knöpfe, Gürtel und Oberteile können einen Klassiker neu definieren.
- Tragen Sie die Hosenbeine lieber etwas länger als zu kurz. Mit einem höheren Schuh dazu wirken Sie automatisch schlanker.
- Legere Anzüge lassen sich sehr gut kombinieren: z.B. mit einer Jeans, die die Anzugjacke verjüngt, mit einer Lederhose oder einem Leder-Blazer!
- Spannend wirken Hosenanzüge oder Kostüme, die mit Hose oder Rock in etwa gleicher Farbe und anderer Struktur kombiniert werden!
- Schöne Akzente zum Hosenanzug setzen Blusen mit Manschetten.
- Einen Dreiteiler (Jacke, Hose/Rock und passende Weste) können Sie, statt mit Bluse, auch mit einem dekorativen Schal kombinieren. Besonders chic, wenn er als Schalkragen eingesteckt wird!
- Sehr sexy für abends: Ein dunkler Spitzen-BH unterm Blazer, dazu hohe, spitze Schuhe und eine schmale Handtasche.
- Statt großer Robe zum Gala-Abend ist auch der Damen-Smoking absolut »in«, der sog. »große Schwarze«.
- Gerade Schultern und eine starke Taillierung geben Ihnen Power und Sexiness zugleich!

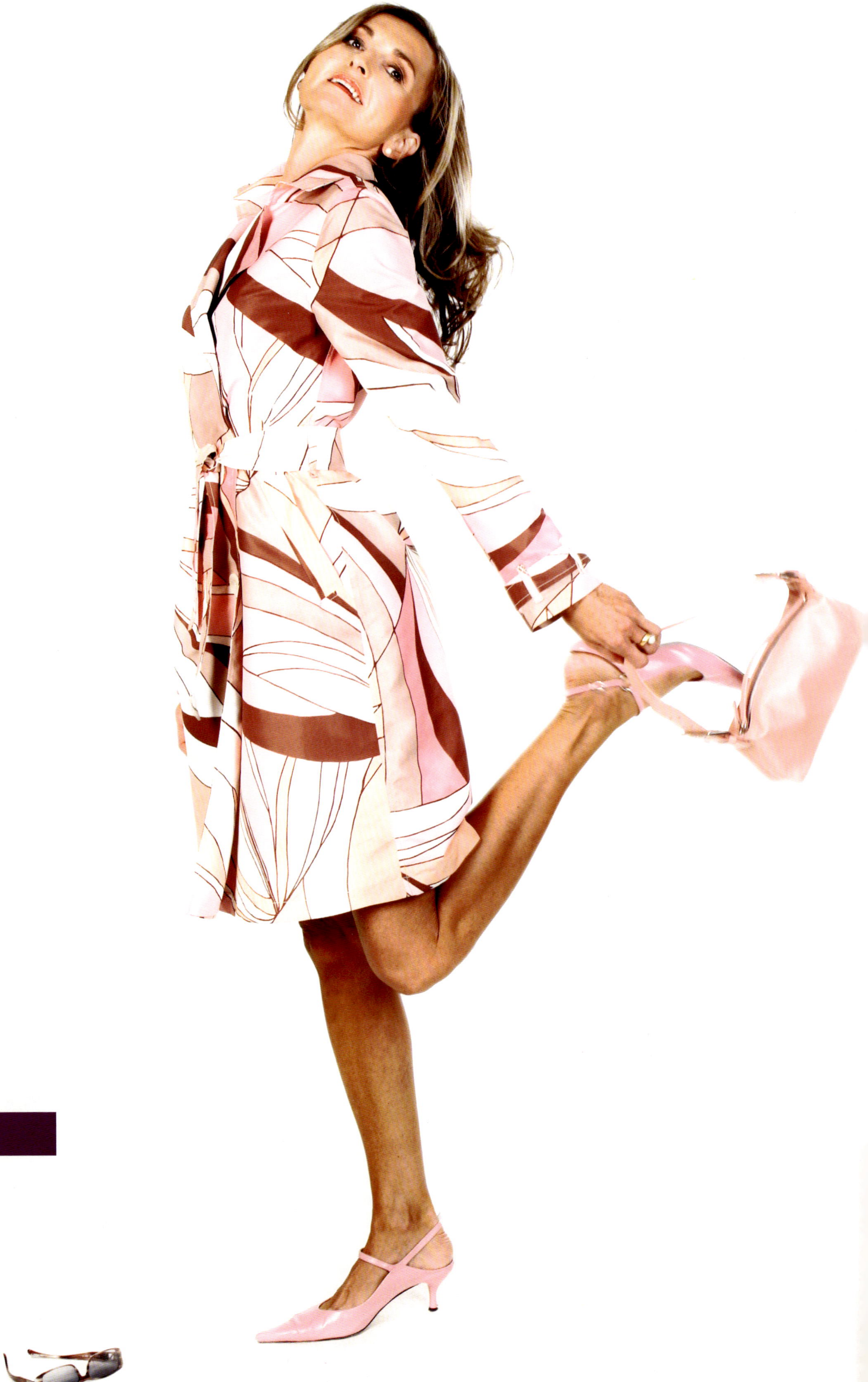

Die idealen Farben für Ihren Mantel

Am langlebigsten ist Ihr Mantel in den klassischen Farben: Für warme *und* kühle Farbtypen z.B. in Wollweiß, Sand, Graubraun, Anthrazit und Dunkelblau. Für den warmen Farbtyp auch in Camel und Braun und für den kühlen Farbtyp auch in Grau oder Schwarz. Selbstverständlich kann Ihr Mantel auch ein peppiger Hingucker sein.

Der Mantel: Hauptrolle mit Starbesetzung

Ein schicker Mantel ist der erste Eindruck, den Sie machen, sozusagen Ihr »modischer Fingerabdruck«: Er hat die Aufmerksamkeit, wenn wir unser Gegenüber begrüßen, und wenn wir uns voneinander verabschieden.

Die elegantesten und chicsten Mäntel werden in Paris und Moskau getragen: sehr feminin, taillenbetont, von kurz bis lang. Mit Pelzbesätzen wärmen sie ihre Trägerinnen filmreif.

Ein dunkler Mantel in Ihrer Basisfarbe ist ein weiteres unverzichtbares Element in Ihrer Basisgarderobe.

Kennen Sie die verschiedenen Mantel-Arten?

- **Der Trenchcoat**
  Ein echter Evergreen mit »Coolness-Bonus«: Einst für britische Armeeoffiziere entworfen, ist er der zeitloseste aller Mäntel, integriert sich in jeden Stil und passt zu allem, weil ihm die richtige Mischung aus casual und elegant gelingt (Humphrey Bogart, Marlene Dietrich). Schließen Sie ihn nie mit der Schnalle (außer es ist ein dicker Wollmantel), sondern mit einem Knoten. Das macht die Beine lang und die Taille schmal.

- **Der Blazer-Mantel**
  Bei Männern wie Frauen gleichermaßen beliebt, passt er zur Jeans wie zur Abendgarderobe und macht groß und schlank.

- **Der Swinger**
  Auch Slipon (engl.: »schlüpf rein«) genannt. Er ist knielang, glockig schwingend und ideal für kleinere Frauen.

- **Der Duffle-Coat**
  Mit seinen Knebelknöpfen aus Holz oder Leder ein echter Freizeithit, der am besten zu Jeans, sportiven Hosen (z.B. Cord), Pullis und flachen Schuhen oder Stiefeln (Boots) passt.

- **Der Blouson**
  Ist kleidsam, aber trendabhängig und trägt leider auf. Seine Silhouette sollte immer nach unten hin schmal verlaufen.

- **Die Safari-Jacke**
  Damals für die Wildnis erfunden, heute ein Klassiker, der mit sportiven wie klassischen Hosen und Röcken kombiniert werden kann. Die angesagtesten Farben sind:
    - Khaki, Braun (warme Wirkung)
    - Helle Beigetöne (neutrale Wirkung)
    - Weiß und Schwarz (kühle Wirkung)

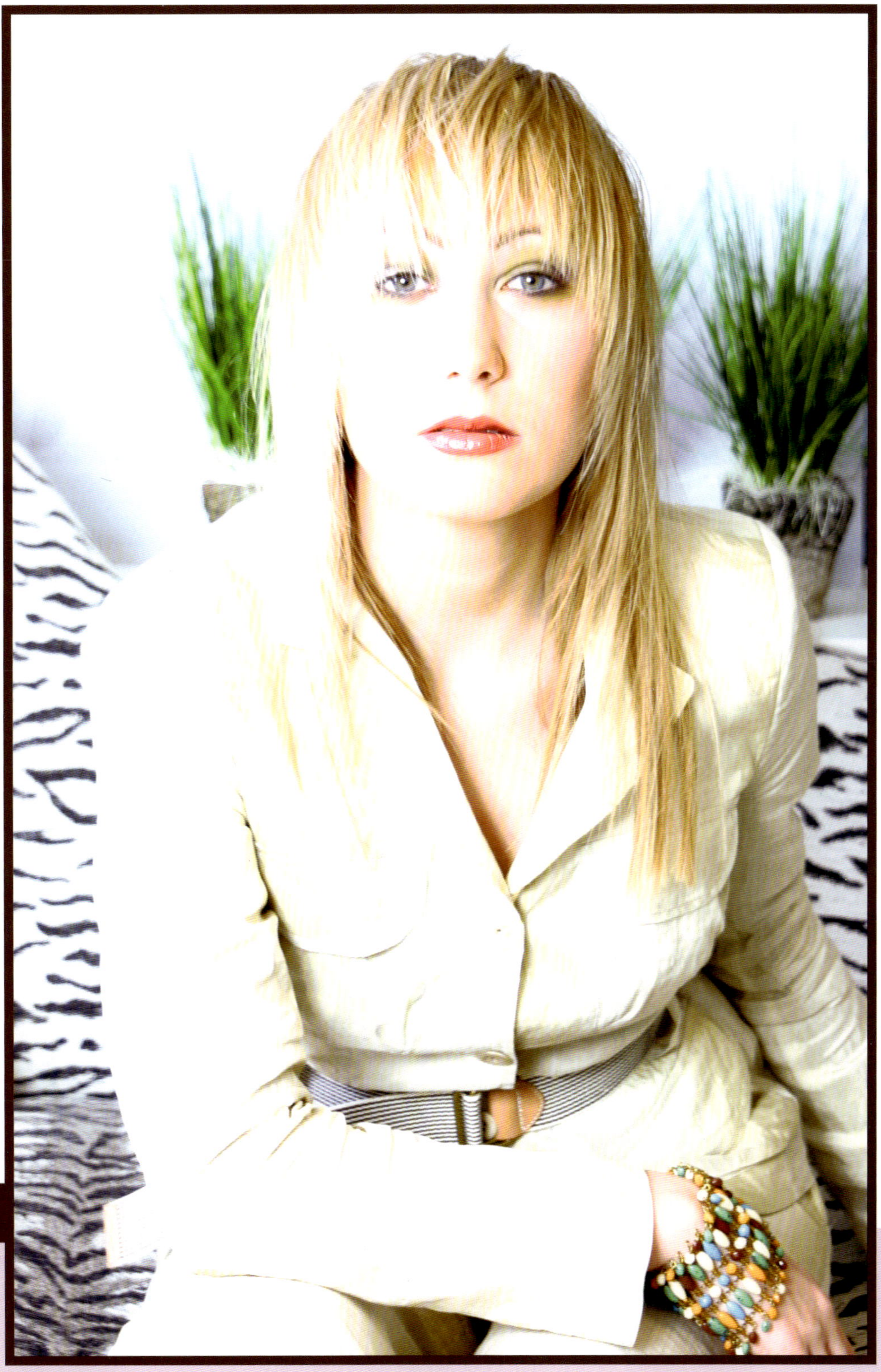

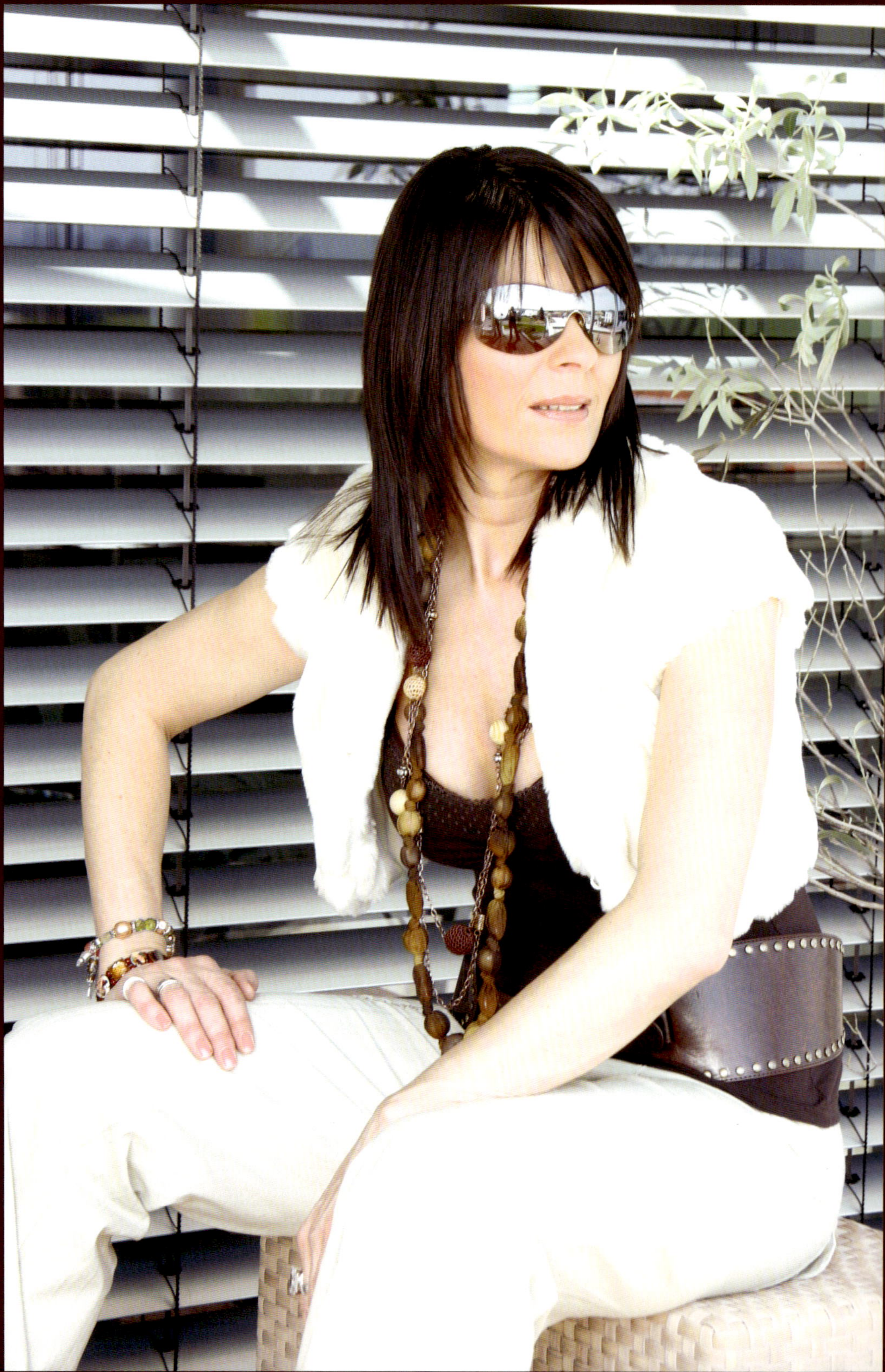

- **Boleros**
  sind knappe Jäckchen mit halbem oder ganzem Arm.

- **Der Kurzmantel**
  Ein Multitalent, das toll zu Hosen und Röcken wirkt. Auch im Business hat er seinen Platz: Er sieht souverän aus und unterstreicht Ihre feminine Klasse, wenn Sie ihn mit Kostüm oder Hosenanzug kombinieren.

- **Die Tweedjacke**
  Eine edle Begleiterin mit Kombinationsgabe. Die klassischste ist die »echte« von Chanel. Sie hält ein Leben lang, hat aber auch einen hohen Preis. Heute gibt es sehr schöne Abwandlungen in bunt oder schwarz/weiß, mit offenen Säumen oder Fransenbesatz. Lässig kombiniert mit Jeans oder einem Cocktailkleid entfalten sie ihre perfekte Wirkung.

- **Capes**
  sind kleinere oder größere Umhänge und ein schöner, modischer Jackenersatz.

Unsere Mantel-Tipps:

- Achten Sie auf genügend Bewegungsfreiheit, damit Sie eine Kostüm- oder Anzugjacke darunter tragen können.
- Kaufen Sie unbedingt Qualität – sie rechnet sich langfristig, denn einen Mantel besitzen Sie über Jahre und er ist immer im Trend.
- Stimmen Sie die Mantellänge auf Ihre Körperproportion ab.
- Grundsätzlich gilt: Röcke und Kleider sollten ca. 5 cm kürzer als der Mantelsaum sein.
- Das Darüber muss stimmen: Zum festlichen Kleid/Anzug keinen sportiven Mantel tragen! Schöner: Kurze Abendjacke, Stola oder langer, gerader Mantel.
- Mäntel mit Taillengürtel wirken sehr weiblich, wenn Sie eine »schöne Mitte« haben.
- Mit einer Knallfarbe stehen Sie im optischen Mittelpunkt. Ein bunter Kurzmantel, z.B. als Regenmantel, signalisiert gute Laune.

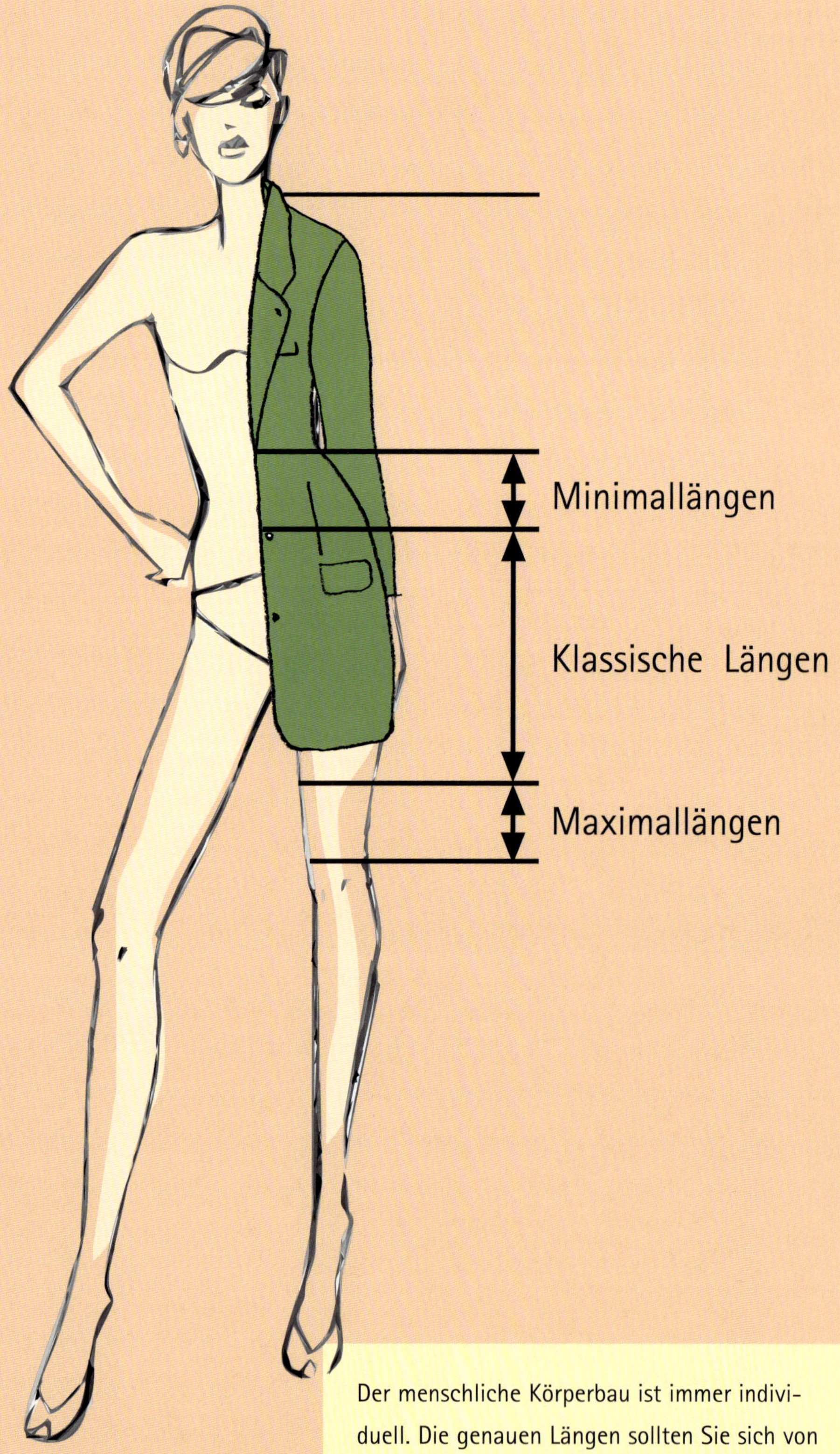

Der menschliche Körperbau ist immer individuell. Die genauen Längen sollten Sie sich von Ihrem Typberater bestimmen lassen.

Jackenlängen: die entscheidenden Zentimeter

Die klassischen Längen

Sie beginnen über der Hüfte und reichen bis zum oberen Drittel des Oberschenkels. Entscheidend ist die Ausprägung der Körpermitte: Je ausgeprägter, desto länger ist vorteilhafter. Eine bewährte Methode, sie zu ermitteln, ist das Messen vom Kragenrand bis zum Boden. Dieser Wert wird halbiert und ergibt Ihre klassische Jackenlänge. Je schlanker Sie sind, desto kürzer darf die Jackenlänge sein.
Weitere Möglichkeit ist das Messen am Daumen:
Dies ist in der Regel eine stimmige Länge zu Ihrer Körpergröße. Alle Längen, die kürzer sind, lassen Ihre Beine länger wirken und sind für kleinere Frauen meist vorteilhafter.

Die Minimallängen

Die Minimallängen richten sich nach dem Figurtyp und der Ausprägung der Körpermitte und sind ideal für kleine, zierliche und für schlanke Frauen. Beispiel: Kurzblazer.
Er endet in der Taille oder umspielt die Hüfte.
Bei starker Ausprägung der Körpermitte ist die klassische Länge schöner oder Sie tragen Jacke und Hose/Rock dunkler und Ton in Ton.

Die Maximallängen

Sie richten sich nach dem Figurtyp und der Ausprägung der Körpergröße und sehen am schönsten aus bei großen, kräftigen Frauen.
Beispiele: Longblazer und Gehrock. Sie reichen bis knapp übers Knie.

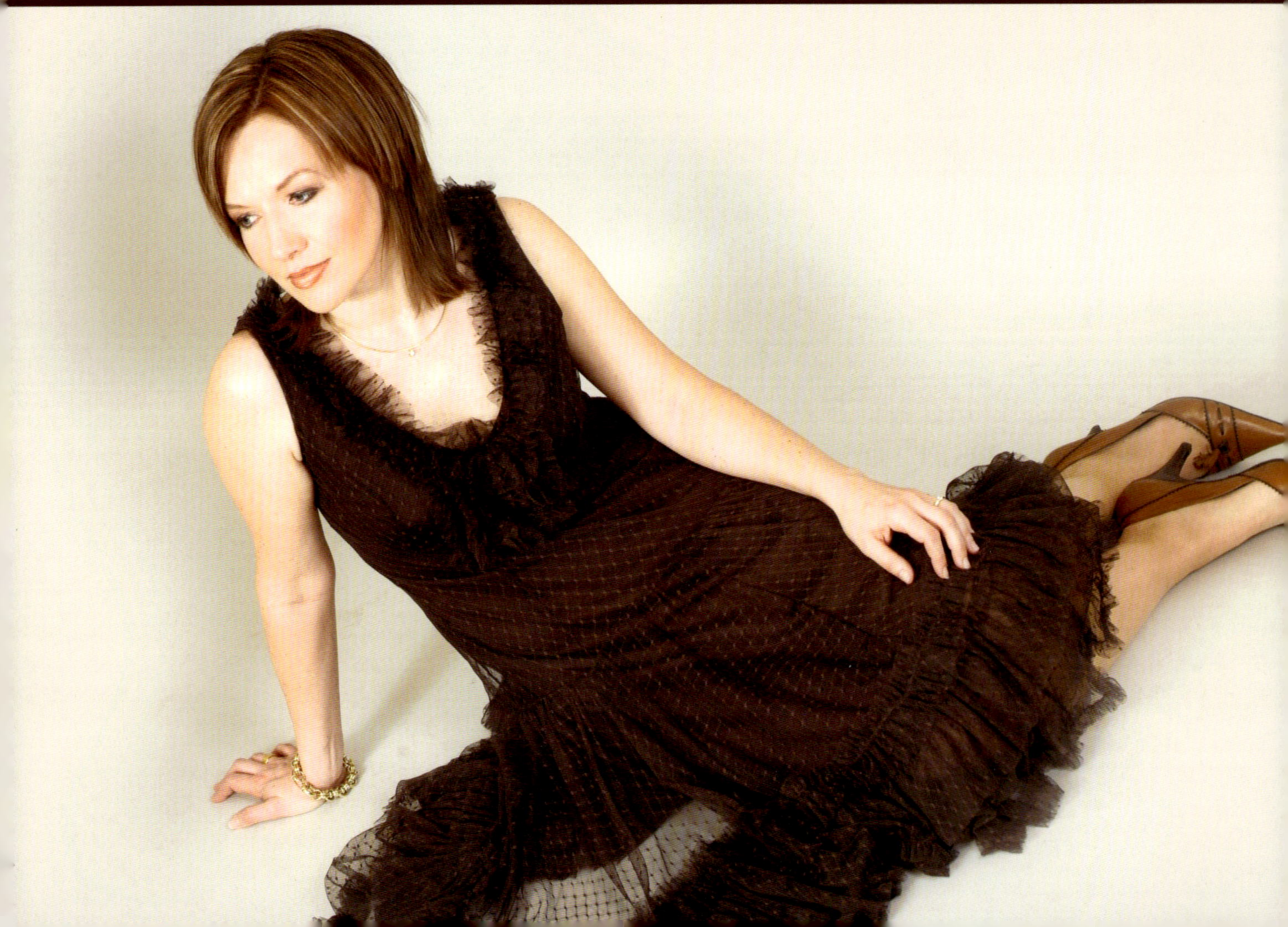

Kleider und Röcke: unschlagbar feminin

Kleider

Nichts ist weiblicher, graziöser und bequemer als ein gut sitzendes Kleid. Sinnliche Stoffe, zarte Spitze, glitzernde Stickereien, verführerische Ausschnitte, asymmetrische Schnitte oder ganz klare Linien... die Variationsmöglichkeiten eines Kleides sind unerschöpflich und geben Ihnen bei jedem Anlass den perfekten Look.

Der Klassiker unter den Kleidern ist **»das kleine Schwarze«** (Little Black Dress, kurz: LBD). Ob Coco Chanel gewusst hat, welchen Glücksgriff sie tat, als sie dieses elegante, knieumspielende Cocktailkleid im Jahr 1926 kreierte?

Bis heute ist das »Belle de Nuit« aus der Mode nicht mehr wegzudenken: Ob knielang, geschlitzt, als Mini oder beschwingt, es wirkt immer sinnlich, erotisch, feminin und garantiert uns Eleganz und Niveau. Seine berühmteste Trägerin war Audrey Hepburn, die uns damit in »Frühstück bei Tiffany's« begeisterte. Die Modelle waren ausschließlich von Hubert de Givenchy und verliehen ihrer Trägerin Klasse und bezaubernden Stil.

Häufigste Form ist das Etuikleid oder das Romantikkleid: stilvoll, sinnlich, mädchenhaft und das Spagettikleid: schlicht, aber elegant, cool, aber sexy. So wollen wir wirken!

Schon gewusst?

Das »kleine Schwarze« brach damals ein Tabu: Die (bis dato) Trauerfarbe Schwarz für Abendkleider? Die Modewelt war erschüttert. Heute tragen wir das »kleine Schwarze« zu jedem Anlass und in jedem Alter. Ob mit Schmuck, Stolen, Taschen: Sein Charme ist ungebrochen.

Weitere Kleiderformen:

- **Das Trägerkleid**
  Meist leicht tailliert und ausgestellt, wird an den Schultern mit Bändchen gehalten. Wichtig: gut geformte Arme und eine schöne, gepflegte Haut.

- **Das Hemdblusenkleid**
  Mit seiner klassischen oder sportiven Wirkung liegt es immer im Trend.

- **Das Wickelkleid (Wrap Dress)**
  Im Original aus Seidenjersey. Diane von Fürstenberg hat dieses elegante, flexible Kleid in den 70er Jahren kreiert und es ist heute aktueller denn je - sehr feminin und absolut bürotauglich!

- **Das Sommerkleid**
  Grafische oder blumige Dessins bringen sommerliche Leichtigkeit in Ihre Garderobe. Spielen Sie mit Ihrer sonnigen Seite!

- **Das Abendkleid**
  Für die Momente unseres Lebens, die wir nie vergessen. Ideal aus fließendem Viskose-Crepe, simpel und raffiniert zugleich, mit passenden Glamour-Accessoires (z.B. funkelnde Glassteine als Strassbordüre am Ausschnitt oder in der Taille). Heiß begehrt sind die Abendkleider von Dior oder Yves Saint Laurent aus den 60er Jahren. Ist das Kleid schwarz, spielen glänzende Abendtaschen eine tragende Rolle (»klein, aber fein«).

- **Das Cocktailkleid**
  Verträumt und sehnsüchtig steht es jüngeren Frauen mit schlanker Silhouette am besten.

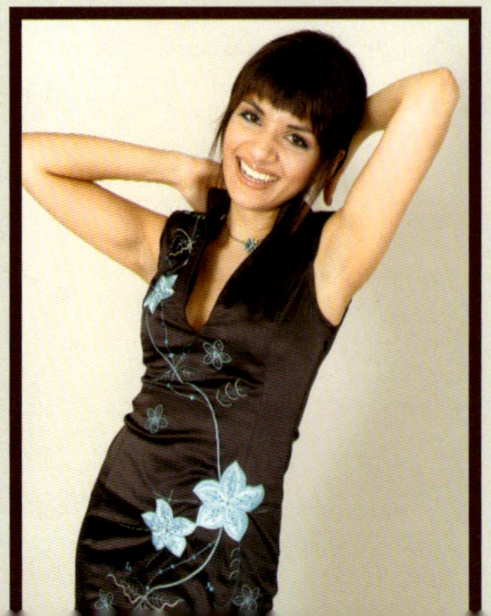

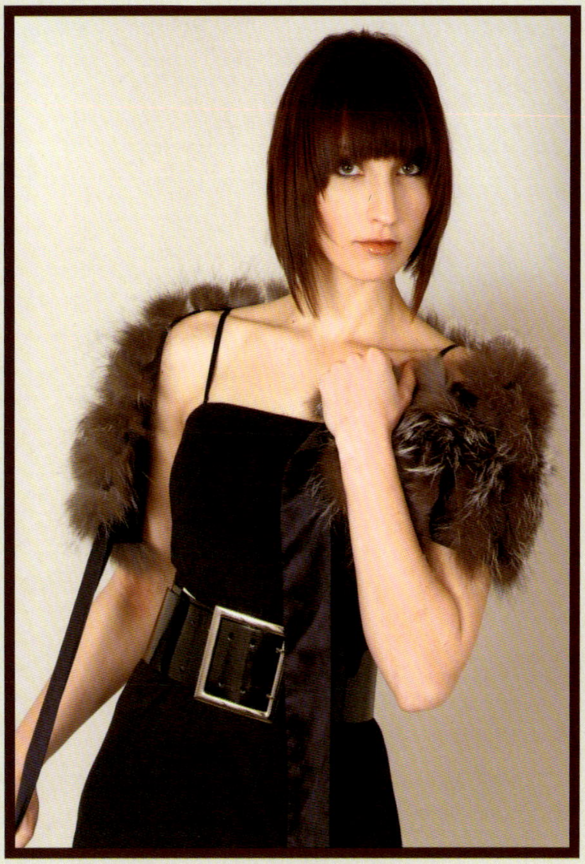

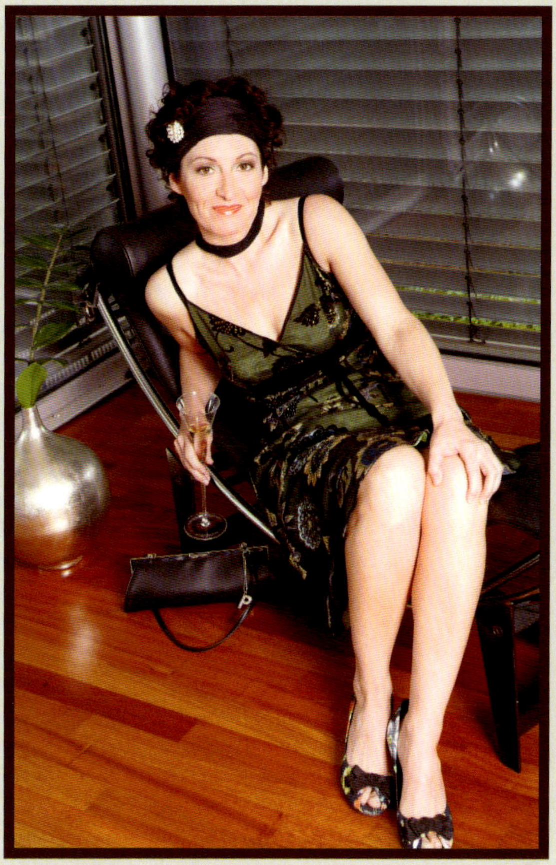

Unsere Kleider-Tipps:

- Tragen Sie öfter mal ein Kleid. Sie bewegen sich darin ganz anders. Ein »kleines Schwarzes« sollten Sie mindestens besitzen!
- Körperbetonte Kleider in fließenden Stoffen unterstreichen Ihre Figur.
- Eine tolle Figur und eine schöne Silhouette macht ein »darunter« getragenes Miederkleid: Es ist hochelastisch und glättet perfekt kleine Pölsterchen.
- Eine schmale Taille macht der »Taillenformer«, der Bauch und Taille in Form bringt. Er ist in guten Wäscheabteilungen und Fachgeschäften erhältlich.
- In einem leichten Chiffon in einer zarten Farbe wirken Sie sehr feminin. Lange Ketten, auffallende Hüte und wehende Schals akzentuieren Ihre Weiblichkeit noch. Interessant sehen Schal oder Tuch auch mal als Kopftuch gebunden aus!
- Sehr schick sind Schuhe, die farblich aufs Kleid abgestimmt sind.
- Ein perfektes Make-up mit raffinierten Farbakzenten komplettiert Ihren eleganten Look: z.B. leuchtende Lippen oder dunkler Lidschatten, kräftige Wimperntusche.
- Hervorragend zum Business-Date außer Haus: Ein schlichtes Kleid (z.B. Etuikleid oder Shiftkleid) mit Lederjacke.

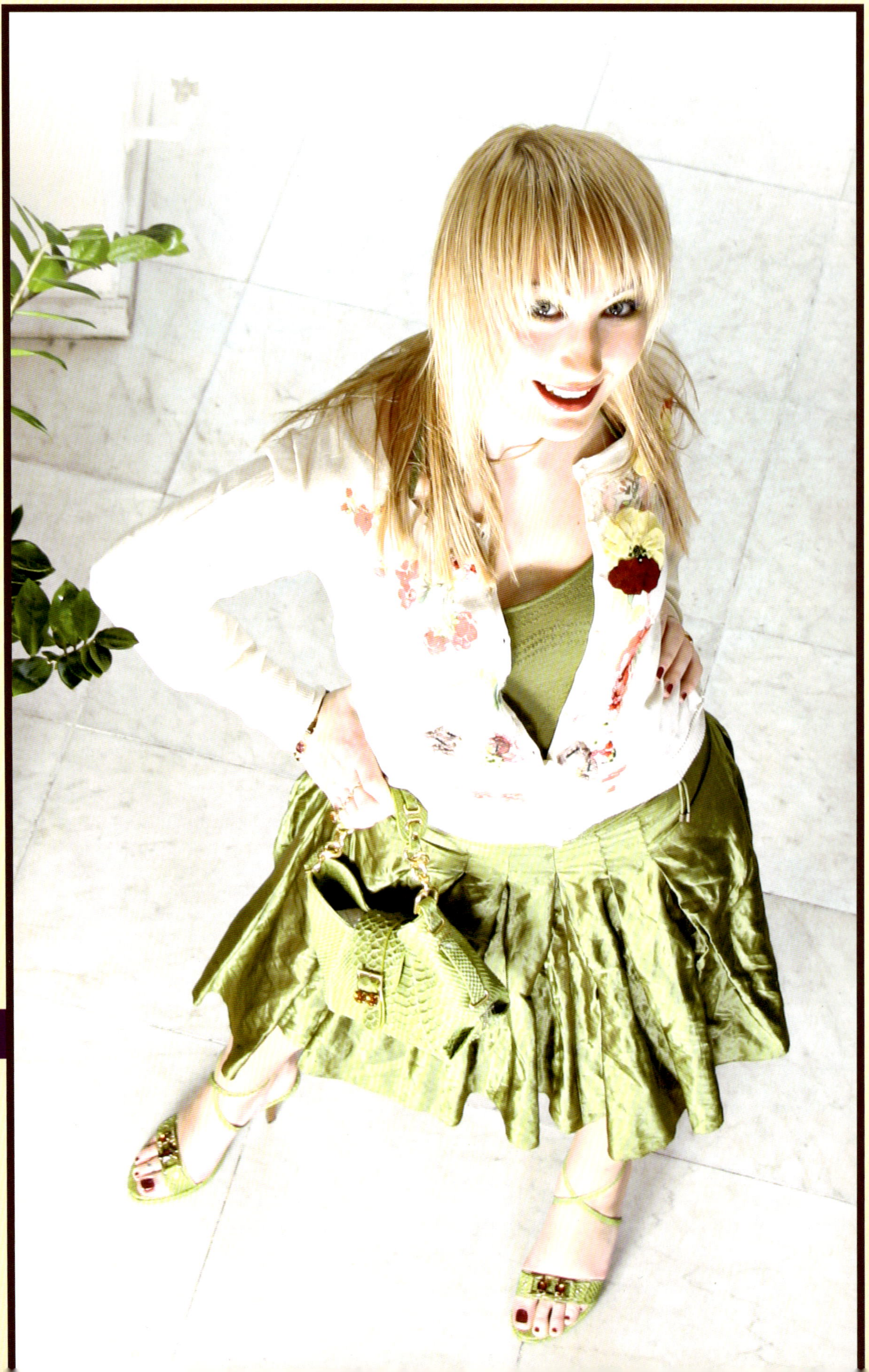

Röcke

Wie das Kleid unterstreicht der Rock unsere feminine Seite. Wir fühlen uns stark und bewegen uns besser. Zwei Varianten sind die häufigsten Vertreter auf dem Modemarkt:

Der schicke Gerade (Bleistiftrock oder Pencilskirt)
Ein Klassiker und modischer Dauerbrenner. Taillenhoch wirkt er immer edel und lässt sich, gerade in dunklen Farben, mit fast allen Oberteilen kombinieren:

- **im Büro zu Bluse, Shirt, Blazer, Pumps**
- **sexy und extravagant am Abend mit Glitzer- oder Spitzentop und High Heels**
- **mit Halbarm-Shirt in der Freizeit**

Der Tellerrock
Ein schwingender, knieumspielender Rock in A-Form, der schlanken Frauen und Frauen mit schlanker Taille besonders gut steht, weil er Taille und Beine betont.
Ein Muss dabei: schmale, kürzere Oberteile und ein schöner Gürtel, damit die Proportionen stimmen.

Rocklängen: Wie viel Bein darf's sein?

Bezüglich der Rocklängen gibt es keine Modegesetze. Mini, Modisch, Mezzo, Midi und Maxi sind die angesagtesten Längen und sie sind heute alle modisch vertreten.

Einzige Stilregel, die es zu beachten gilt: Mit jedem Jahrzehnt sollte der Rock einer Frau etwas länger werden (siehe auch STEP 9 und 10).

- Die **Knielänge** ist die sicherste Länge. Sie wirkt weiblich, grazil und nicht zu sexy.
- Der **Mini** betont weibliche Reize und sollte jenseits von 30 wohl bedacht sein. Seine Länge darf aufregend, aber nicht aufreizend sein – es darf nicht billig aussehen! Wichtigste Voraussetzung: wohlgeformte, trainierte Beine (siehe auch »Was macht größer/schlanker?«, STEP 3: Ihr Körperbau).
- Der **Maxi** sieht mit flachen Schuhen am schönsten aus. Achten Sie auf fließende, weiche Stoffe, sonst trägt er leider auf.
- Der **Midi** (7/8-Länge) ist der ideale Rock für sehr volle Waden und wirkt sowohl gerade, als auch mit kleinen Volants sehr schön.
- Der **Mezzo** (Modische Länge) ist ideal fürs Büro, fürs Bewerbungsgespräch und zum Dinner.

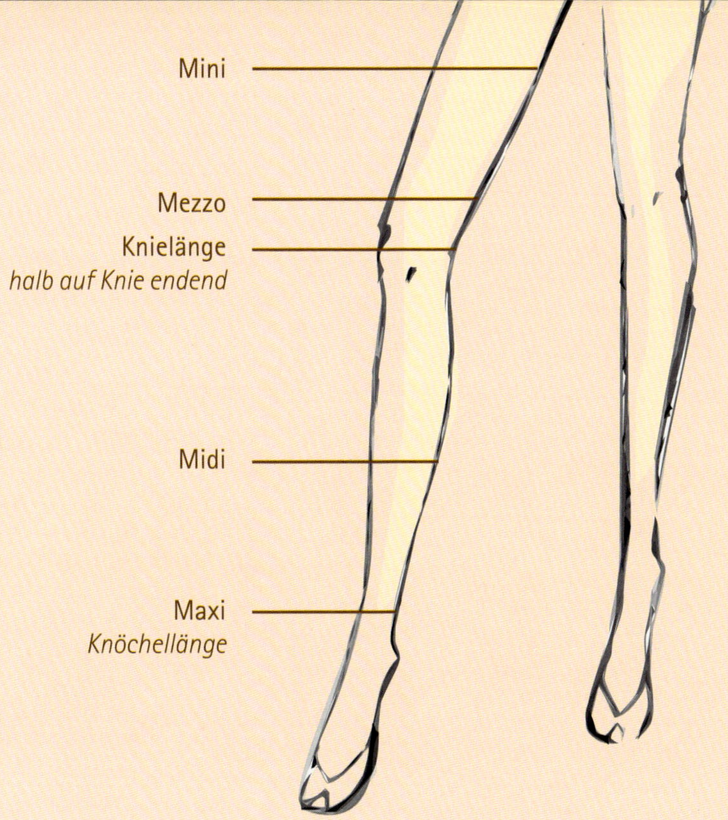

Unsere Rock-Tipps:

- Der Rock darf nicht zu eng am Bauch anliegen.
- Er sollte immer locker fallen und nicht aufsitzen.
- Edle Stoffe machen aus Ihrem Rock einen echten Hingucker.
- Immer schön dazu: Schuhe oder Stiefel mit einem kleinen Absatz.
- Je weiter der Rock, desto kürzer sollte das Oberteil sein – und vor allem schlicht und edel, damit der opulente Rock im Mittelpunkt steht. Bauschige, weit ausgeschnittene Röcke sind nur etwas für zartgebaute Frauen.
- »Sachliche« Oberteile (z.B. langärmelige Bluse oder Pulli) zum Mini oder zur Modischen Länge sind ein spannender Kontrast.
- Absoluter Jungmacher: Modische Länge kombiniert mit kurzer Lederjacke und Stiefeln oder witzigen Sneakers.
- Wählen Sie Ihre Strümpfe sorgfältig aus: gute Qualität und die passende Farbe!
- Etwas mehr Beinfreiheit lassen blickdichte Strümpfe (Opaques).
- Zur Erinnerung: Tragen Sie Ihre Wohlfühl-Länge, d.h. die Rocklänge, die Ihrem Alter entspricht und bei der Ihre Beine am schönsten zur Geltung kommen.

Die ideale Rocklänge, die schöne Beine macht: bis kurz überm Knie. Dazu ein kleiner Absatz - wirkt schlank und weiblich.

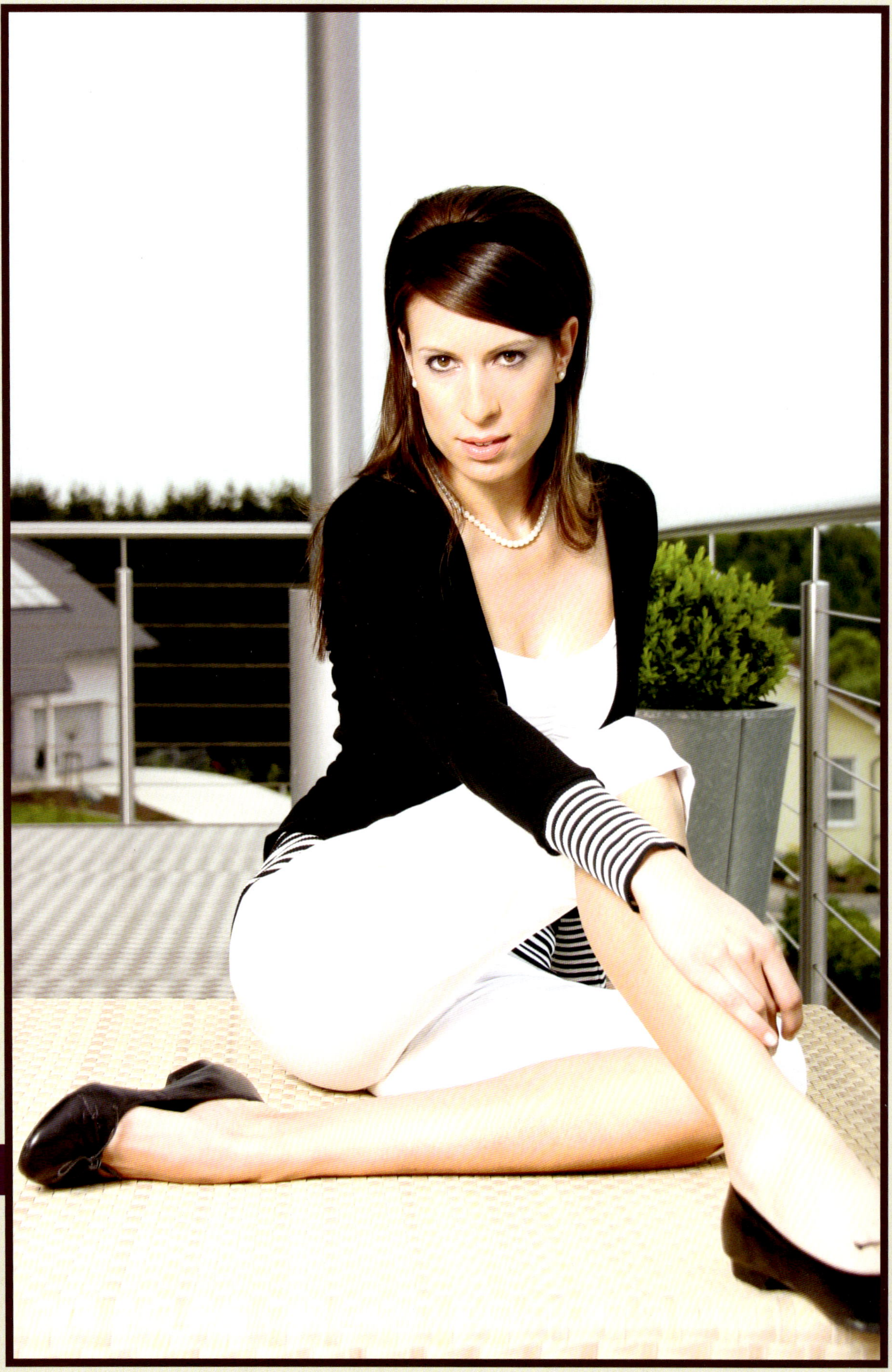

Die Hose: Vielfalt auf zwei Beinen

Die Hose ist das heute weitverbreitetste Kleidungsstück. Tagsüber mit kleinen Pumps oder Slippern, abends mit hohen Absätzen ist sie praktisch und verwandelbar für alle Herausforderungen des Tages.

Zu den klassischen Hosen zählt die **gerade geschnittene Tuchhose**, zu der sehr gut Strickensembles oder Blazer passen. Immer im Trend ist auch die **weiße/cremefarbene Hose** (im Winter etwas wolliger getragen), die jederzeit chic und stilvoll wirkt.

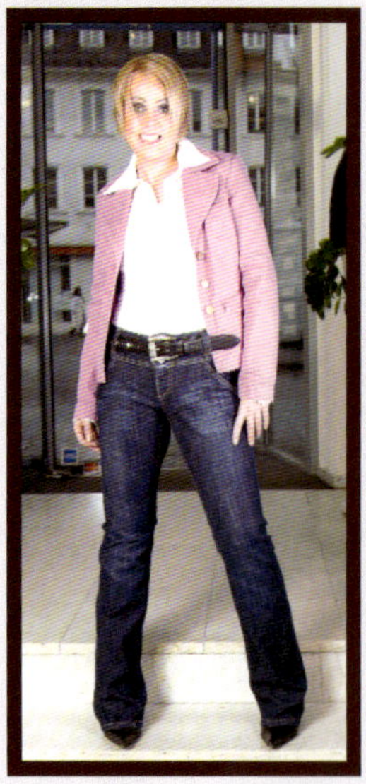

Weitere Varianten des »Zweibeiners«:

Die Jeans

Heute nicht mehr wegzudenken, das »blaue Wunder«, die ehemalige Arbeiterhose, die sich seit Jahrzehnten als äußerst strapazierfähig und pflegeleicht erweist und heute fast zum preisintensiven Statussymbol geworden ist. Ob als Hose oder Rock: Jeans passen jeder Frau, ob 15 oder 75, und dürfen in keinem Kleiderschrank fehlen. Nichts ist so sexy wie eine gut sitzende Jeans zu einem tollen Po, vorausgesetzt, das Darüber und das Darunter stimmen.

Dunkle Jeans (Dark Denim, je dunkler, desto feiner) machen schlank, sind bürotauglich und auch noch beim Ausgehen am Abend gut zu tragen. Helle, verwaschene Jeans gehören in die Freizeit und zur Party.

Unsere Jeans-Tipps:

- Kaufen Sie hochwertige Jeans, sonst sehen Sie schnell underdressed oder gar ungepflegt aus.
  Achten Sie auch immer darauf, dass sie perfekt sitzen (Hüfte, Po, Beinlänge und Weite).
  Stretch-Jeans wirken schlanker.
- Als Faustregel gilt: Je korrekter und angezogener das Oberteil, desto bürotauglicher und salonfähiger die Jeans.
- Tragen Sie weiße Jeans nicht zu eng. Das betont Speckröllchen.
- Ihr ideales Tagesoutfit: gutsitzende Jeans und Twinset oder Lederjacke.
  Auch: Jeans, weiße Bluse und schicke Schuhe.
  Abendvariante: Dunkle Jeans, schickes Jäckchen (z.B. von Chanel), dazu elegante Schuhe und Abendtasche. Weiterhin: Jeans, kombiniert mit Schwarz, Glitter und Chiffon – ein glamouröses Styling! Auch üppiger Schmuck auf einem glänzenden Oberteil macht die Jeans edel.
- Achtung: Ein Jeansoutfit von Kopf bis Fuß jenseits von 50 ist langweilig und ein totaler Altmacher!
- Jeans mit Stöckelschuhen sind wieder erlaubt – aber bitte nicht mit der 80er Jahre Dauerwelle!
- Und ganz wichtig: So schön und flexibel sie sind - Jeans sind völlig unangebracht auf großen Gala-Events, Bällen und Hochzeiten!

Die Marlene-Hose

Kommt ursprünglich aus der Herrenmode und wurde durch Marlene Dietrich populär. Sie ist weit geschnitten und mit und ohne Umschlag toll zu kurzen Blazern. Mit langen, gerade geschnittenen Jacken und Paillettentops wirkt sie abendlich.

Die Caprihose (3/4-Länge)

Die Caprihose endet knapp überm oder unterm Knie und ist seit den 50er Jahren ein Sommerklassiker, der mit Top oder geknoteter Bluse richtig sexy wirkt.
Die $^3/_4$-Länge ist ideal, wenn Sie kräftige Waden und schöne, schlanke Fesseln haben, denn sie verdeckt die Waden und betont die Fesseln. Dazu feminine Schuhe und Ihr Sommerlook ist perfekt!

Die ideale Hosenlänge

Viele Frauen tragen zu enge, zu weite Hosen oder zu kurze Hosen.
Achten Sie immer darauf, dass die Passform stimmt: die Weite und die Länge.
Gutsitzende Hosen haben eine Länge von ca. einem halben Zentimeter über dem Absatz.

Unsere Hosen-Tipps:

- Je schlanker und gerader die Hose, desto größer und gestreckter wirkt Ihre Figur.
- Hosen mit Bügelfalten sind immer figurgünstig.
- Stilvoll zu weißen/hellen Hosen: helle Schuhe, Stiefeletten oder Ballerinas, kurze Blazer und feiner Strick. Und unbedingt: hautfarbener Slip!

Strickjacke (Cardigan) und Twinset: die legere Alternative

Ersetzen Sie Ihren Blazer von Zeit zu Zeit durch eine Strickjacke. Sie wirkt legerer als ein Blazer und sieht in edlen Materialien wie Kaschmir (Baumwolle leiert aus!) luxuriös aus.

Auch Twinsets sind wieder sehr in. Pailletten und Glitzersteinchen verwandeln die eleganten Duos in wahre Kostbarkeiten.

Wichtig sind Länge und Proportion:
Eine schöne Hüftlänge umspielt Ihre Figur, feine Strickgarne tragen weniger auf als voluminöse Garne. Und die Passform darf nicht zu weit sein: Cardigan oder Twinset sollten unter einen Blazer passen.

Unsere Tipps für Strickjacke und Twinset:

- Wählen Sie eine Basis- oder Neutralfarbe, so kommen Ihre guten Stücke nie aus der Mode.
- Achten Sie auf einen schön anliegenden Halsabschluss.
- Stylen Sie eine lange Kette dazu.
- Zusammen mit einem schlichten, schwarzen Rock ist der Feminin-Look perfekt.
- Neu ist Strick, der schon vor 20 Uhr Glanzpunkte setzt, z.B. mit Pailletten und Stickereien. Zurückhaltende Farben wie Beige oder Grau machen den Look (wenn nicht zu überladen) auch tagsüber tragbar. Aber bitte nicht zu offiziellen Anlässen!

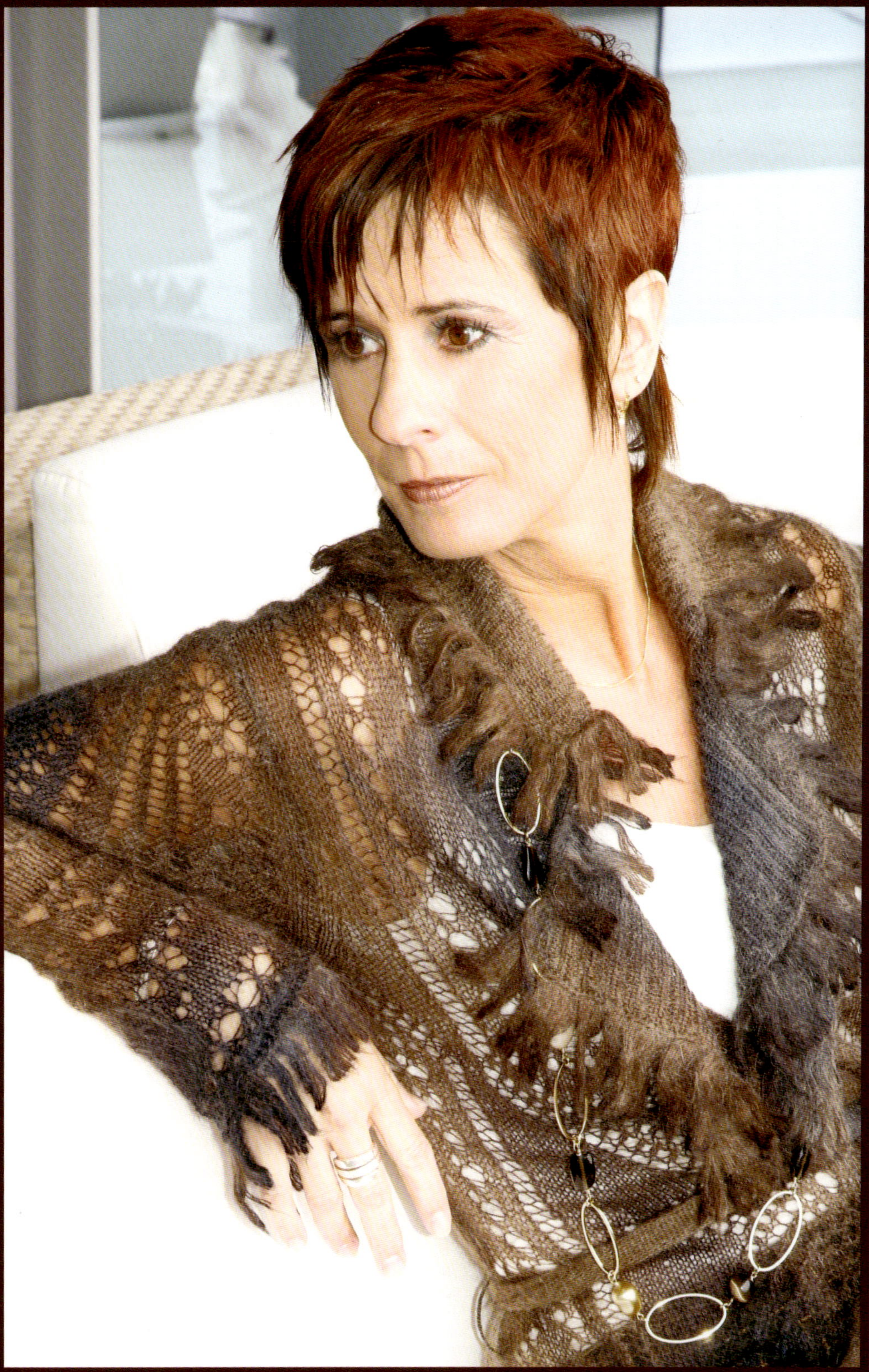

Ihre Basisgarderobe

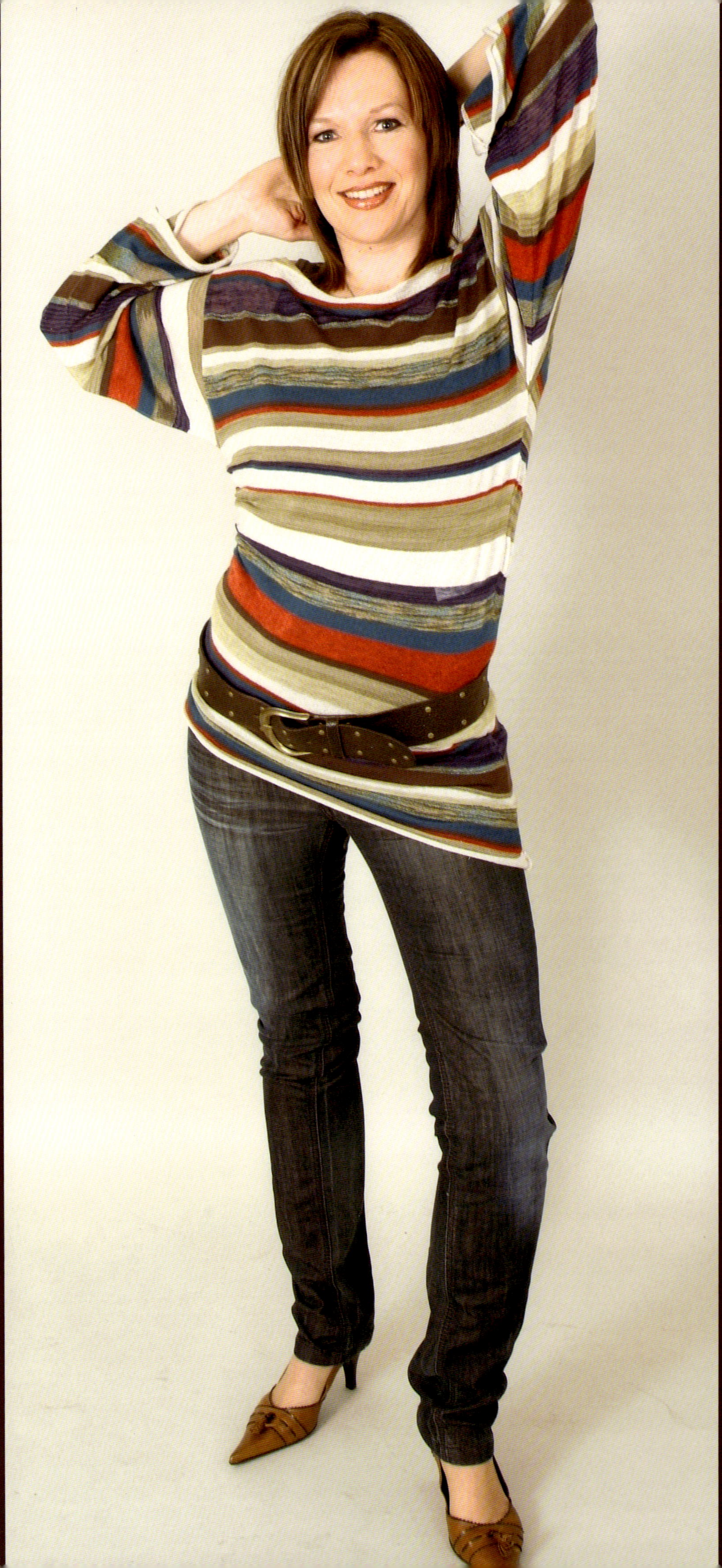

Pullover: sportliche Zauberer

Pullover sind die Klassiker der Freizeit und haben grundsätzlich sportiven Charakter, wie z.B. der Polo-Pullover. Edel wirken Pullover in Wolle, wie der klassische Rolli, dessen Wirkung so vielfältig ist wie die Frau, die ihn trägt: cool in Schwarz, elegant in Camel, klassisch in Dunkelblau, edel in Creme.

Der Ausschnitt macht´s:

- **V-Ausschnitt:** streckt und zaubert ein schönes Dekolleté, gerafft mogelt er eine Cup-Größe dazu
- **U-Boot:** lenkt den Blick auf schöne Schultern
- **Rundhals:** ideal für schlanke Frauen mit langem Oberkörper
- **Polokragen:** immer streckend, je länger die Knopfleiste, desto besser
- **Rollkragen:** klassisch, sportiv (aber: ungeeignet für Frauen mit übergroßem Busen – wirkt zu kompakt und gestaucht!)

Unsere Pullover-Tipps:

- Tragen Sie zu offiziellen Anlässen niemals Pullover. Hier hat der Dreiknopfblazer den stilvolleren Auftritt!
- Die edelste Variante ist und bleibt der Kaschmir-Pullover. Er ist zwar teuer, aber luxuriös und der Traum jeder Frau – und: Er hält viel länger!
- Ideale Pulloverfarben sind die gedeckten Töne (Basisfarben wie Schwarz, Braun, Camel oder Blautöne) oder die Pastelltöne.
- Ton in Ton mit Rock oder Hose sehen Pullover und Strickjacke fein und edel aus.

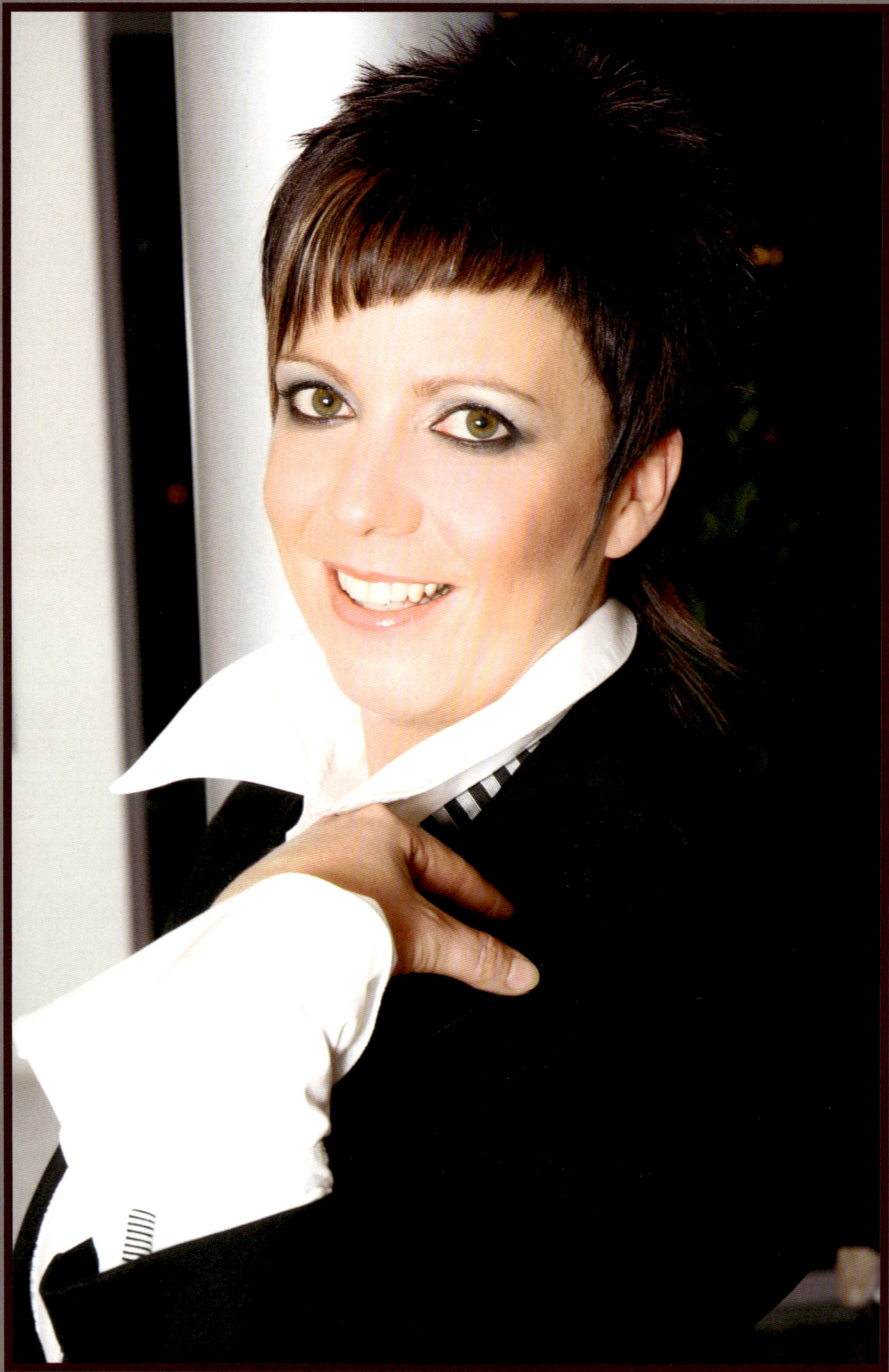

Blusen: verführerisch zugeknöpft

Blusen sind die weibliche Version des Hemds. In Weiß oder Creme sind sie klassisch, neutral, unkompliziert und ewig jung. Kombiniert mit Hosen oder Röcken sehen sie immer gepflegt und elegant aus. Und ob
unifarben, gestreift oder mit Muster: Blusen sind immer im Trend.

Schon probiert:

- **Taillierte Bluse:** Zu Jeans oder zum Bleistiftrock immer eine gute Idee. Die Länge sollte knapp über der Hüfte enden.
- **Spitzenbluse** (romantische Prachtbluse): Liebevoll üppig und perfekt zu schwarzen Bleistiftröcken und eleganten Hosen. Sexy zu Jeans mit hohen Pumps.
- **Tunikabluse:** Weit geschnitten, Länge meist bis über den Po, mogelt Pölsterchen weg. Oft aus Seidenchiffon und bestickt. Die ideale Begleiterin zur lockeren Party und am Strand.

Unsere Blusen-Tipps:

- Mit einer weißen oder cremefarbenen Bluse sind Sie immer gut gekleidet – in jeder Stimmung und bei jeder Gelegenheit. Sie ist auch zurückhaltend genug, um Sie in den Mittelpunkt zu rücken.
- Beachten Sie, dass die Bluse nicht wie ein Herrenhemd erscheint, sondern durch Details feminin wirkt: dekorative Taillenabnäher, Manschettenärmel.
- Der Kragen sollte locker sitzen und offen getragen werden.
- Perlmuttknöpfe, verschiedene Perlenketten oder edle Goldketten werden Ihre Bluse schnell auf. Genauso gut können Sie auch Silber und Diamanten dazu tragen. Stimmen Sie die Schmuckwahl aber unbedingt auf Ihren Farbtyp ab!

T-Shirts, Bodys und Polos: Allrounder mit Stil

T-Shirts, Bodys und Polo-Shirts vervollständigen jede Garderobe und lassen sich ideal zum Kostüm oder Hosenanzug kombinieren – in edlen Materialien auch zu offiziellen Anlässen.

Jungmacher schlechthin: das **weiße T-Shirt**. Am besten pur und mit Rundhals, zu Jeans, bunten Cardigans und Ballerinas oder zum gemusterten Rock, edlen Gürteln und Kurzblazern.

Besonders schön ist die Kombination von einem schlichten, klassischen Teil mit einem ausgefallenen, hochmodernen: z.B. Blazer/Kostüm/Hosenanzug/Kleid mit spannendem Oberteil/Gürtel/Schmuck oder interessanter Handtasche. Das macht Ihren Look immer wieder topaktuell.

Unsere Tipps:

- **Wählen Sie die Oberteile immer besonders liebevoll aus, denn schöne, farblich passende Stücke lenken die Aufmerksamkeit auf Ihr Gesicht.**
- **Gute Qualität bleibt über viele Waschgänge in Form. Man sieht den Unterschied.**

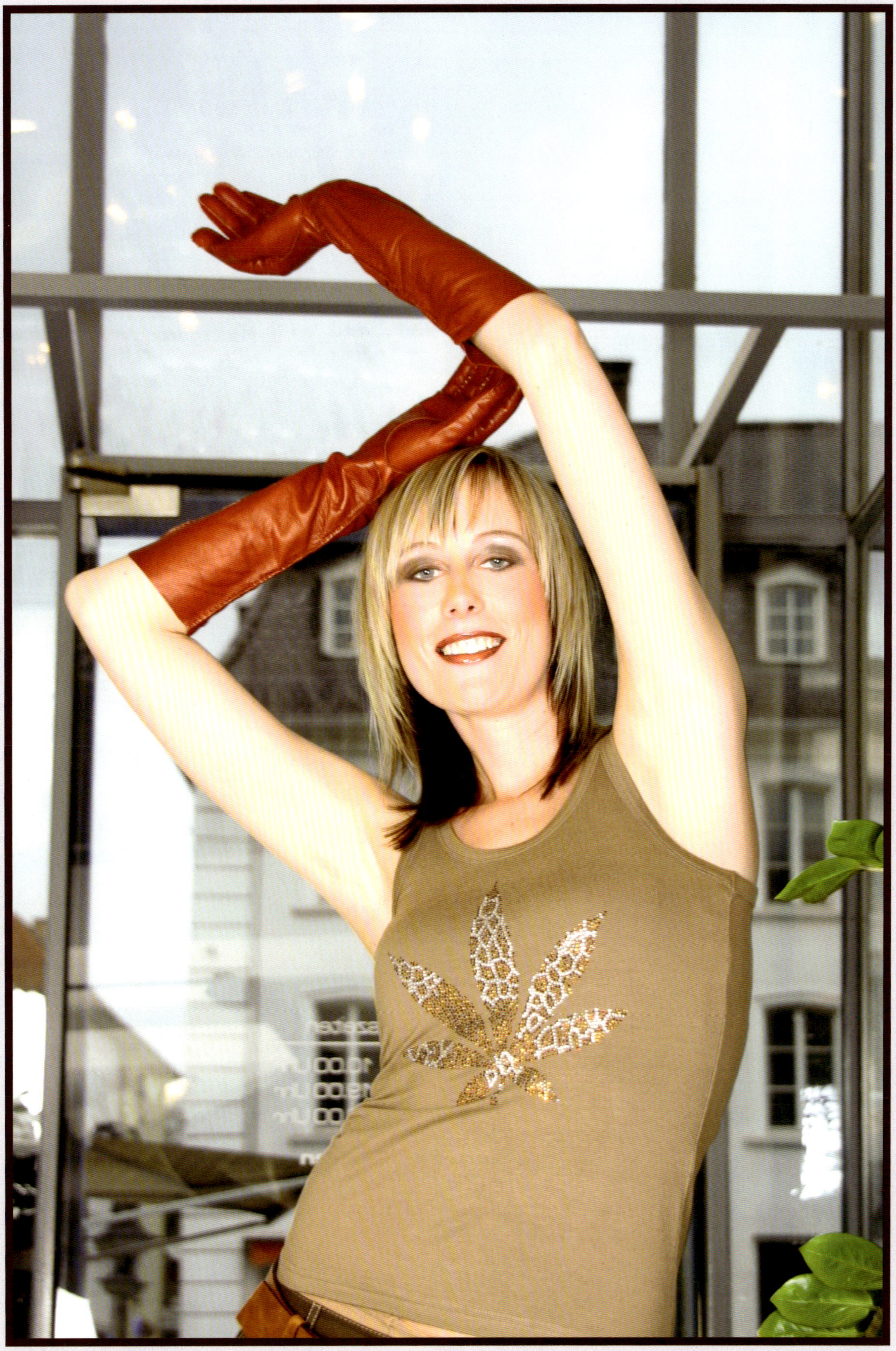

Step 5

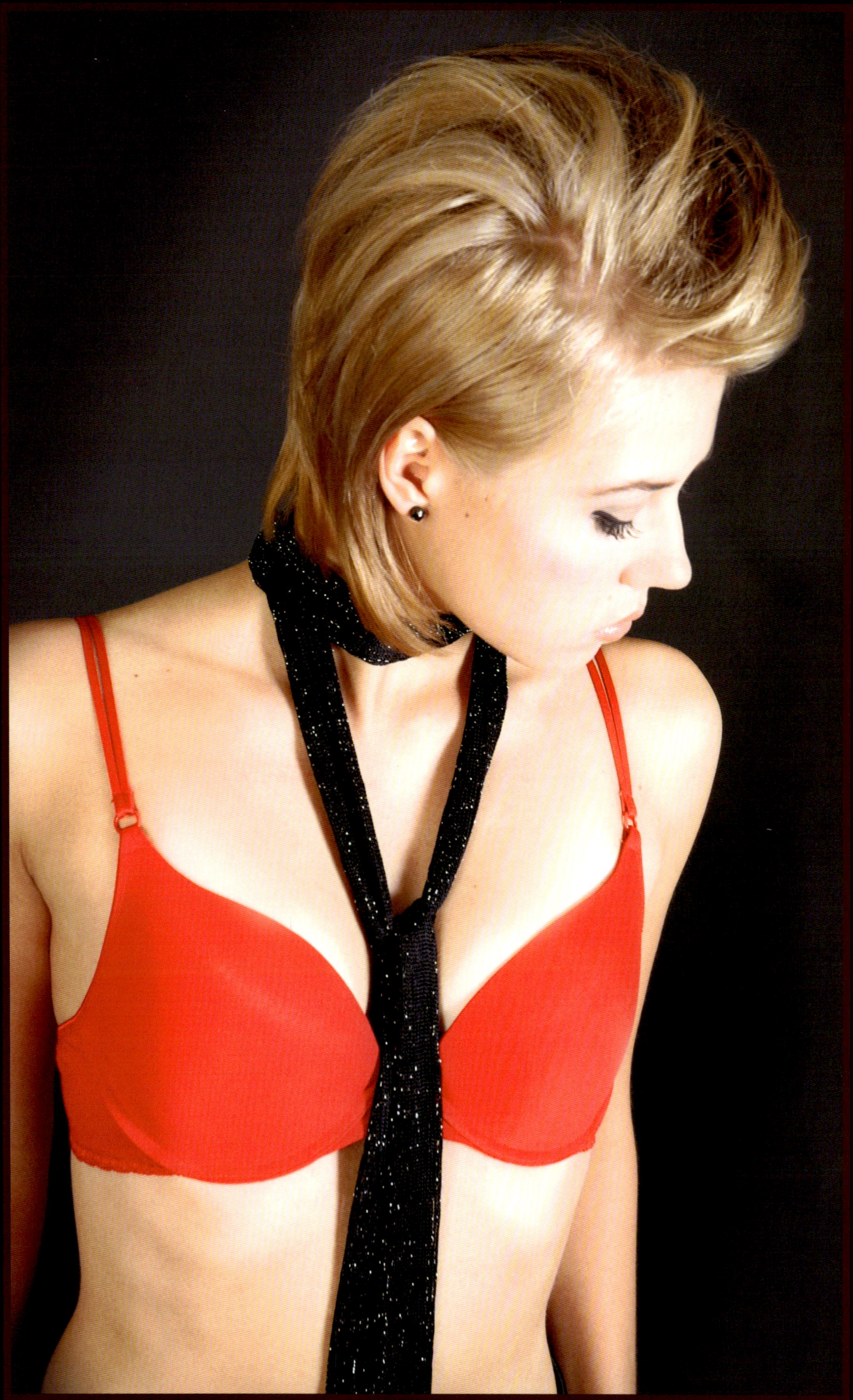

Für Italienerinnen und Französinnen sind schöne Dessous Teil ihrer Kultur und Symbol ihres weiblichen Selbstbewusstseins. In Italien gilt z.B. das Tragen roter Wäsche zum Jahreswechsel als Glücksbringer.

Die Dessous: Mehr ist mehr!

Nichts kann den Körper einer Frau schmeichelhafter umhüllen, nichts ihr mehr Weiblichkeit verleihen, als ein Hauch von Seide und Spitze. Dessous regen die Phantasie an, verschönern und verführen, geben uns weibliche Stärke und Sicherheit. Wir kaufen Dessous, um uns etwas Gutes zu tun, der Seele einen Hauch von Luxus zu gönnen und uns und unserer Umwelt zu zeigen: Ich mag mich.

Dessous genießen Kultstatus – und das, obwohl man sie nicht sieht und sie sehr persönlich sind. Ob in femininen Pastelltönen, Weißnuancen, transparent oder in Schwarz, Rot und mit aufregenden Mustern: Die neuen Dessous verstehen sich auch als Accessoires und wollen gezeigt werden. Man nennt sie »Oberwäsche«, da sie gleichzeitig als Top fungieren (besonders abends).

Mehr ist hier mehr: Seidenkanten unter ausgeschnittenen Wickelcardigans, Chiffonhemdchen unter Pullovern, Spitzensäume unter Röcken... reizvolle Hingucker! Mehr als ein Teil sollte aber nicht sichtbar sein.

Unsere Dessous-Tipps:

- Wahre Hautschmeichler sind weiche Stoffe wie feine Seide, zarte Spitze, Chiffon und veredelte Materialien. Ideal sind feinste Microfasern: Sie sind luftig, leicht und atmungsaktiv. Kombiniert mit Lycra schmiegen sie sich dem Körper an.
- Prüfen Sie, bevor Sie das Haus verlassen, dass unter der Achselhöhle nichts hervorblitzt. Bewegen Sie sich vor dem Spiegel, damit Sie sicher sind, dass alles bedeckt ist.
- Verzichten Sie auf transparente Träger aus Latex: Sie schneiden meist ein, werden vom Material her unschön und somit doch sichtbar. Lieber halterlose BH's wählen!
- Out: ultraknappe Strings.

Die Strümpfe: hauchdünne Hingucker

Schöne Strümpfe veredeln jedes Outfit. Ton in Ton zu Rock oder Hose sehen sie am besten aus – setzen aber auch gerne einen Akzent durch einen farbigen Eyecatcher. Je dünner das Material, desto transparenter sind die Strümpfe. Blickdichte Opaques trägt man zu schweren Stoffen oder für mehr Beinfreiheit.

Unsere Strumpf-Tipps:

- **Mit hautfarbenen Strümpfen sind Sie immer auf der sicheren Seite.**
- **Matte Strümpfe wirken am Bein schlanker als Glanzfarben, die außerdem schnell altmodisch aussehen.**
- **Wenn die Strümpfe ein farblicher Hingucker sind (bitte nur bei schönen Beinen!), stimmen Sie Schuhe und Handtasche darauf ab. Nicht noch eine weitere Farbe ins Spiel bringen!**

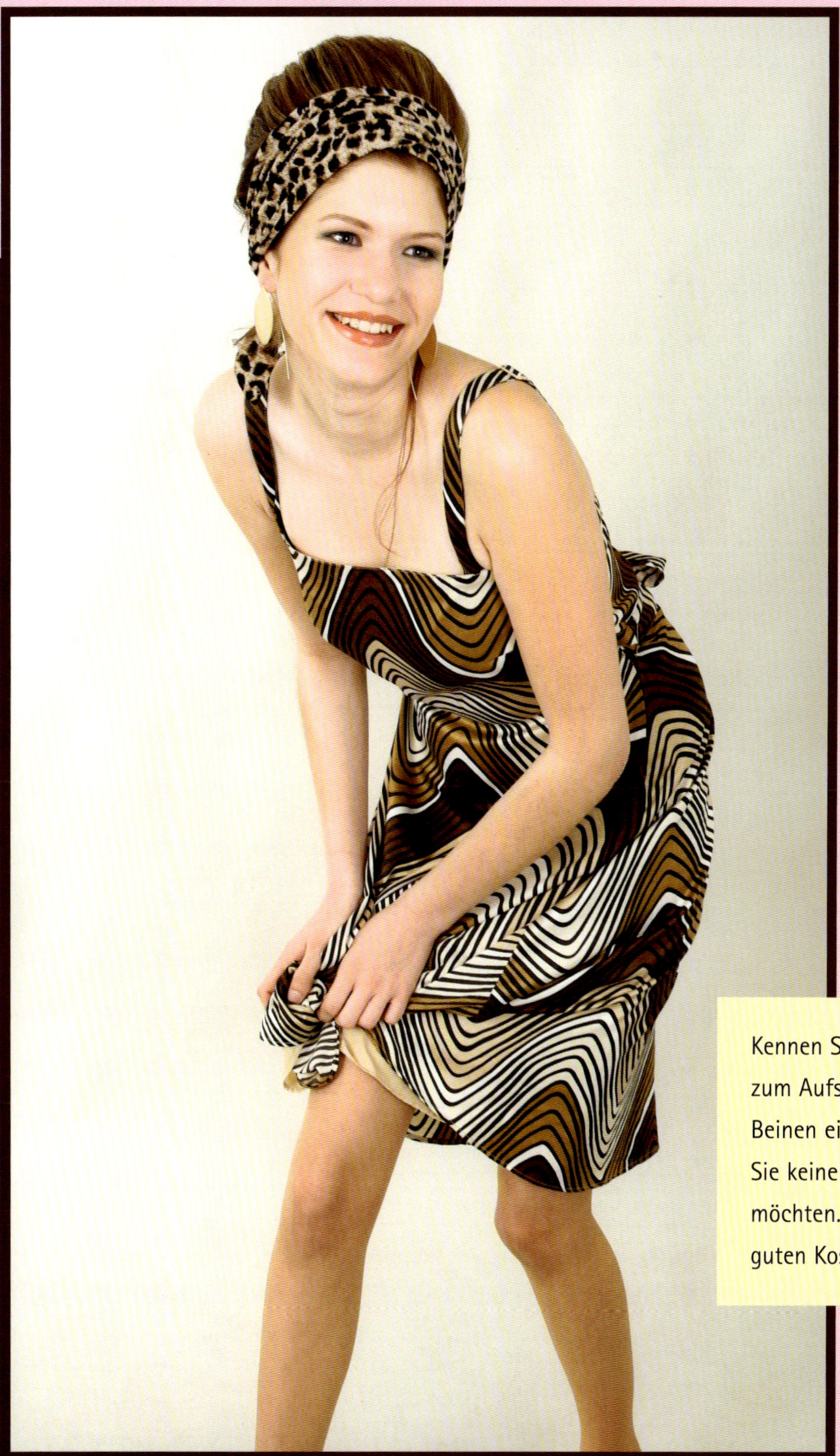

Kennen Sie schon das »Beinkleid« zum Aufsprühen? Es verleiht Ihren Beinen eine natürliche Bräune, wenn Sie keine Strumpfhosen tragen möchten. Sie erhalten es in jedem guten Kosmetikfachgeschäft.

Ordnung im Kleiderschrank

Ihr Schrank platzt aus allen Nähten und Sie haben trotzdem das Gefühl, Sie hätten nichts anzuziehen? Zeit für eine gründliche Neuordnung!

Die folgenden Prinzipien schaffen in kürzester Zeit mehr Luft und optimale Übersicht:

Anordnung nach Farben:	von hell nach dunkel
Anordnung nach Kategorien:	T-Shirts, Blusen, Pullis, Hosen usw.
Anordnung nach Anlässen:	Business, Festliches, Freizeit
Anordnung nach Ganzjährigkeit:	z.B. Blusen und Jeans zentral

Durchforsten Sie mindestens einmal im Jahr Ihren Kleiderschrank und rangieren Sie aus, was Sie zwei Jahre lang nicht getragen haben. Sie ziehen es nie mehr an. Ausnahme: sehr klassische und sehr edle Teile. Idealerweise entfernen Sie nach jedem Neukauf ein altes Kleidungsstück, besonders auch bei Schuhen.

Unsere Tipps:

- Kaufen Sie Platzsparbügel, z.B. für Hosen und Tücher, sowie Doppelhänger für Jacke und Rock/Hose. Stoffhängeregale sind ideal für Wäsche und Strümpfe!
- Schuhe ordnen Sie am besten nach Farben und Jahreszeiten.

Kofferpacken: 1 – 2 – 3 – go!

»The strong travel light«, sagen die Engländer. Die Kunst des Kofferpackens liegt darin, genügend Vielfalt zum Kombinieren einzupacken und auf Unnötiges zu verzichten. Der folgende Ablauf geht schnell und bringt optimale Ergebnisse:

Nehmen Sie alles aus dem Schrank, was zum Ziel und zum Anlass Ihrer Reise passen könnte, und legen Sie es aufs Bett oder, ideal, hängen Sie es auf eine mobile Kleiderstange. Probieren Sie jede Kombinationsmöglichkeit an, das filtert schon vorab Unpassendes aus.

Verpacken Sie Basics (Unterwäsche, Strümpfe, Nachtwäsche) in verschiedenen Stoffbeuteln. So haben Sie alles beisammen und wühlen nicht in Ihren Koffern. Überlegen Sie dabei schon, was Sie für »Darüber« mitnehmen.

Verstauen Sie auch Ihre Schuhe in Beuteln und alles, was auslaufen könnte (z.B. Shampoo, Duschgel etc.).

Checken Sie vor dem Einpacken nochmals, ob alles zusammenpasst und nichts fehlt. Erst dann wird gepackt.

Achten Sie beim Kauf Ihres Reisegepäcks (Koffer, Reisetaschen, Trolleys, Beauty Case) darauf, dass es praktisch ist, leicht und geräumig – und dass es zu Ihren Farben passt. Sieht stilvoll aus!

Ihre Basisgarderobe

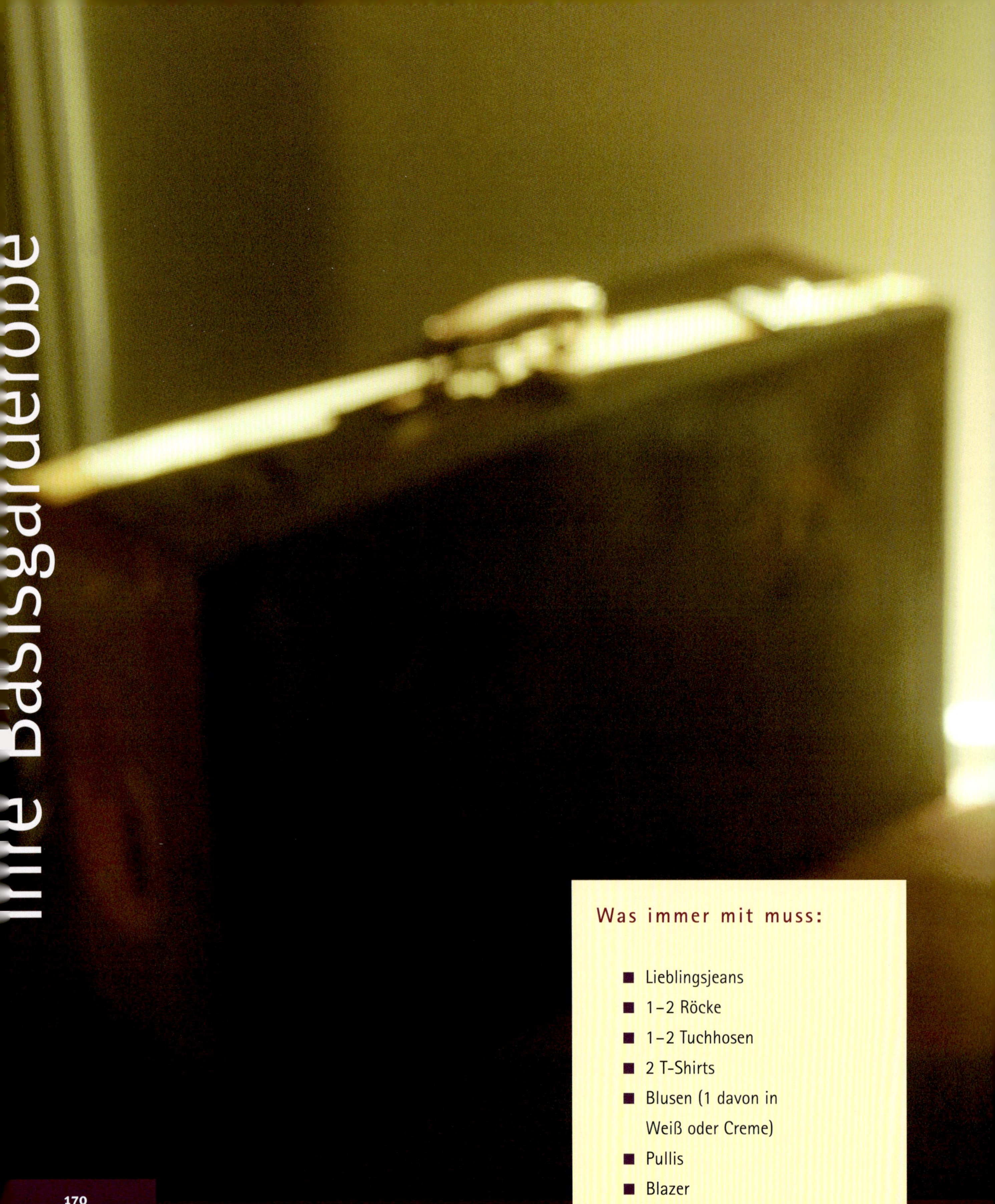

Was immer mit muss:

- Lieblingsjeans
- 1–2 Röcke
- 1–2 Tuchhosen
- 2 T-Shirts
- Blusen (1 davon in Weiß oder Creme)
- Pullis
- Blazer
- Strickjacke
- Schuhe
- Accessoires: Tuch oder Schal, Schmuck, Gürtel, Taschen, Brille

Unsere Tipps:

- Überstürzte Käufe lohnen sich nicht! Fragen Sie sich bei jedem Teil: Brauche ich das wirklich? Ziehe ich das häufig an? Übersteht das Stück mehrere Saisons?

- Achten Sie immer auf Qualität und kaufen Sie nur Wertiges. Großmutters Weisheit hat Wahrheit: Wer billig kauft, kauft doppelt!

- Jacken, Kostüme und Hosenanzüge aus leichter Schurwolle (evtl. mit etwas Stretchanteil) sind strapazierfähiger und dadurch langlebiger. Gleichzeitig können Sie diese Stoffe ganzjährig tragen.

- Mode ist schnelllebig: Eine auffällige Farbe, ein extravaganter Schnitt kann heute topaktuell, morgen aber schon wieder »out« sein. Konzentrieren Sie sich auf Klassiker, die immer aktuell sind und die Sie über viele Jahre gerne tragen!

- Kaufen Sie Ihre Basisteile (Jacken, Mäntel, Kostüme, Hosenanzüge) in Ihren Basisfarben – dann haben Sie die meisten Kombinationsmöglichkeiten!

Sie sehen: Klarheit, Einfachheit und ein guter Plan sind das ganze Geheimnis! Jetzt sind Sie perfekt gerüstet für Ihre Basisgarderobe und bereit für den nächsten STEP: Accessoires, die »Bonbons« unseres Looks!

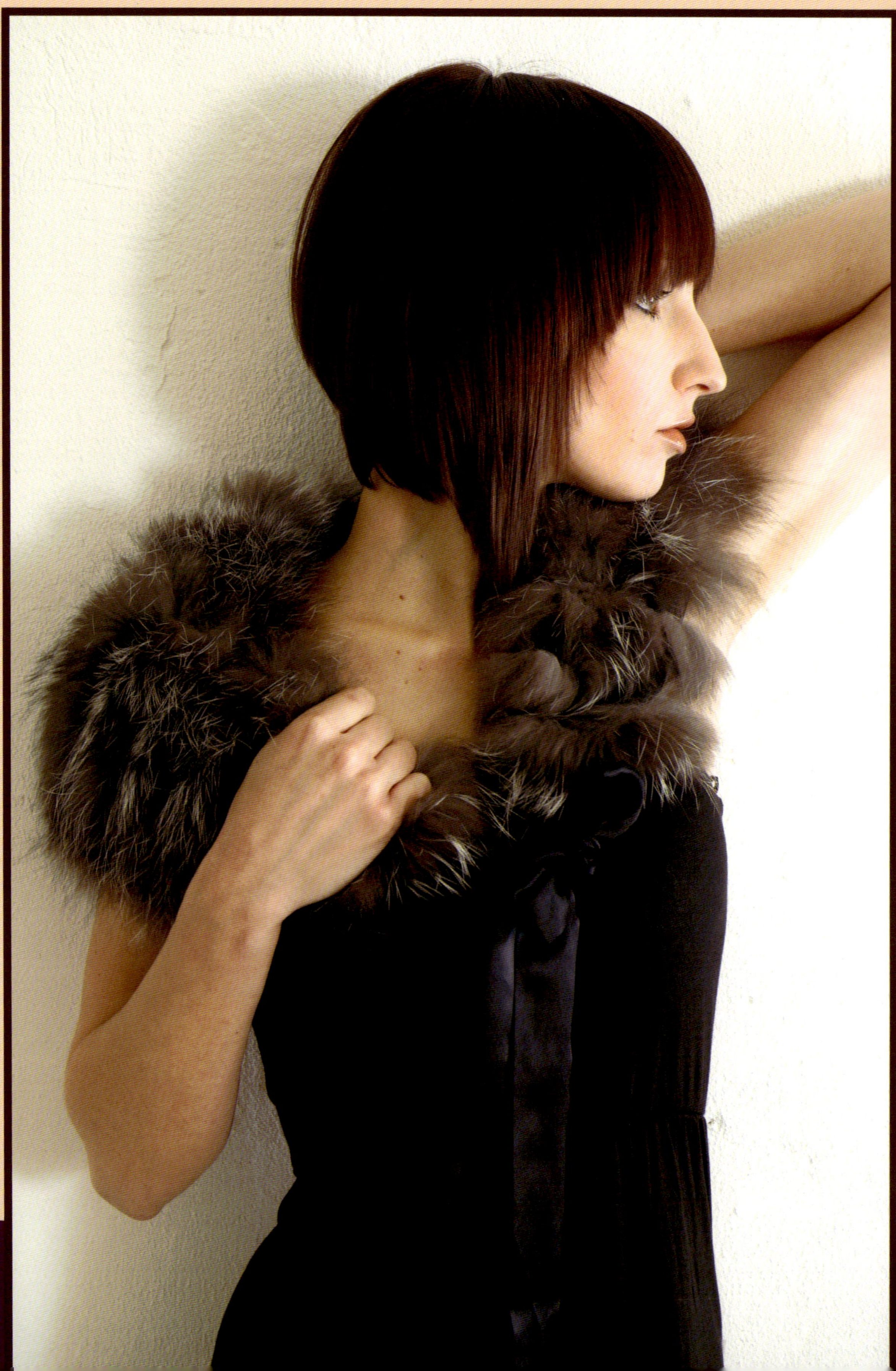

STEP 6

Ihre Accessoires

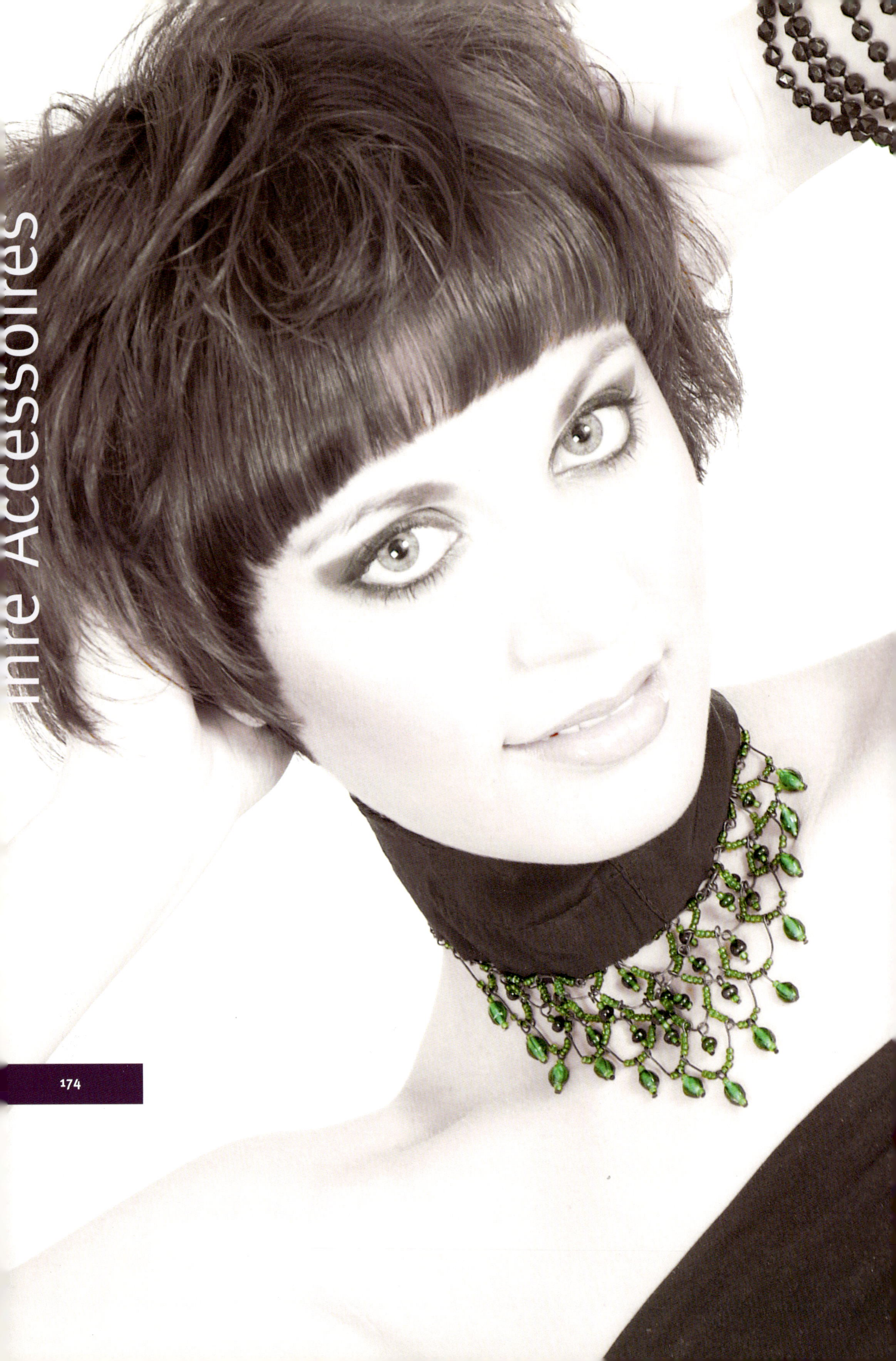

Accessoires: Kleinigkeiten mit großer Wirkung

Accessoires sind heute fast wichtiger geworden als die Mode selbst. Sie sind ein Bekenntnis, geben persönliche Note und verraten oft mehr über unseren persönlichen Stil als Kostüm oder Anzug. Früher hatten die modischen i-Tüpfelchen eine Funktion, die über reinen Schmuck hinausging: Sie waren Würde- und Standeszeichen, Glaubens- oder Rechtssymbol. Jedes Teil hatte seine eigene Tradition und Aussage. Heute machen sie ein Outfit erst perfekt und sind daher unverzichtbare Begleiter in unserem Alltag – beruflich wie privat.

Ob auffallend modisch, verspielt, elegant oder sportiv: Mit den richtigen Accessoires wird jede Frau zur Lady. Früher war es wichtig, alles Zubehör harmonisch auf den Kleidungsstil abzustimmen. Heute ist die Kombination unterschiedlicher Stile und Kontraste erlaubt und gewollt – das macht die Mode erst richtig aufregend und uns einzigartig!

Die feinste Art aufzufallen: Dezentes Outfit, ausgefallene Accessoires! Sparen Sie niemals an diesen Kleinigkeiten!

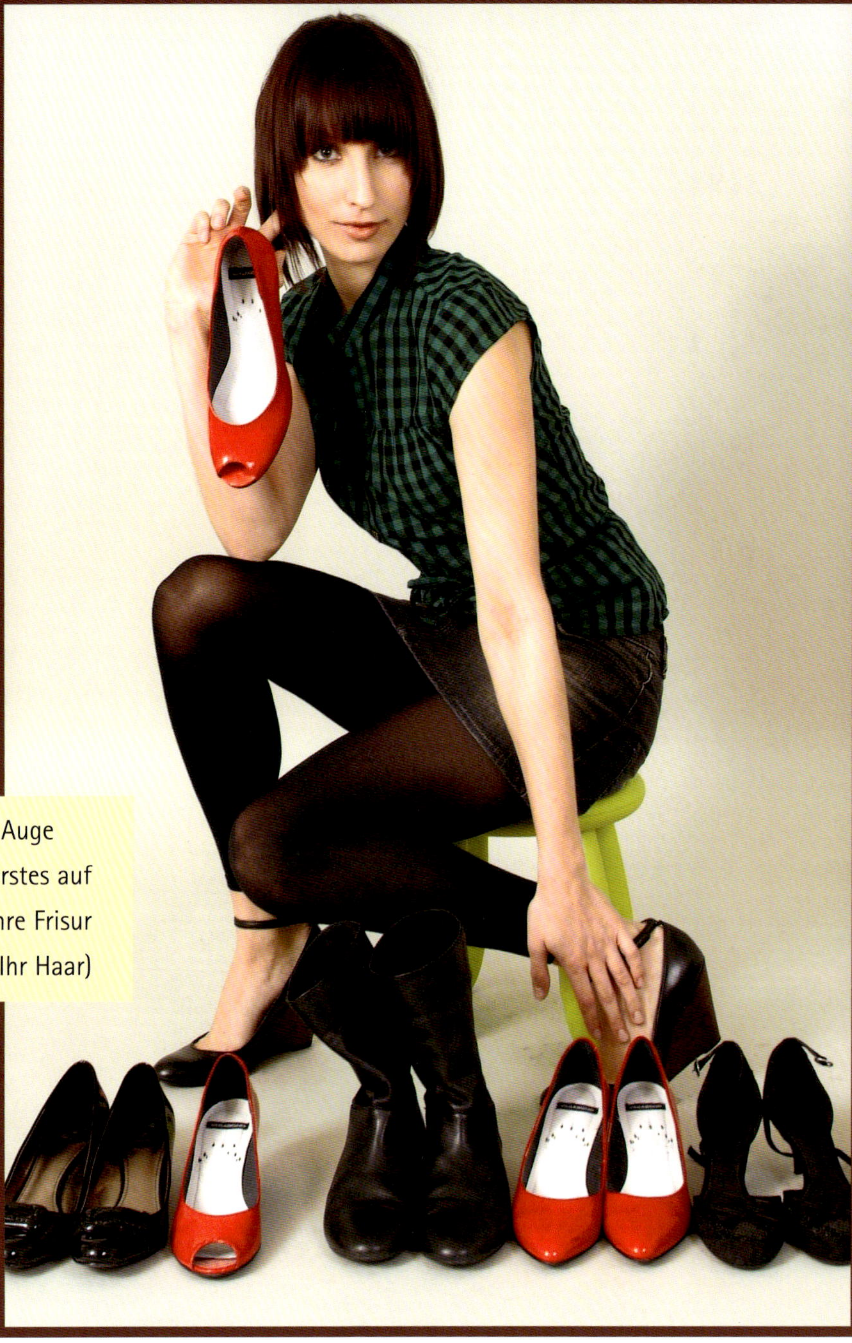

Wussten Sie, dass das Auge Ihres Gegenübers als erstes auf Ihre Schuhe und auf Ihre Frisur fällt? (s. auch STEP 7: Ihr Haar)

Die Schuhe: Schmuckstücke für Ihre Füße

Am Körper ganz unten, in der Wirkung ganz oben! Schuhe sind heute wichtiger denn je und es gibt viele gute Gründe, schöne Schuhe zu tragen: Sie sind Symbol unserer Stimmung und unseres Stils und geben uns Sicherheit. Sie werten ein schlichtes Outfit sofort auf, während ein tolles Outfit mit den falschen Schuhen sofort an Wirkung verliert. Und: Sie sind einfacher zu kaufen als Kleidung, denn ein paar Pfund mehr oder weniger treten bei Schuhen nicht zu Tage!

Um für alle Anlässe gerüstet zu sein, sollten **flache Schuhe, Pumps, Stiefeletten und ein Paar hohe Stiefel** zu Ihrer Grundausstattung gehören.

Unsere Schuh-Tipps:

- Weiblichkeit steht, auch in Sachen Schuhe, hoch im Kurs. Die bequemen Zeiten gehen, modisch gesehen, immer mehr dem Ende zu (Comeback der Eleganz). Selbst der kleinste Absatz lässt sie weiblicher wirken!
- Achten Sie unbedingt auf hohe Qualität und gute Passform: Zu spitze und zu enge Schuhe stören die Blutzirkulation, führen zu Kältegefühlen und Schmerzen und verhärten dadurch Ihre Gesichtszüge. Ein entspanntes Gesicht ist noch wichtiger als der richtige Schuh!
- Schuhe können ein Outfit ganz neu interpretieren. Investieren Sie lieber in ein tolles Paar als in viele billige!
- Flache Schuhe verkürzen optisch. Je höher der Schuh, desto länger und schlanker wirken Ihre Beine. Weiterer Effekt: Ihr Rücken streckt sich, die Brust wird nach vorne geschoben – wirkt selbstbewusst!
- Schuhe/Stiefel Ton in Ton zum Outfit strecken die Figur und wirken stylisch und perfekt.
- Je dicker die Kleidung, desto derber und kräftiger darf der Schuh sein.
  Je festlicher die Kleidung, desto zierlicher der Schuh.
- Bei offenen Schuhen gilt: Wenn überhaupt, dann nur hautfarbene Strümpfe tragen und keine mit Nähten. Offene Schuhe wirken sexy, wenn die Fußnägel schön lackiert sind und Sie schlanke Fesseln haben.
- Absolutes Muss: perfekte Pflege und gepflegte Absätze.
  Auch eine Ledersohle wertet Ihren Schuh sofort auf.

Mindestens drei Paar schicke Schuhe sollten Sie jedes Jahr dazu kaufen (und auch drei Paar entsorgen), um Ihre Garderobe modisch aufzupeppen.

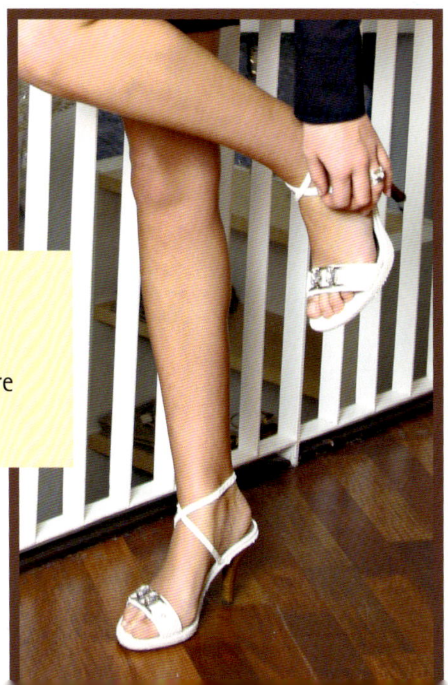

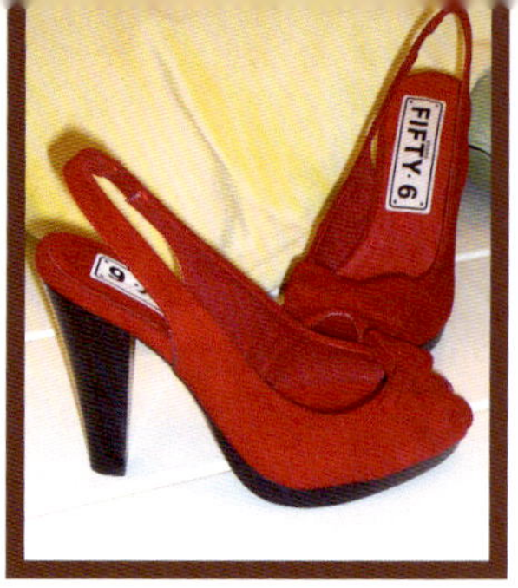

Pumps

Pumps passen zu jedem Stil und sind immer schick, spitze Modelle dabei eher elegant, runde etwas bequemer. 4–6 cm ist die Durchschnitts-Schuhhöhe. Ideal im Büro: der 5-cm-Pumps. Sie fühlen sich feminin und nicht zu sexy. Elegant: der klassische Pumps mit 7 cm Absatz. Tragen Sie sehr hohe Absätze (ab 8 cm) nur, wenn Sie einen sicheren Auftritt haben! Eine gute Alternative: der Keilabsatz. Er ist bequem, entlastet die Füße (trotz Höhe) und sorgt für einen sicheren Gang.

Stiefel und Stiefeletten

Klassisch, luxusorientiert und robust sind sie, die knöchel- bis kniehohen Schönheiten. Tragen Sie Stiefeletten bevorzugt zu geraden Hosen und zu schmalen, knielangen Röcken wie dem Bleistiftrock. Stiefel über schmalen Hosen sollten bis unters Knie reichen. »Reiterstiefel« sind z.B. am schönsten zu schmalen Zigarettenhosen in Weiß-, Beige- und Brauntönen. Flache Stiefel passen am besten zu ausgestellten langen Röcken oder Hosen. Auch hier gilt: Flache Stiefel verkürzen optisch.

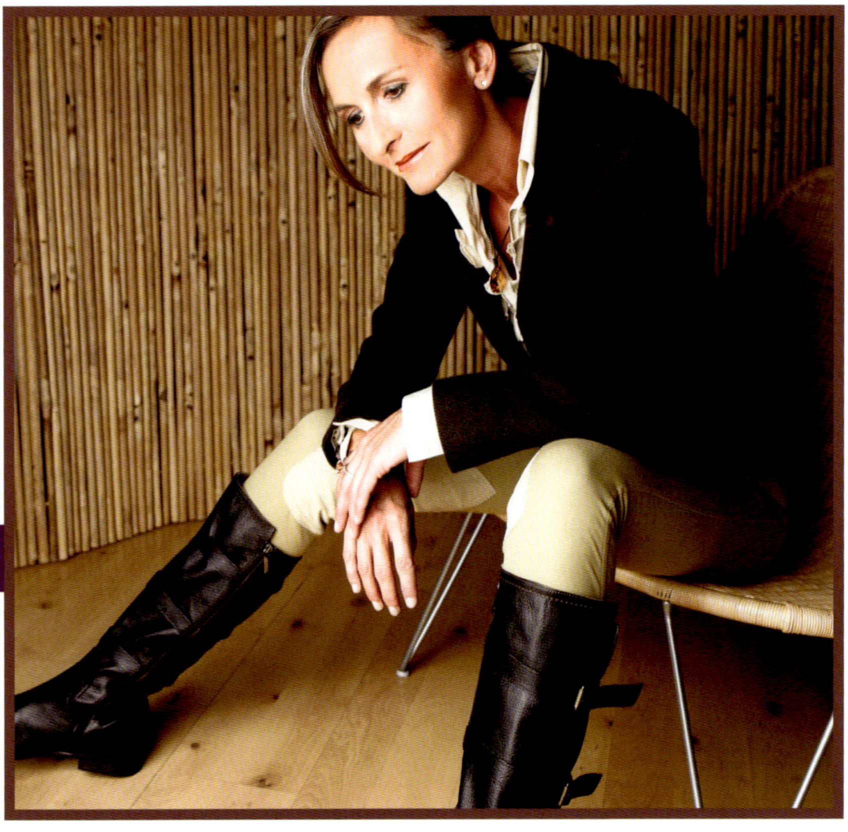

Ein höherer Absatz hat bei kräftigen Beinen sofort Schlankeffekt! Wildlederstiefel oder -stiefeletten vertragen Farbe, Nähte und Schnallen, da sie sonst schneller abgenutzt wirken. Dazu ein schlichter Pulli, ein Wollcape oder ein Kurzblazer aus Schurwolle oder Leder – und Ihr Robust-Look ist komplett! Lammfellstiefel sind schön warm. Sehen sie zu »gemütlich« aus, sollten sie eher der Freizeit vorbehalten sein.

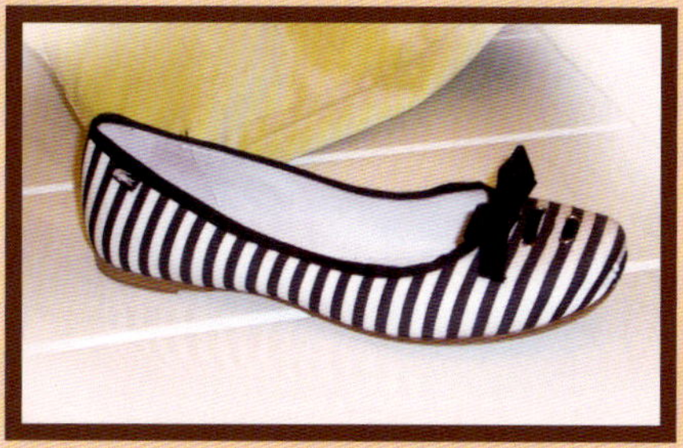

Loafers und Ballerinas

Die flache, bequeme Alternative zu Pumps. Toll zu sportiven und romantischen Stilrichtungen! Mit Schleifen oder Strass können sie sogar festlich wirken. Zum langen Rock passen sie besser als Schuhe mit Absatz – sie wirken lässiger. Zur schmalen Hose (gibt freien Blick auf den Fuß) sind flache Ballerinas ideal, während mit ihnen unter einer weit geschnittenen Hose (Marlene Hose, Jeans) die Proportionen nicht mehr stimmen: Hier sind Loafers oder leichte Pumps die bessere Wahl! Knielange Röcke in leichten A-Linien sind wie geschaffen für Ballerinas. Zum schmalen Bleistiftrock lieber Pumps mit zierlichem Absatz tragen: Der höhere Schuh bewirkt hier die perfekte Proportion und macht einen sexy Hüftschwung!

Sneakers (Turnschuhe)

Gepflegte Sneakers sind heute »tagestauglich«, lassen aber Ihre Beine fülliger wirken. Entscheiden Sie lieber zugunsten Ihrer Weiblichkeit und wählen Sie, wenn möglich, einen Schuh mit kleinem Absatz!

High Heels und Stilettos

Ihr Absatz ist meist dünn und höher als 10 cm. Nicht von ungefähr heißt Stiletto im Italienischen »der kleine Dolch«. Die beiden sind die idealen Abendbegleiter: aufregend und verführerisch durch ihre Höhe, glamourös, wenn sie mit Applikationen (Strass, Satin) versehen sind.
Achten Sie beim Kauf auf ein weiches, rutschfestes Fußbett!

Hohe, feminine Schuhe wie High Heels sind eines der wenigen, typisch weiblichen Attribute, die Frauen geblieben sind. Make-up, Parfum, Schmuck und langes Haar nehmen die Männer heute genauso selbstverständlich in Anspruch.

Der »hohe Blockabsatz«:
Eine gute Alternative zu High Heels, weil er uns festen Stand gibt und gleichzeitig Eleganz mit Alltagstauglichkeit verbindet!

Ideale Basisfarben für Schuhe und Handtaschen

Auffallende Schuhfarben sollten Sie nur dann tragen, wenn sich die Farbe in einem Ihrer Kleidungsstücke widerspiegelt und es Ihre Körpergröße erlaubt, denn eine Akzentfarbe als Schuh ist immer ein Hingucker und lässt kleine Frauen noch kleiner wirken.
Auf der sicheren Seite sind Sie mit Ihren **Basisfarben**, die auch für Ihre Handtaschen gelten:

Beim kühltönigen Farbtyp mit Weiß, Sandbeige, Grau, Blau, Bordeaux und Schwarz.
Beim warmtönigen Farbtyp mit Creme, Beige, Braun, Camel, Natur- und Rosttönen.

Ein **schwarzer Schuh/Stiefel** passt im Prinzip zu jedem Farbtyp. Allerdings sehen die warmen Basisfarben zum warmen Farbtyp immer schöner und perfekter aus. Und selbstverständlich kann ein kühltöniger Farbtyp auch einen warmtönigen Schuh tragen, doch sollte die Dominanz der gesamten Farbwirkung kühl sein. Beispiel: schwarzer Hosenanzug, klassische weiße Bluse, naturbrauner Pumps, in etwa gleichfarbiger Gürtel, schwarze oder naturbraune Handtasche.

weiß
sandbeige
grau
blau
bordeaux
schwarz

creme

beige

braun

camel

natur/rost

Unsere Farb-Tipps:

- Immer perfekt sieht es aus, wenn Sie die Farbe der Schuhe auf Ihre Kleidung abstimmen oder bewusst einen Kontrast setzen. Etwas plump allerdings wirken schwarze Schuhe zu einem hellen Outfit. Hier lieber in den hellen Farben bleiben!
- Weniger ist mehr: Sind Ihre Schuhe oder Stiefel gemustert, mehrfarbig oder aus außergewöhnlichen Materialien (z.B. mit Federn, auffallenden Schleifen), dann halten Sie Ihr Outfit dezent.
- Ein Farbklecks pro Look genügt!

Ihre Accessoires

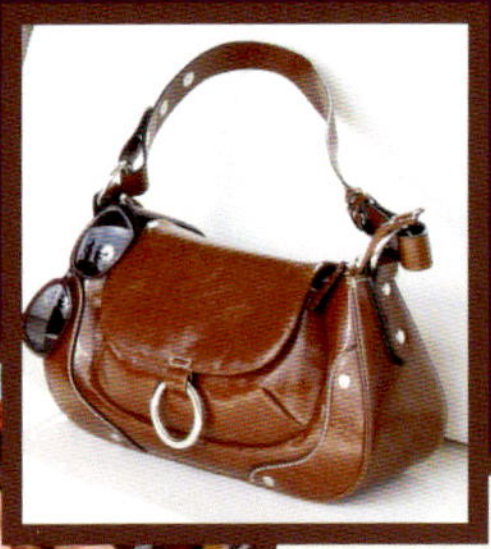
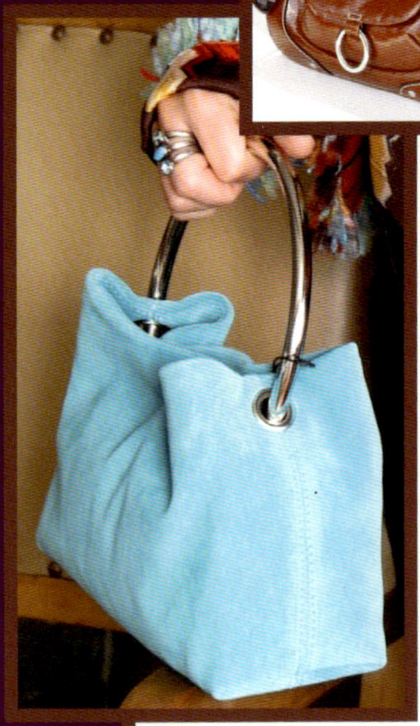
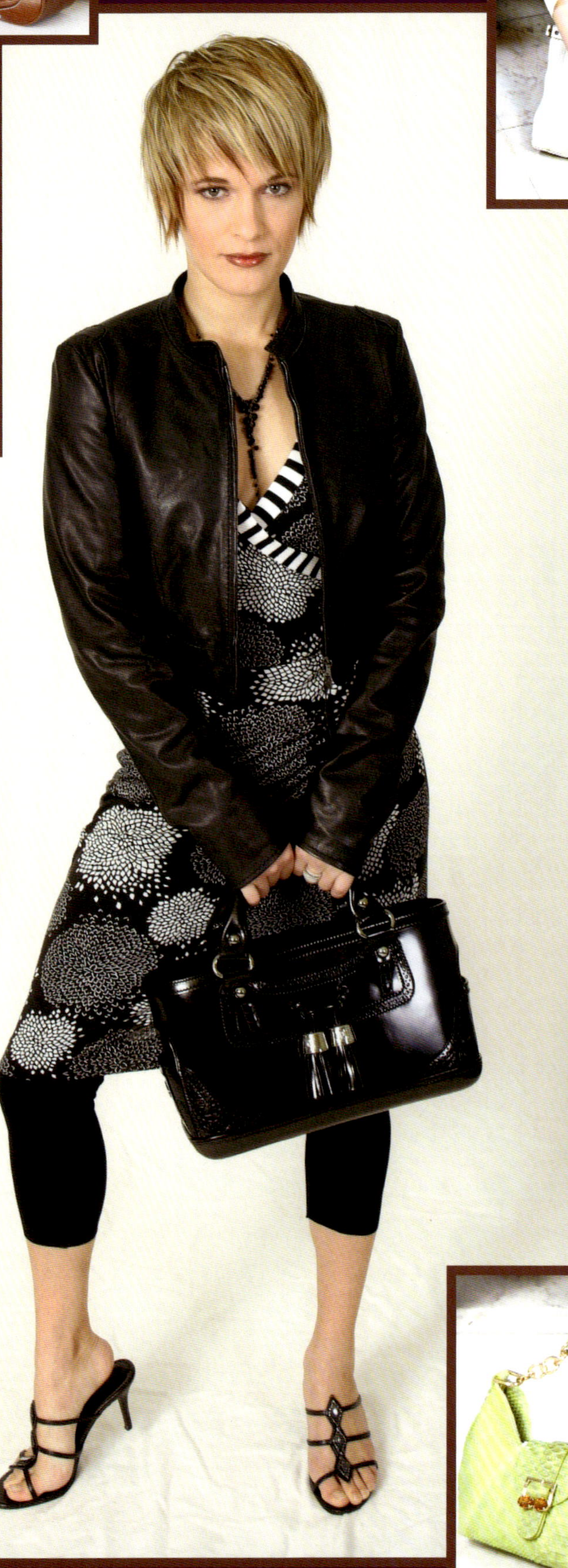
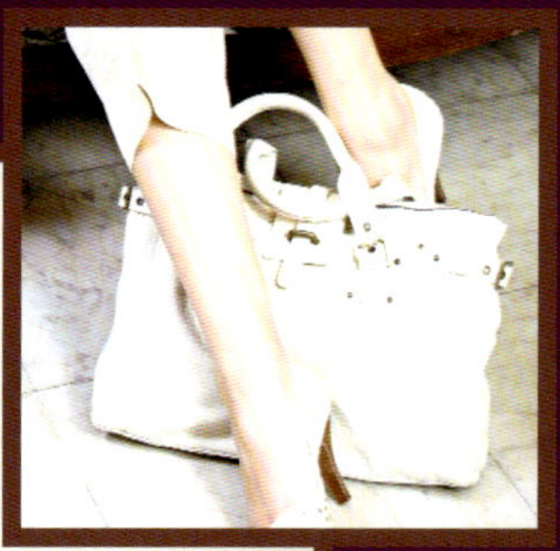
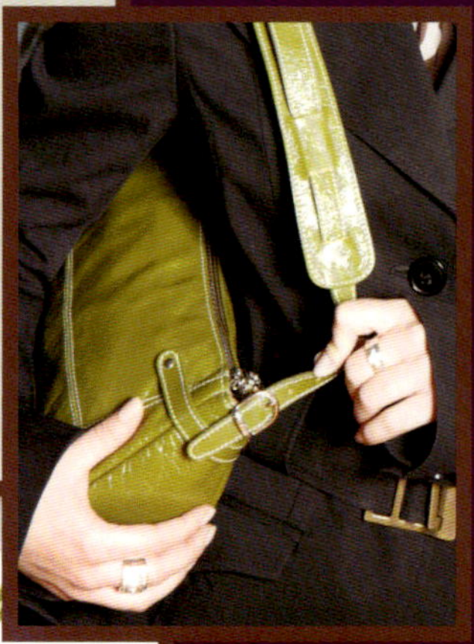
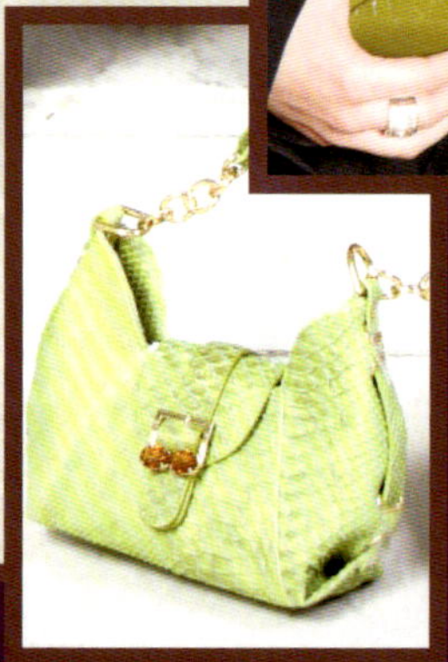

Wechseln Sie beim Ausgehen nicht nur die Kleider: Tauschen Sie die klassische oder sportive Tasche vom Tag gegen eine kleine, elegante Abendtasche. Diese sollte zu gegebenem Anlass festlich glänzend sein, z.B. eine »Clutch« (Clutch Bag), die lässig unter den Arm geklemmt wird.

Die Handtasche: Tragen Sie´s mit Stil!

Wie die Schuhe gehört die Handtasche zu den wichtigsten Accessoires und zeigt Ihrem Gegenüber, wer Sie sind. Sie ist Prestige-Objekt und Stil-Statement am Arm. Ob Handtasche, Shopper, Businesstasche oder Abendtasche – von Taschen können wir nie genug haben, denn mit ihnen lässt sich ein Outfit immer wieder wunderbar auffrischen, auch wenn es nicht mehr das Allerneueste ist.
In Ihrer Garderobe sollte daher mindestens eine **klassische** Tasche fürs Tägliche, eine **peppige** (z.B. in Knallfarben wie Rot, Pink, Grün oder Gelb) für Ihre Freizeitauftritte und eine **elegante** für festliche Anlässe zu finden sein. Wenn Sie berufstätig sind, darf natürlich auch eine **professionelle Businesstasche** aus schönem Leder nicht fehlen!

Unsere Tipps:

- Taschen sind etwas sehr Persönliches. Wählen Sie die, die Ihrem bevorzugten Stil entsprechen. Sie haben öfter und länger Freude daran!
- Optisch reduzierte Taschen wirken zeitloser und eleganter. Modisches Gespür beweisen Sie auch mit einer schönen Citybag (ebenfalls aus Leder).
- Gute Verarbeitung sieht man sofort. Gönnen Sie sich ein Luxus-Stück aus echtem Leder. Sie wirken eleganter damit und sehr stilvoll, selbst in der ältesten Jeans. Außerdem ist es ökonomischer, eine teure Tasche oder Uhr zu kaufen als teure Klamotten: Tasche und Uhr begleiten Sie jeden Tag, die teure Jacke nicht!
- Toll zur schwarzen Handtasche: Seidentücher in warmen oder kühlen Farben!
- Stoff- oder Basttaschen sind witzige und kreative Sommeraccessoires. Sie halten nicht lange und müssen daher nicht teuer sein!
- Achten Sie darauf, dass Ihre Tasche zu Ihrer Größe und Ihrer Proportion passt. Kleinere Frauen sollten z.B. keine Riesentaschen tragen. Ideal: klein bis mittelformatig.
- Absoluter Stilbruch: abgegriffene, ungepflegte Handtaschen. Und bitte: Tragen Sie zu Ihrer Handtasche nie weitere Einkaufstaschen mit sich. Sie gehören nach dem Einkauf sofort entsorgt. Es gibt inzwischen wunderschöne Einkaufstaschen (z.B. aus Stoff), in denen Sie weitere Dinge verstauen können.

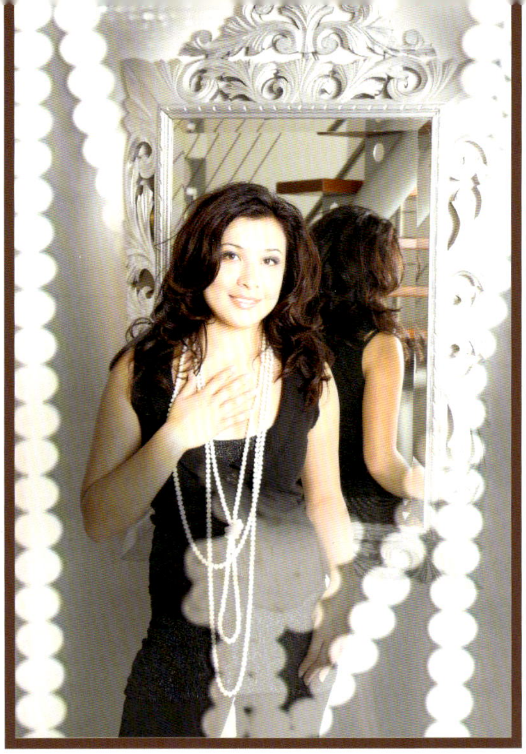

Der Schmuck:

glänzende Begleiter

Schmuck ist die Sehnsucht, Edles zu besitzen. Er ist das hochwertigste aller Accessoires
und zugleich sehr persönlich und intim. Schmuck ist magisch, faszinierend und der Inbegriff von Luxus.
Und ganz nebenbei bringt er Energie und gute Laune.
Schmuckteile in verschiedenen Farben können dezent kombiniert werden
– Ihre Favorite Colors®-Schmuckfarben sollten aber dominieren!

Ihre idealen Schmuckfarben sind:

Für den warmtönigen Farbtyp:
Gelbgold, Rotgold, Bronze, Kupfer, Holz, Schildpatt, Antikgold, Bernstein, Elfenbein,
warme Perlen und Edelsteinfarben, Diamanten.
Diese Farben wirken warm, weich und weiblich und sind eleganter am Abend. Creme-, Natur- und
Hauttöne lassen Goldschmuck nicht zu opulent wirken und passen deshalb auch gut tagsüber.
Für den kühltönigen Farbtyp:
Weißgold, Platin, Silber, Zinn, weiße und silbrig schimmernde Perlen, kühle Edelsteinfarben, Diamanten.
Diese Farben wirken tagsüber cooler und modischer.

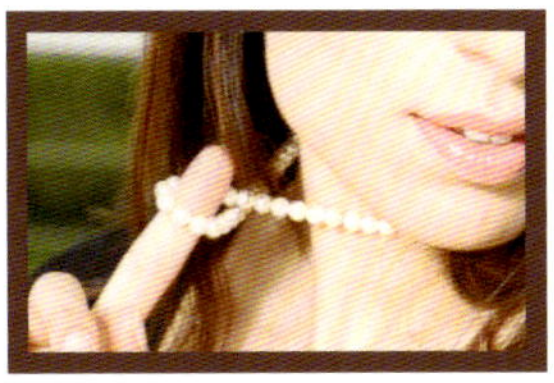

Tipp für den Tag:
Mehrsträngige Perlenkette zum schlichten Rolli. Abendvariante: kurze, halblange und lange Ketten kombiniert – am schönsten zu dunklen Farben oder Cremetönen!

Perlen

Perlen, die »Tränen der Götter«, sind weiblich sinnlich und eine Anschaffung fürs Leben.
Sie schmeicheln Ihrem Teint, bringen Ihr Gesicht zum Strahlen und werten jedes Kleidungsstück auf.
Sie sind nicht immer trendy, aber immer klassisch und elegant.
Am schönsten wirken Perlen auf Unistoffen. Der Farbe Schwarz nehmen Sie z.B. die Härte. Zu Mustern sind sie meist zu viel. Perlen passen zu jeder Tageszeit. Achten Sie aber auch hier auf Ihre Farben:

warmtönig: Gelbgold mit Perlen in Champagner-, Creme- und Elfenbeintönen
kühltönig: Silber, Platin und Weißgold mit Perlen in Weiß- und Rosé-Farben

Ringe

Auch Ringe ziehen die Aufmerksamkeit auf sich und sollten daher mit Bedacht ausgesucht werden.

Absolut out: zu viele Ringe an den Fingern.
Besser ist es, wenn der einzelne Ring (z.B. ein Solitärring oder Edelsteinring im XL-Format) seine volle Wirkung entfalten kann (»Klasse statt Masse«).

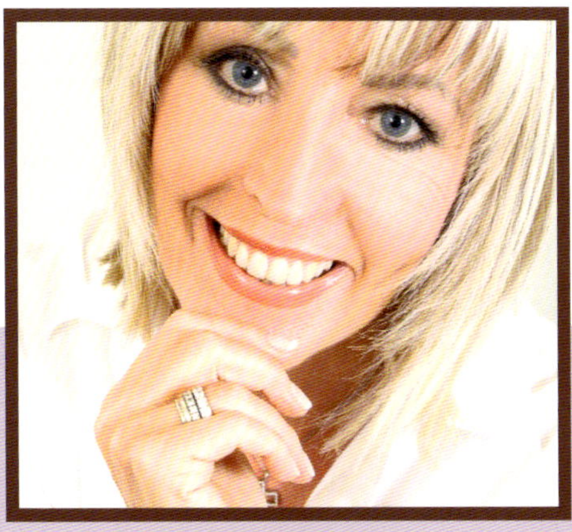

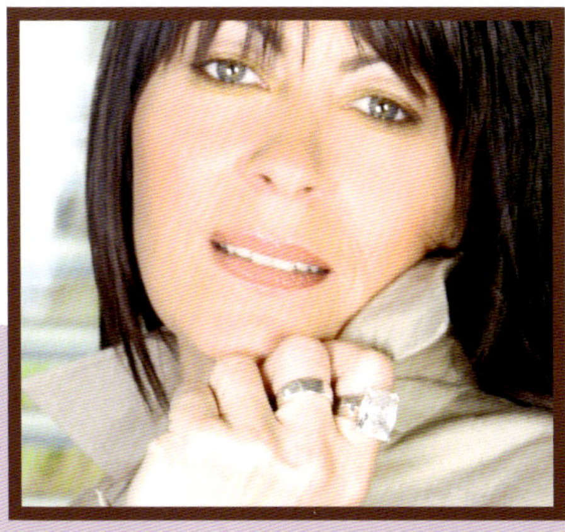

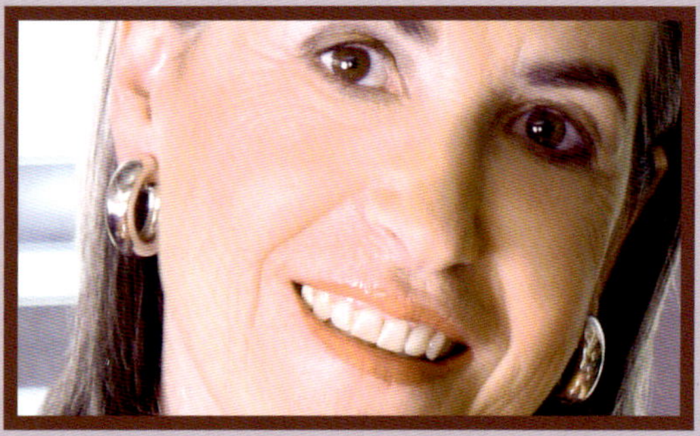

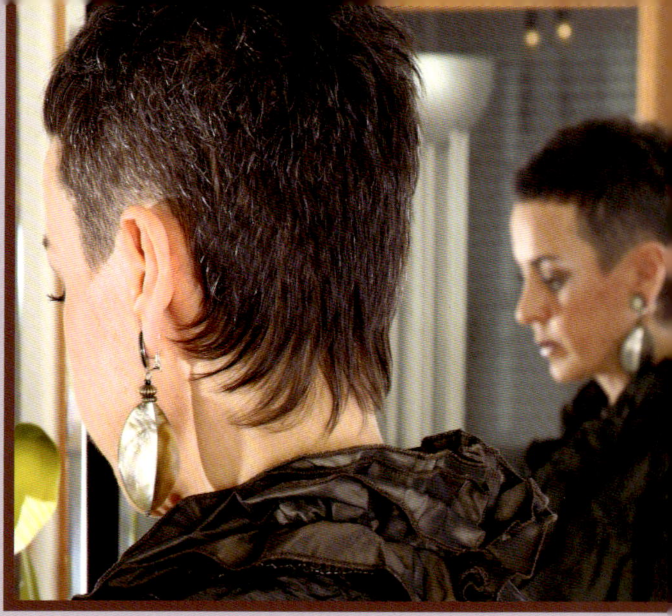

Ohrringe

Ohrstecker
sind zarte Schmuckstücke aus Perlen, Brillianten oder gefassten, farbigen Steinen.
Sie sehen sehr schön aus bei kurzen oder nach hinten frisierten Haaren.

Creolen
sind glamouröser als Stecker. Ideal dazu passen Locken oder halb hochgesteckte Haare.
Zu großen Creolen sollten Sie die Haare nicht zu streng tragen - das wirkt schnell madamig.

Chandeliers (engl. für Kronleuchter)
wirken prachtvoll, reich und glamourös. Sie klimpern und glitzern und sind optimal für den großen Auftritt. Ideal wirken sie zum Abendkleid und hochgesteckter Frisur. Da sie die Blicke auf sich ziehen, sollten Sie dabei auf Colliers verzichten.

Broschen

Lange Zeit galten sie als spießig, inzwischen sind sie wieder »in« und in tollen, modischen Varianten zu haben: Klassisch: am Revers der Jacke, sexy: frontal am Dekolleté, modisch: gerafft an der Schulter
Tragen Sie eine Brosche auch mal als »Krawattennadel«, z.B. im V-Pulli eingesteckt!

Armbänder

Von ganz zart bis auffällig breit machen sie alle Launen mit: z.B. mehrere dünne Reife, Bettelarmbänder, Gliederarmbänder, ausgefallene Soloreife, breite Strassarmbänder.

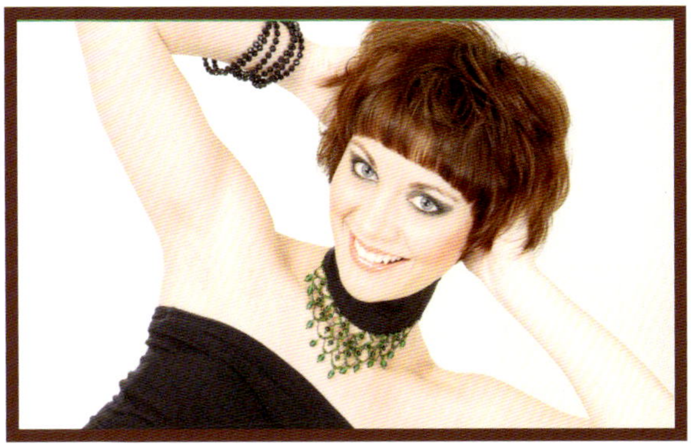

Welcher Schmuck zu welchem Outfit?

Schmuck ist am schönsten, wenn ein Teil Ihrer Persönlichkeit mitschwingt. Weniger ist daher mehr. Wählen Sie Ihren Schmuck sorgfältig aus und überladen Sie sich nicht, indem Sie alles tragen, was Sie haben.

Sportliche Outfits
brauchen keinen Schmuck, außer einer schicken sportlichen oder klassischen Uhr.
Perlen oder größere Ketten sind hier fehl am Platz – sie nehmen dem lässigen Look die Unkompliziertheit und wirken overstyled.

Kostüm und Hosenanzug
Zum schlichten, schwarzen Kostüm besticht eine wirkungsvolle Brosche oder eine schöne Perlenkette.
Perfekt, wenn sie die Farbe eines anderen Accessoires (z.B. Handtasche, Handschuhe) betont.
Zum Hosenanzug passen klare Schmuckformen wie ein Armreif, Halsreif oder lange Ketten.
Hier keine verspielten Stücke tragen! Zu Kleidern und Röcken dagegen darf auch Ihr Schmuck etwas verspielter und weiblicher sein.

Abendoutfit
Glamouröse Hingucker sind Chandeliers oder große Creolen, auch auffallende Ketten mit Anhänger und großformatige Cocktailringe.
Passt Ihre Uhr nicht zum Abendschmuck, lassen Sie sie zu Hause.

Die Schmuckklassiker sind die Diamanten. Wir besitzen sie ein Leben lang. Man nennt sie auch »Splitter von gefallenen Sternen«.

Grundsätzlich gilt:

- Ihr Schmuck sollte sich nach Ihren Proportionen richten, das heißt: Je größer und kräftiger Sie sind, desto größer darf Ihr Schmuck sein.
- Dünne Armbänder und Armreife, die eng ums Handgelenk liegen, machen erst recht auf kräftige Arme, Hände und Handgelenke aufmerksam. Besser sind hier breite Gliederarmbänder und Armbänder mit dickeren Steinen/Perlen.
- Bei feinem Schmuck macht's die Menge: Viele locker sitzende Reife verdecken auch breite Gelenke geschickt.

Der Kauf von Modeschmuck ist meist spontan, impulsiv und stimmungsabhängig. Der Kauf von wertvollem Schmuck ist dauerhaft und sollte wohl bedacht sein.

Unsere Schmuck-Tipps:

- Wählen Sie immer Ihren Stil und Ihre Farben!
- Achten Sie darauf, dass Ketten, Ohrringe und Brille nicht miteinander konkurrieren. Eine große Kette z.B. muss im Zentrum des Outfits stehen.
- Auffallende Kleidung – weniger Schmuck! Dies gilt auch für ein tiefes Dekolleté: Hierzu feingliedrige Ketten tragen.
- Bei offenen Haaren gilt: Nicht zu viel Schmuck tragen – wirkt überladen!
- Meiden Sie eleganten Schmuck vor 18 Uhr. Danach darf es glitzern!

Dekorative Schleifen (z.B. aus Satin) am Kragen, als Gürtel, Schließe oder Bustier sind sehr wirkungsvoll. Dazu aber wenig Schmuck und weitere Details einsetzen!

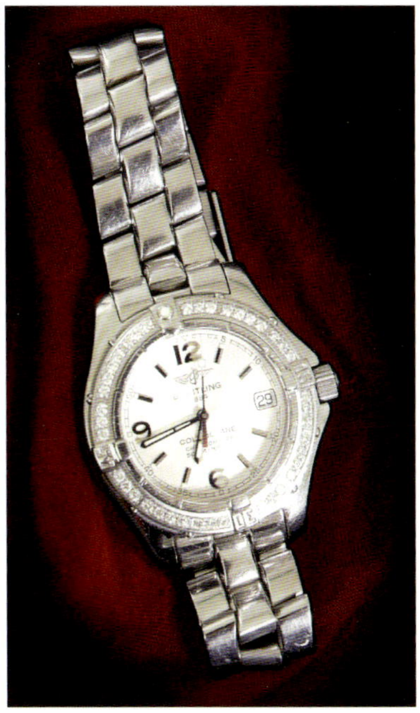

Die Uhr: mehr als ein Zeichen der Zeit

Die Uhr ist ein Schmuckstück, das mit den Jahren an Wert gewinnt, ein Juwel für Ihr Handgelenk und täglicher Luxus. Sie setzt das i-Tüpfelchen auf Ihr Outfit, tagsüber wie abends. Darüber hinaus zeigt die Uhr Ihren Status und Ihren Blick auf die Welt.
Tragen Sie daher besser keine Plastikuhr, sondern sparen Sie auf Ihr Traummodell und nehmen Sie sich die Zeit, Ihre Uhr zu finden, die schön und hochwertig ist!

Welche Uhrengröße ist für mich richtig?

- Uhren in mittlerer Größe haben den Vorteil, dass sie uns tagsüber und abends begleiten können.
- Größere Uhren lassen kräftige Handgelenke schmäler erscheinen.
- Zierliche Uhren passen besser zu einem zarten Handgelenk.

Auch die Uhr sollte zu Ihren bevorzugten Kleidungsstilen und Ihren Proportionen harmonieren: z.B. größeres Ziffernblatt und breiteres Armband bei kräftigen Handgelenken.

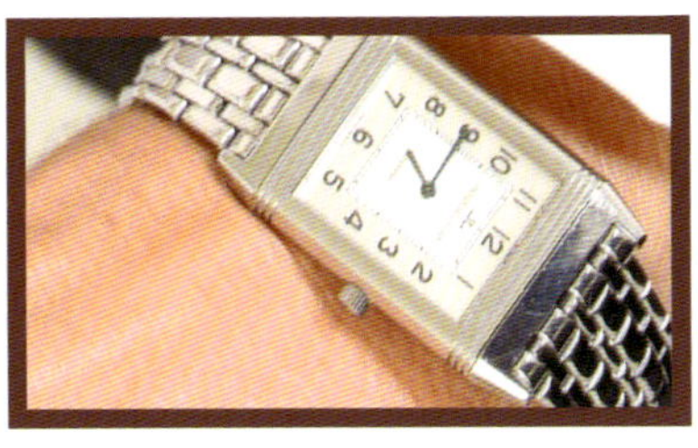

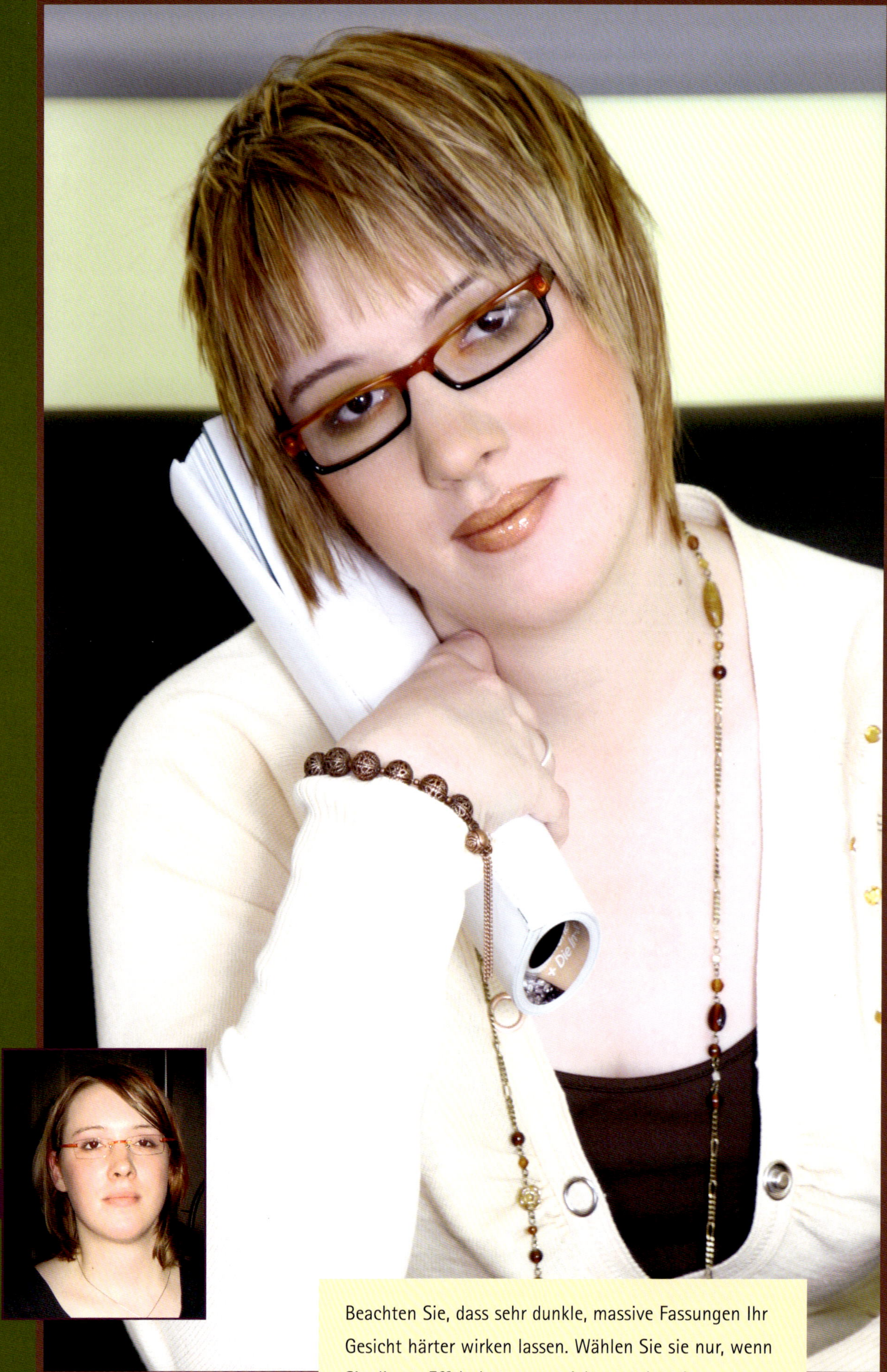

Beachten Sie, dass sehr dunkle, massive Fassungen Ihr Gesicht härter wirken lassen. Wählen Sie sie nur, wenn Sie diesen Effekt bewusst erzielen möchten!

Bei der Anprobe Ihrer Brille sollten sich Ihre Pupillen genau in der Glasmitte befinden – dann wirkt das Gesicht harmonisch!

Die Brille: Beauty-Queen für Sehkraft und Sonnenschutz

Die Augen sind der Spiegel der Seele. Sie sind die Mittler, mit denen wir die Welt visuell begreifen, sie in uns aufnehmen, und mit denen wir bewusst Signale nach außen senden.
Neben den Augen prägt die Brille unser Gesicht und wird von unserem Gegenüber sofort wahrgenommen: Sie schärft, sie schützt, sie schmückt und wird immer mehr zum Trendobjekt. Für Sie als Brillenträgerin sollte die Brille daher das Accessoire sein, dem Sie die höchste Priorität geben. Schlicht oder auffallend? Das ist eine Entscheidung, die nur Sie treffen können. Wichtig ist, dass Sie beim Brillenkauf folgende Punkte berücksichtigen:

- **Ihren Farbtyp**
- **Die Farbe der Brillenfassung**
- **Die Farbe des Brillenglases**
- **Ihre Gesichtsform, Haarfarbe und bevorzugte Make-up-Farben**
- **Ihren bevorzugten Kleidungsstil**

Ihre idealen Brillenfarben sind:
Für den kühltönigen Farbtyp: Silber, Grau, Blaugrau
Für den warmtönigen Farbtyp: Gold, goldene Brauntöne, Hornfarben, warmes Perl, Kupfer
Und selbstverständlich alle Ihre Neutral- und Akzentfarben!

Es gilt: Je intensiver die Brillenfarbe, desto auffälliger die Brille.

Die richtige Brille für Ihre Gesichtsform

Eine Brille wird erst dann zum Eyecatcher, wenn sie ideal zu Ihrer Gesichtsform passt:

Oval

Jede Brillenform, aber keine Riesenbrille (mit ihr sieht man das Gesicht nicht mehr). Feine Metallfassungen wirken hier genauso gut wie exzentrisch auffallende Modelle. Eckige Gläser machen das Gesicht markanter, ovale Gläser wirken weicher und femininer.

Kreis

Eckige und markante Brillen schaffen hier mehr Kontur und betonen die Augenbrauen.
Runde Brillen würden das Gesicht noch flächiger wirken lassen und verbreitern optisch die Augenpartie.

Quadrat und Rechteck

Hier haben Sie die Wahl:

1. Weichere, randlose Formen (nicht zu klein wählen!) schwächen diese Gesichtsform ab.
2. Auch die Pilotform wirkt weicher.
3. Eckige Formen betonen diese Gesichtsform.
4. Ovale Formen, abgerundet, haben neutrale Wirkung.

Dreieck

Die ovale Brillenform lässt das Kinn weniger spitz erscheinen. Ideal: Brille mit größeren Gläsern, die den Blick vom Kinn auf die Augenpartie lenkt. Gut wirken hier auch 50er-Jahre-Brillen oder abgerundete Carré-Formen.

Trapez

Siehe Quadrat. Doch Achtung: Die Brille darf nicht zu schmal wirken. Wichtig ist hier ein guter Ausgleich zum Kinn und die Betonung der Augen.

Details zu den einzelnen Gesichtsformen
finden Sie in STEP 7: Ihr Haar!

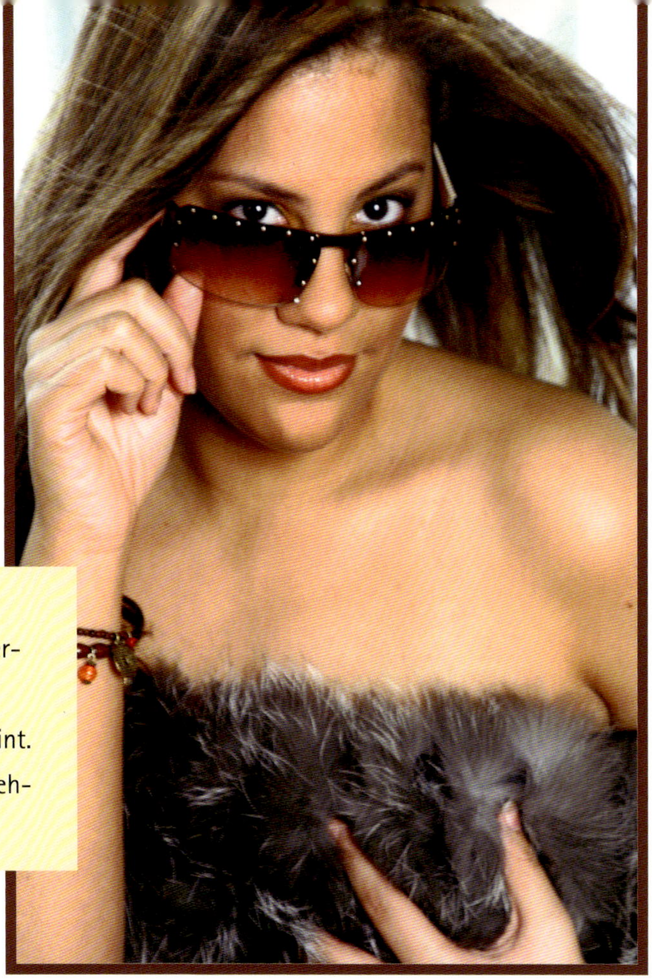

Sonnenbrillen sind »in«, aber zum falschen Anlass nicht cool, sondern arrogant und lächerlich. Sonnenbrille tragen wir nur dann, wenn auch die Sonne mindestens ein bisschen scheint. Und wenn wir jemanden offiziell begrüßen, nehmen wir selbstverständlich die Brille ab.

Perfekt geschminkt mit Brille

»Brille und Make-up – geht das?« fragen uns viele Kundinnen in unseren Beratungen. Na klar! Wichtig ist nur, dass Sie einige Punkte beachten.

Wenn Sie kurzsichtig sind:
Durch das geschliffene Glas wirken Ihre Augen kleiner. Sie sollten sie also besonders betonen und ihre Form optimal hervorheben. Schön sind leuchtende Lidschattenfarben mit Kajal und dazu kräftig getuschte Wimpern.

Wenn Sie weitsichtig sind:
Je höher die Dioptrienzahl, desto größer wirken Ihre Augen durch das Brillenglas. Schminken Sie daher Ihre Augen eher dezent und wählen Sie die Farben nicht zu intensiv.

Seien Sie vorsichtig mit farbigem Augen-Make-up, wenn Sie ein farbiges Brillengestell haben. Ideal ist dann ein Ton aus dem Gestell, damit die Farben fließen und nicht in Konkurrenz treten.

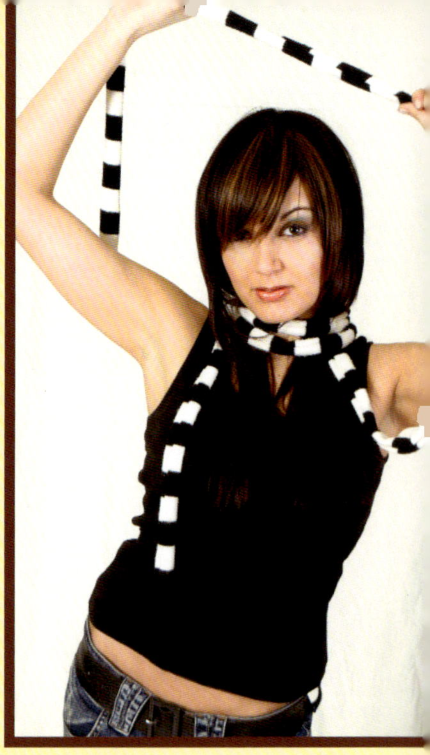

Ganz schön eingehüllt: Tücher, Schals & Co.

Mit diesen Accessoires sind Sie immer bestens gerüstet und erzielen mit minimalem Aufwand große Wirkung:

Tücher und Schals setzen ein kreatives Highlight oder ein modisches Gegengewicht und lassen Ihre Garderobe vornehm elegant bis sportlich lässig wirken. Das französische Hermés-Tuch wurde zum Klassiker, weil es Luxus und Sportlichkeit gleichermaßen verkörpert.
Sehr elegant wirken Schals aus Seidenchiffon (z.B. mit Perlen), Satin oder Crepe de chine und edle Tücher, als Kopftuch getragen (50er Jahre).

Kennen Sie den **Pashmina-Schal?**
Er ist superweich, warm und edel und für abends ein optimaler und kleidsamer Begleiter, von dem man nur äußerst ungern lässt. Locker um den Hals gebunden wirkt er schön leger. Beobachten Sie bei Gelegenheit, wie kunstvoll ihn die Italienerinnen tragen!

Die **Stola** ist eine elegante Umhüllung für den Abend. Sehr ladylike und doch lässig umspielt sie wirkungsvoll Kleider wie Kostüme.

Die **Krawatte** ist ein liebenswert eigenwilliges Stück Stoff, das Ihrem Outfit einen ganz speziellen Ausdruck verleiht: männlich-kompetent und dabei selbstbewusst feminin!

Der **Poncho** (Decke mit Kopfschlitz) stammt von den Indianern Südamerikas. Er ist herrlich bequem, wärmt und schummelt auch noch ein paar Kilos weg. Ponchos sind ideal für die Übergangszeit. Für tagsüber gibt es die Lässig-Variante aus Wolle (mit oder ohne Fransen), abends glänzen Sie mit der Luxus-Ausführung mit Pailletten oder Pelz. Einfach über den Kopf ziehen – fertig!

Der **Pelz** sieht wunderbar verführerisch und glamourös aus, wenn er nicht zu gestylt getragen wird: Zum klassischen Kostüm mit zu vielen Juwelen und zu konservativen Stoffen wird er schnell zum Altmacher!

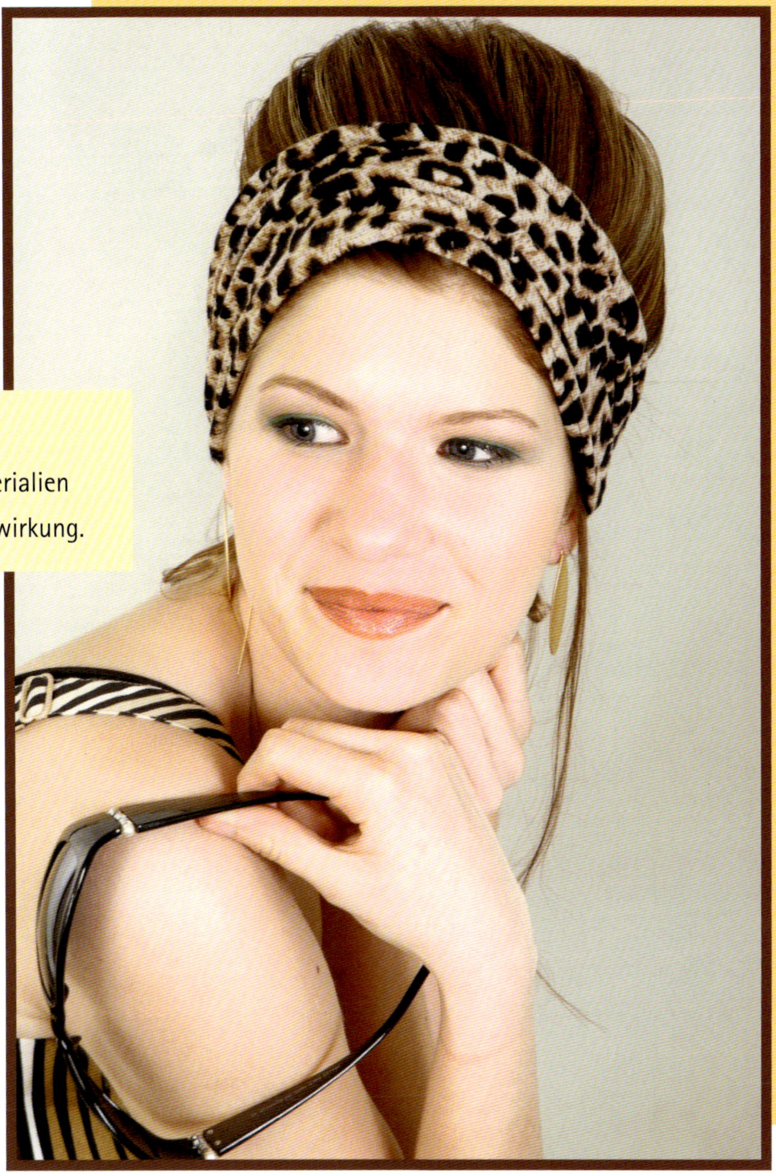

Kaufen Sie Qualität. Minderwertige Materialien haben eher Negativwirkung.

Unsere Tipps:

- Ein Blickfang genügt: Verzichten Sie zugunsten eines schönen Tuches auf auffallende Ketten und Broschen.
- Tücher und Schals in Leuchtfarben bringen Farbe ins Gesicht!
- Lose drapierte Tücher und Schals sehen immer am besten aus. Zu eng gebunden oder übermäßig drapiert sehen sie wie »dekoriert« und nicht stilsicher aus.
- Wenn Sie schlanke Hüften und Taille haben, sehen Tücher auch als Gürtel gebunden sehr schön aus.
- Witzig: Ein Tuch mal zur Krawatte gebunden.
- Stolas sollten nicht zu steif getragen werden: Mit einem figurbetonten Kleid, zu Leder oder zur Edeljeans sind sie absolute Jungmacher!

Zu Hosen und Röcken mit Gürtelschlaufen gehören auch Gürtel. Sonst mit dem Oberteil verdecken.

Bei kurzem Oberkörper: Oberteil darüber und den Gürtel etwas tiefer tragen (nicht in den Schlaufen).

Der Gürtel: Blickfang auf Taillenhöhe

Früher waren die Handtaschen Hingucker Nr. 1, heute sind es auch die Gürtel. Schmale Gürtel sind dezente Dekoration, breite Gürtel dienen als Blickfang im großen Stil. Je breiter der Gürtel, desto schlanker sollte Ihre Taille sein, wenn sie ihn auf Taillenhöhe tragen. Ist Ihre Körpermitte eher ausgeprägt, sehen breite Gürtel vorteilhafter aus, wenn sie locker auf die Hüfte fallen.

Achten Sie auch immer auf die Details, z.B. sollten alle Verzierungen am Gürtel in Stil und Farbe zu Ihrem Schmuck passen.

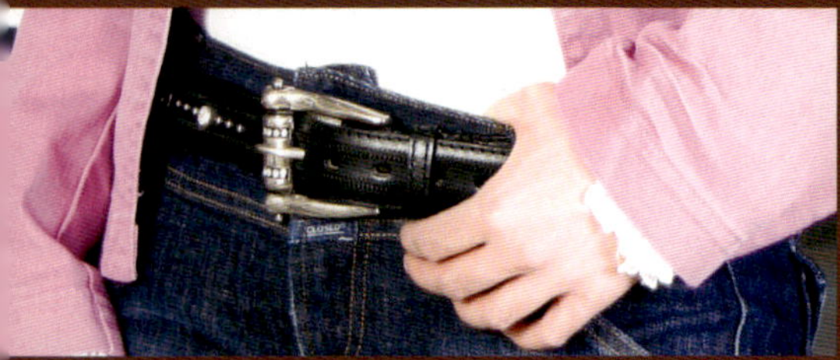
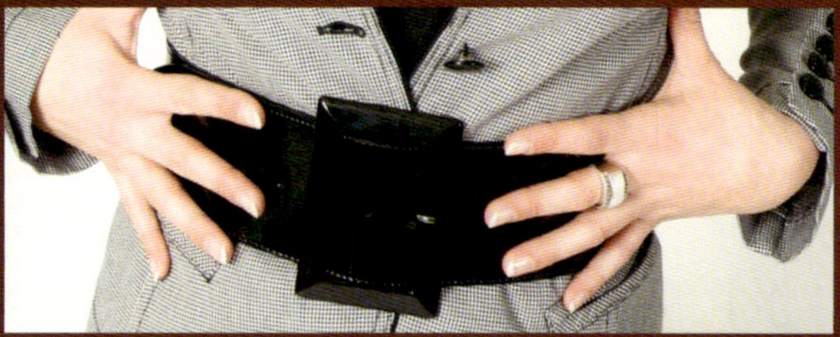
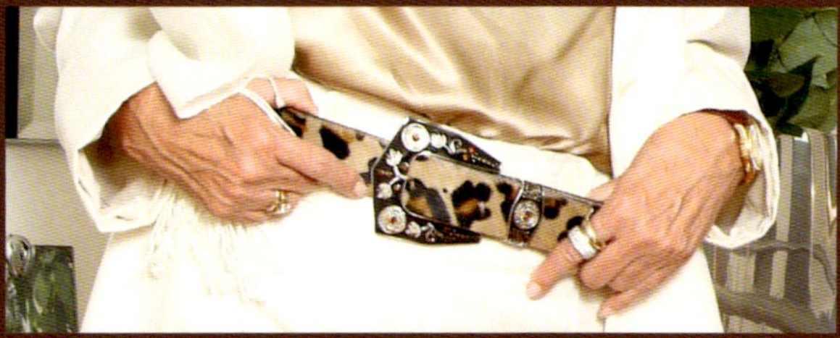
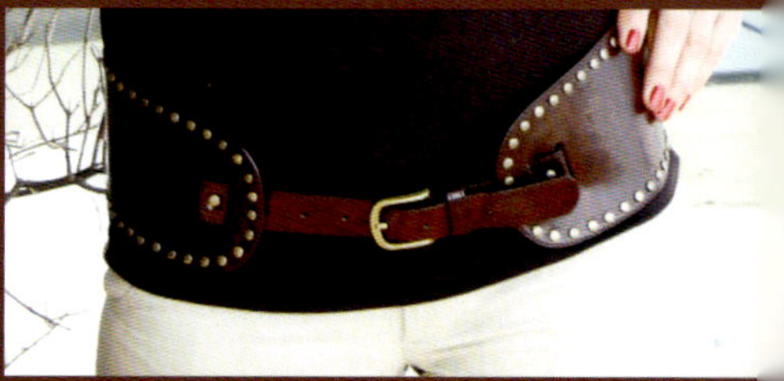

Jede Kontrastfarbe von Gürtel und Schuhen lässt Sie optisch kleiner und oft fülliger wirken. Beispiel: dunkelblaues Kostüm, weiße Schuhe, weißer Gürtel. Ideal wäre: dunkelblaues Kostüm, blaue Schuhe, blauer Gürtel – oder Ton in Ton mit Ihrem Ober- oder Unterteil (Rock/Hose).
Die Körperlinie wirkt gleich gestreckter und schlanker.

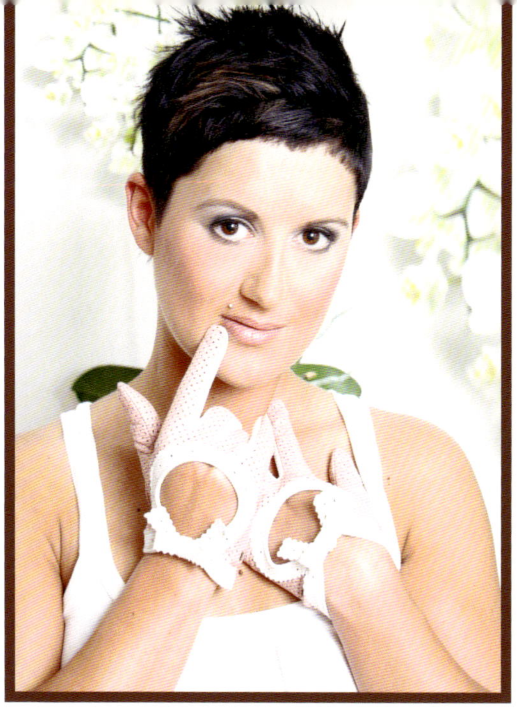

Die Handschuhe: charmante Fingerwickler

Wie bei den Taschen kann man auch von Handschuhen nie genug haben: Sie wärmen und verleihen Stil, Eleganz und Glamour. Sehr stylisch sind Lederhandschuhe – vorzugsweise in leuchtenden Akzentfarben oder weiß und durchbrochen. Das hat Stil!

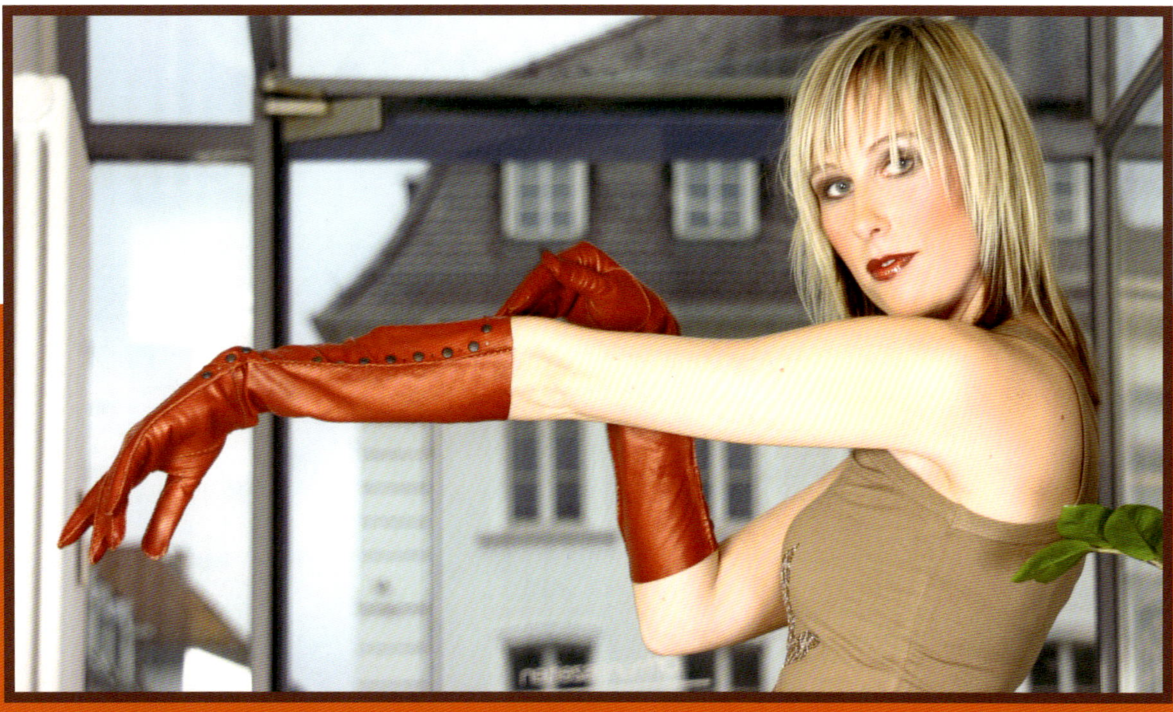

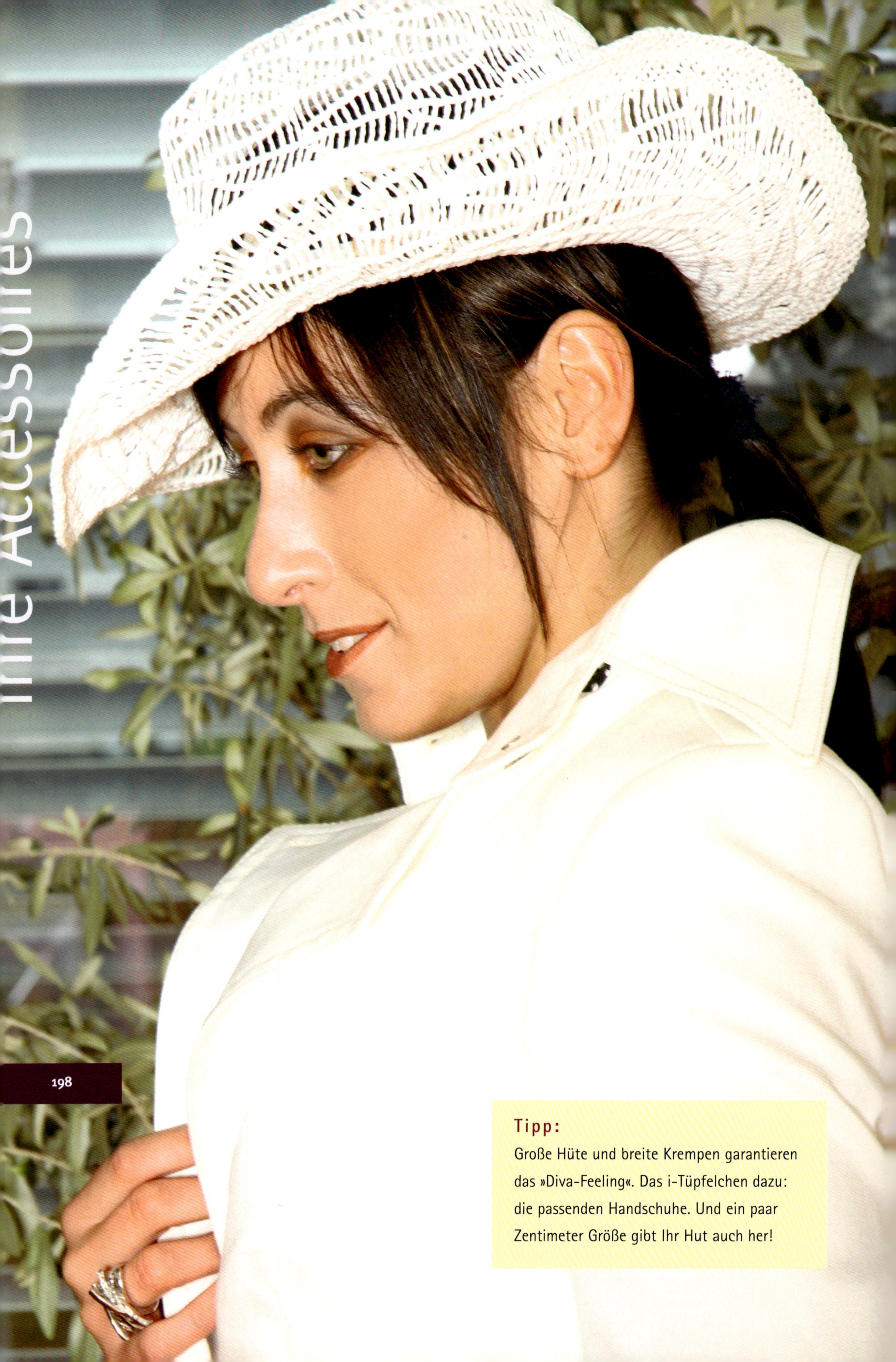

Tipp:

Große Hüte und breite Krempen garantieren das »Diva-Feeling«. Das i-Tüpfelchen dazu: die passenden Handschuhe. Und ein paar Zentimeter Größe gibt Ihr Hut auch her!

»Trage den Hut nach rechts, die linke Seite
ist für den Herrn Deines Herzens!«

Anette Milow

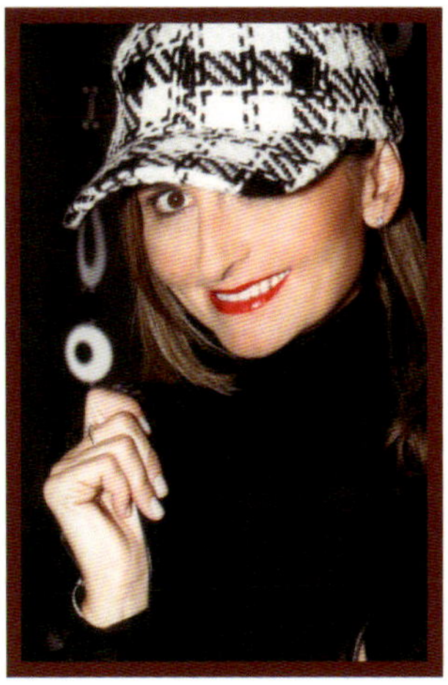

Der Hut: Chapeau!

Wenn sich in der Mode wenig tut, können Hüte, Mützen und Kopftücher Ihre Garderobe enorm aufpeppen. In den 50er Jahren gehörte der Hut zur Basisausstattung jeder Frau und wurde perfekt auf das Outfit abgestimmt.
Auch, wenn »Frau mit Hut« heute noch etwas ungewohnt ist: Trauen Sie sich, Hut zu tragen. Es ist elegant, beweist Selbstbewusstsein und kann Ihr Markenzeichen werden:

- Mütze: flippig, cool
- Ballonkappe: modemutig, selbstbewusst
- Gangsterhut oder Borsalino: sexy

Wichtig beim Hutkauf ist es, sich ganz im Spiegel zu sehen, damit die Wirkung des Hutes auf die Proportionen sichtbar wird. Probieren Sie aus, was Ihnen besser steht: Haare hinter die Ohren, vielleicht straff zurückgebunden oder offen.

Unsere Tipps:

- Breitkrempige Hüte und wuchtige Mützen erdrücken kleine Menschen.
  Je größer Sie sind, desto auffallender und voluminöser darf Ihr Hut sein.
- Ideale Farben für Sommerhüte: heller als die Kleidung
  Ideale Farben für Winterhüte: dunkler als die Kleidung

Der Duft: Weniger ist mehr

Düfte sind so vielfältig wie die Seiten einer Frau: von sportlich-frisch, zitronig, blumig oder sinnlich-schwer sind sie in allen Nuancen zu haben. Wussten Sie, dass Sie mit frischen Zitrusdüften jünger wirken? Laut einer Studie der Smell & Taste Foundation in Chicago werden Frauen, die diese Düfte tragen, von Männern im Schnitt 6 Jahre jünger geschätzt.

Hier einige Tipps zum Umgang mit Düften:

- Düfte halten länger auf der Haut, wenn Sie sich vorher mit der dazugehörigen Bodylotion eincremen. So kann sich der Duft noch besser entfalten.
- Echtes (reines) Parfum wirkt länger als Eau de Toilette und ist daher auf Dauer günstiger.
- Die Punkte am Körper, an denen Düfte am längsten halten, sind die Schläfen (frisch gewaschene Haare!), Brustansatz, Nacken, Armbeuge und Kniekehle. Alle Stellen, an denen das Blut pulsiert.
- Weniger gut ist der berühmte Tropfen hinterm Ohr: Hier sitzt verstärkt Hautfett, was den Duft verändern kann.
- Zerreiben Sie den Duft nicht auf der Haut – Sie zerstören damit die Duftmoleküle.
- Und bitte: Hüllen Sie Ihr Gegenüber nicht in Duftschwaden. Das hat gegenteilige Wirkung!

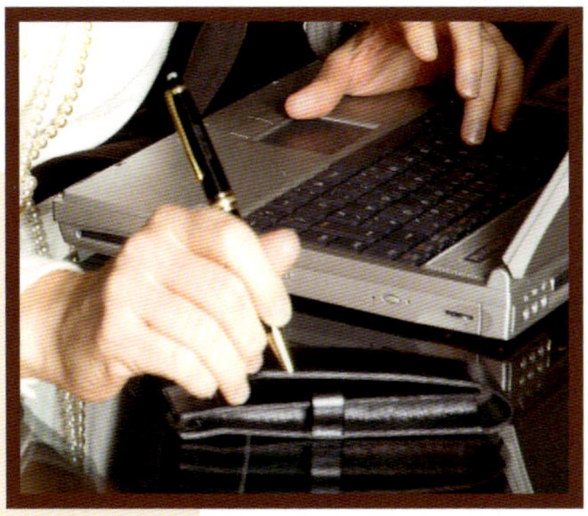

Business-Accessoires:

Auch beruflich zeigen Sie Klasse und Professionalität, wenn Ihre Accessoires sichtbar auf Ihre Persönlichkeit und Ihre Farben abgestimmt sind:

- schicker Timer
- schöne Schreibgeräte: Füllfederhalter und Kugelschreiber
- geordnete Papiere in hochwertigen Mappen

Unsere Tipps:

- In Ihre Accessoires zu investieren, lohnt sich! Gönnen Sie sich öfter mal ein besonderes Stück, das Ihnen alle Tage Freude macht, aber nicht alltäglich ist.
- Achten Sie darauf, dass die einzelnen Teile auf Ihre Proportionen abgestimmt sind.
- Bei üppigen Accessoires ist in der Kleidung Zurückhaltung angesagt.
- Tragen Sie keine zwei Eyecatcher zusammen, sie stehlen sich gegenseitig die Show!
- Und mixen Sie keine verschiedenen Accessoire-Stile: z.B. verspielte Kette, sportliche Uhr, modisch auffallender Armreif. Stimmen Sie alles aufeinander ab!
- Wenn Sie kein erkennbares Accessoire tragen (z.B. auffallender Ring), aber Ihren Basislook aufwerten möchten, dann setzen Sie auf Hochwertigkeit und Einzigartigkeit, besonders bei der Uhr, den Schuhen und der Handtasche.

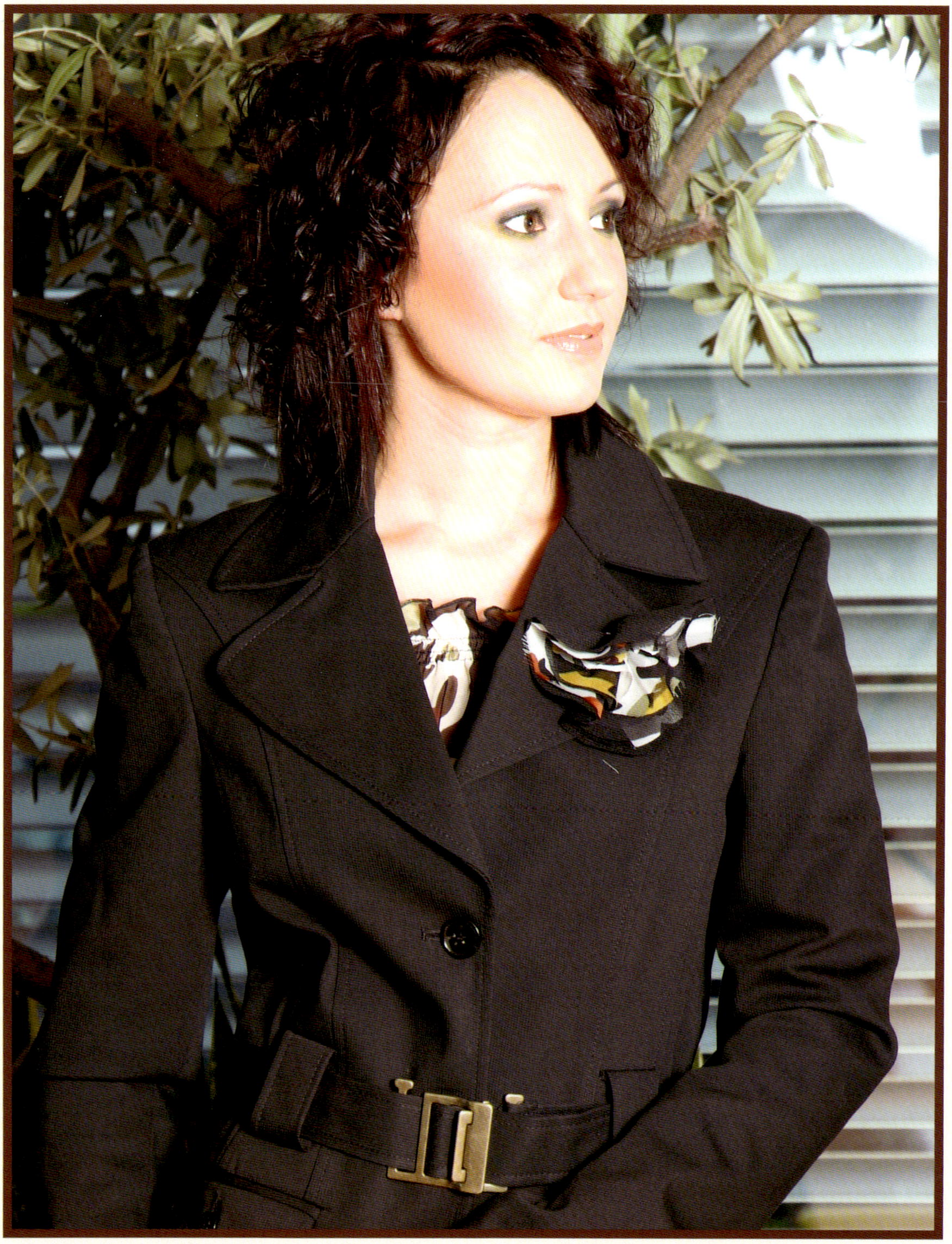

Haben wir Sie auf den Geschmack gebracht, die Accessoires neu oder wieder für sich zu entdecken? Prima! Natürlich kann diese Übersicht nicht vollständig sein.

Es gibt noch viele weitere spannende Hingucker, wie z.B. Blumen, Anstecknadeln und Einstecktücher und jedes Jahr lässt sich die Modebranche weitere schöne Dinge einfallen.

Seien Sie kreativ und probieren Sie eigene Ideen aus – es lohnt sich!

STEP 7

Ihr Haar

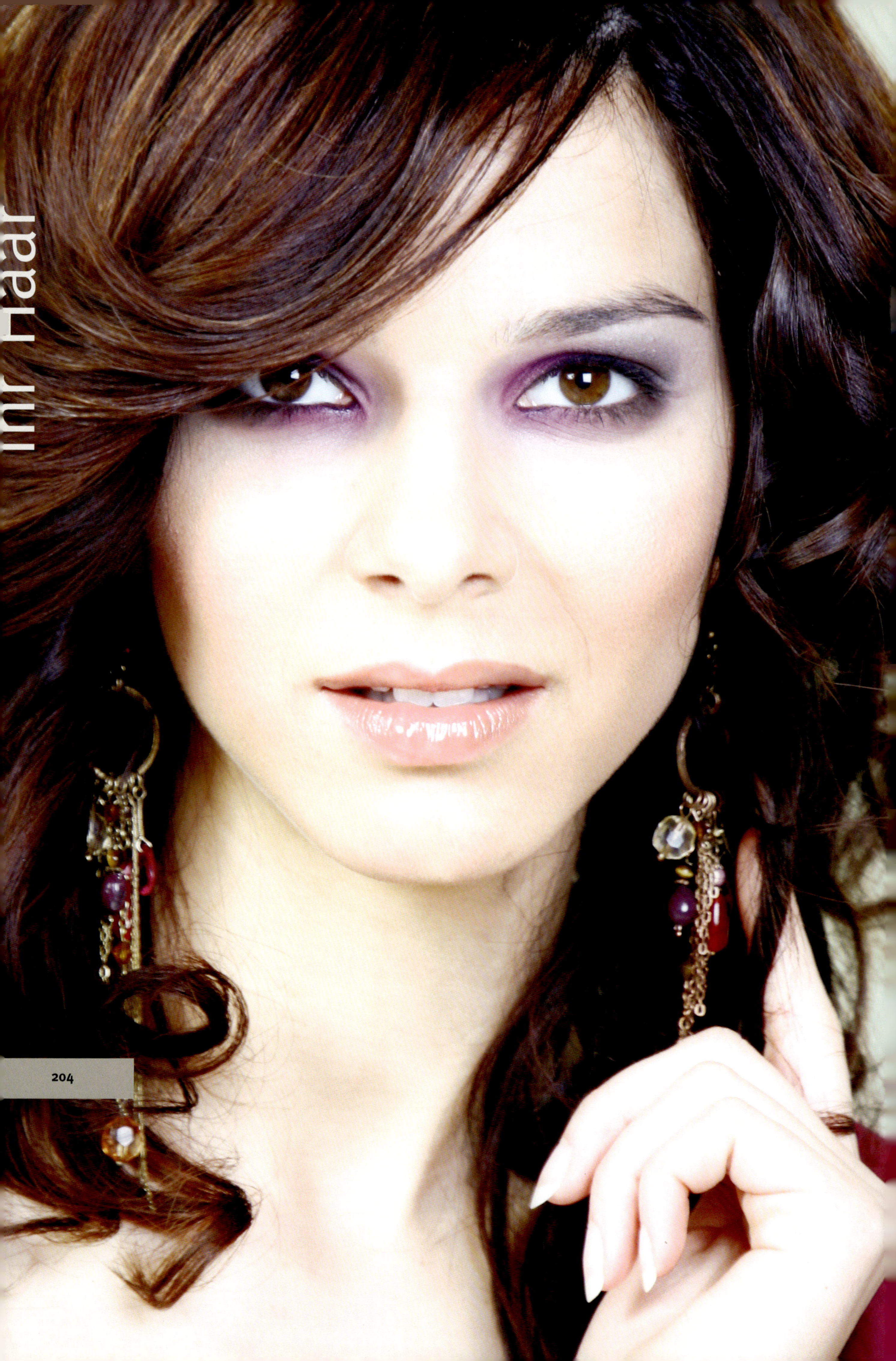

Ihr Haar

Unser Haar.

Ausdruck unseres Selbstbewusstseins, unseres Stils, unserer Sinnlichkeit ... und unser tägliches Signal: So fühle ich mich heute, so zeige ich mich der Welt!

Nie waren die Möglichkeiten, uns über unsere Frisur – unseren Look – mitzuteilen so vielfältig wie heute.

Doch nicht jede Frau und nicht jeder Mann weiß um den Wert und die Wirkung, die eine perfekt geschnittene und vor allem typgerecht abgestimmte Frisur auf uns selbst und unsere Umwelt haben – beruflich wie privat!

Ihr Haar ist Ihr siebter Diamant, den wir Ihnen mit diesem Kapitel vorstellen und ans Herz legen möchten. Sie werden staunen, mit wie wenig Aufwand Sie große Wirkung erzielen!

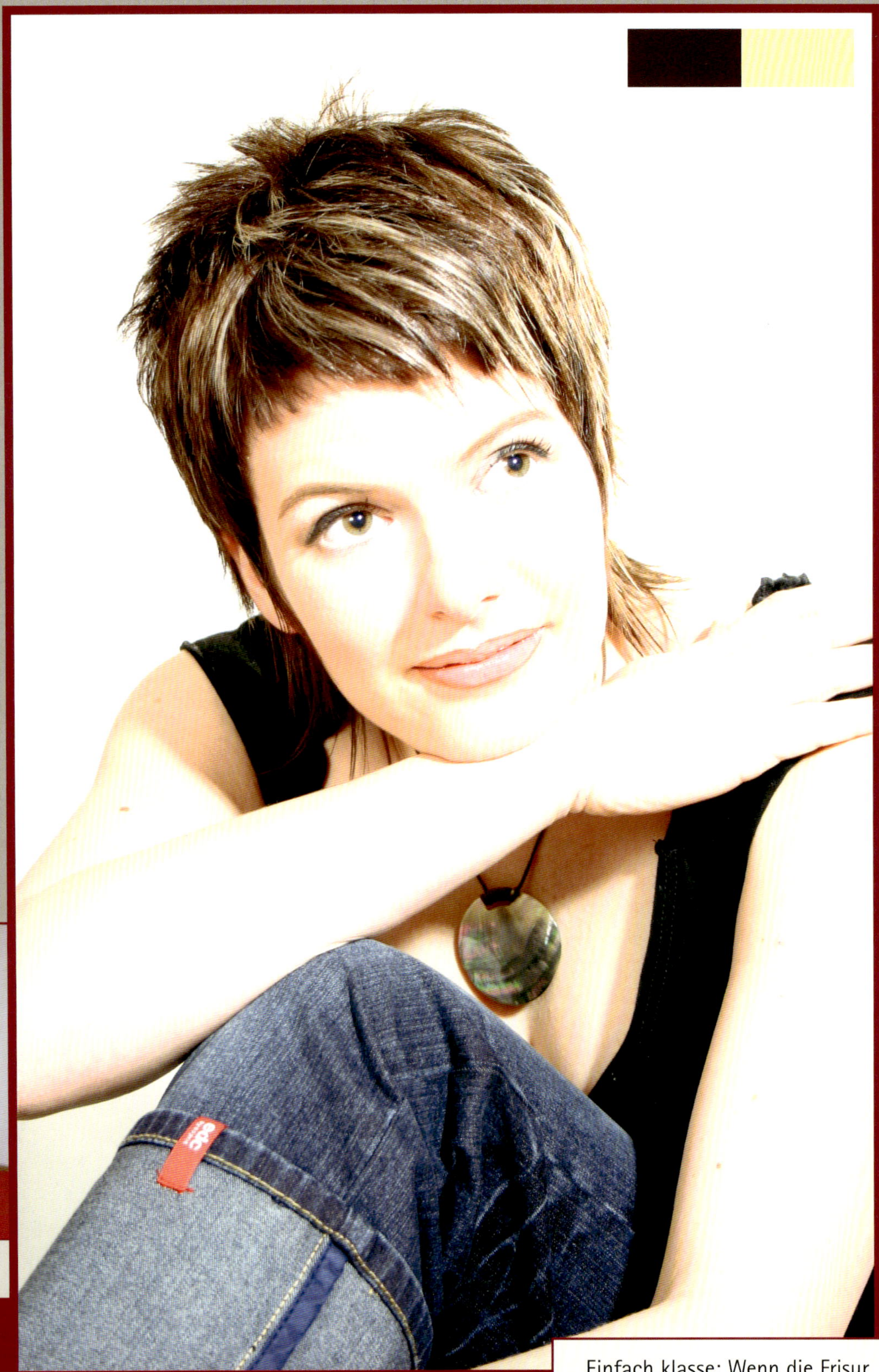

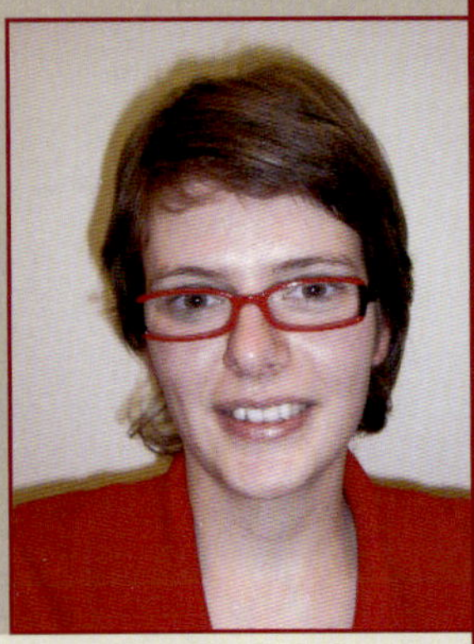

Einfach klasse: Wenn die Frisur mit Proportion, Kleidungsstil, Gesichtsform, Haar und Farbtyp harmoniert.

Die ideale Frisur – was ist das?

Ihr Haar ist Ihre Visitenkarte und gleichzeitig Ihr schönster und persönlichster Schmuck.

Perfekt geschnitten und genau auf Ihren Typ abgestimmt stärkt es Ihr Selbstbewusstsein und Ihre Ausstrahlung und macht Ihren Auftritt unverwechselbar.

Mit einer tollen Frisur können Sie in Jeans und Pullover klasse aussehen, während Sie mit einer vernachlässigten Frisur in einem Couture-Outfit null Wirkung haben.

Und wussten Sie schon: Auf Ihren Kopf und auf Ihre Schuhe fällt das Auge des Betrachters zuerst!

Es lohnt sich also, in Ihr Haar zu investieren, wie es z.B. die Italienerinnen und Französinnen schon immer tun: Sie geben, statistisch gesehen, einen deutlich höheren Prozentsatz ihres Gehalts für ihr Haar aus als Frauen anderer Nationen.
Das hat Wirkung: Nicht von ungefähr sagt man ihnen einen ausgeprägten Chic und »das besondere Etwas« nach!

Was ist Ihre ideale Frisur?

Ihre ideale Frisur zeichnet sich aus durch:

- eine ästhetische Form, die zu Ihrem Gesicht passt,
- einen kreativen Schnitt, der die Blicke anderer anzieht,
- und eine brillante Farbe, die Ihrem Haar tollen Glanz verleiht und seinen Schnitt voll zur Geltung bringt.

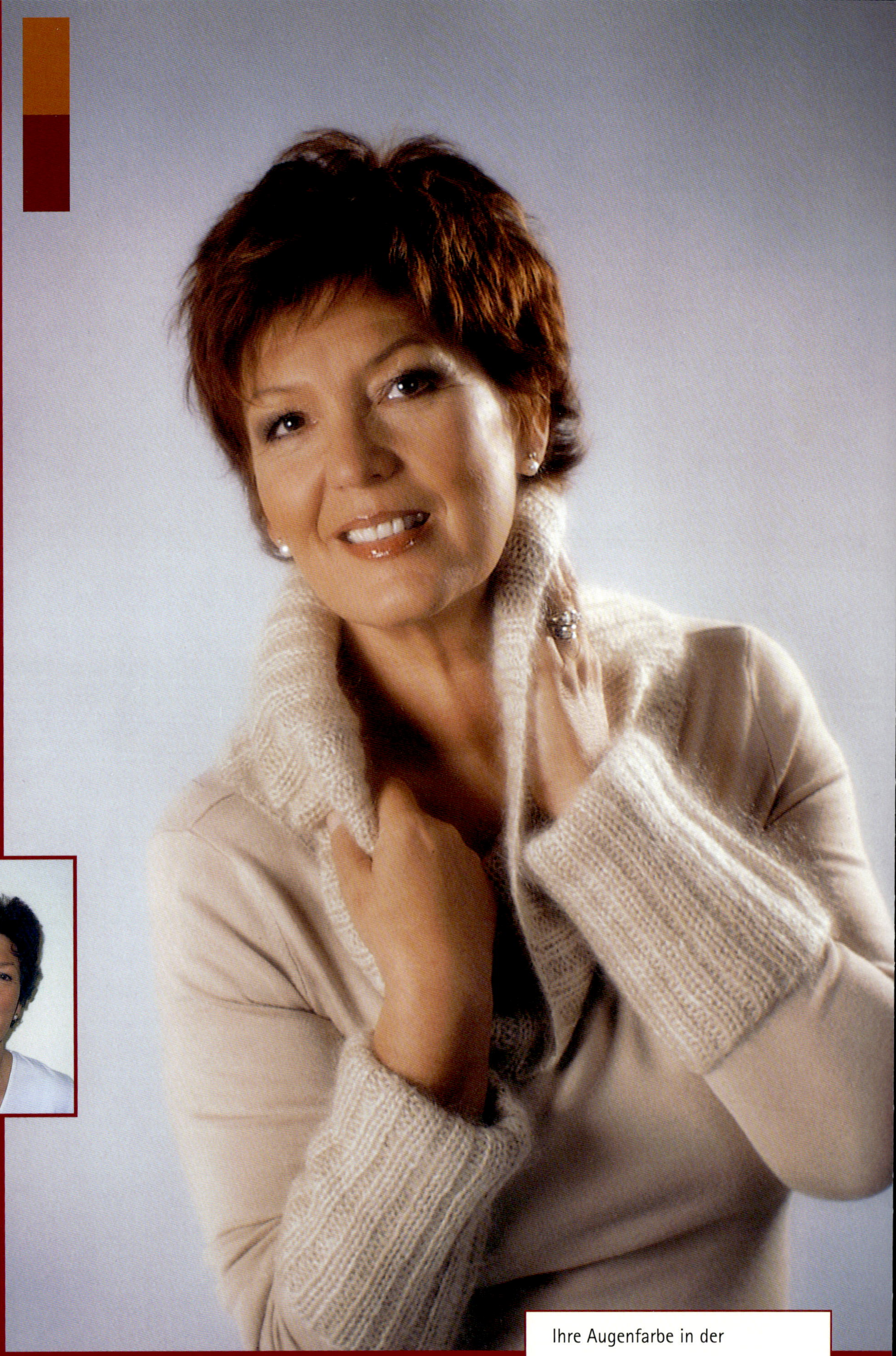

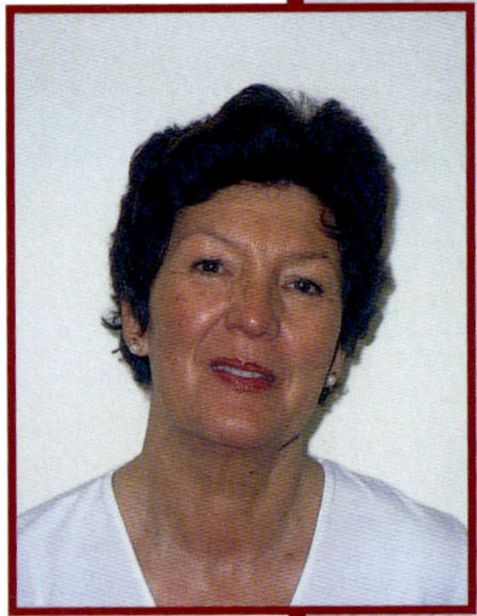

Ihre Augenfarbe in der Haarfarbe wiederholt, das ist ein Farbfluss mit starker Wirkung.

Internationale Stars wissen um die Wirkung ihres Haars:

- Jane Fonda machte ihre Frisur in den 70er Jahren zum Kult.
- Jacqueline Kennedy ist uns in Erinnerung mit ihrem gepflegten, glänzenden, immer topfrisierten Haar.
- Meg Ryan schaffte es, ihren ganz eigenen Frisuren-Look zu inszenieren, den weltweit viele Frauen nachahmten.
- Auch Sharon Stone verblüfft uns ständig mit neuen Looks und unterschiedlichen Haarlängen.
- Halle Berry sah umwerfend aus im James-Bond-Film »Stirb an einem anderen Tag«.
- Und Hillary Clinton wurde speziell durch ihre typgerechte Frisur immer perfekter, eleganter, schöner.

- Angela Merkel wiederum ist ein Beispiel dafür, wie auch ungünstig geschnittenes Haar für Furore sorgt: Monatelang sprachen die Menschen nur über ihre unglückliche Frisur – keiner über ihre politischen Inhalte und Aussagen! Inzwischen hat sich Ihr Haarschnitt deutlich gebessert, doch Schnitt und Farbe sind immer noch steif, haben keinen Pep und sind nicht optimal auf ihren trapezförmigen Gesichtstyp abgestimmt.

Schönheit beginnt mit schönen Proportionen!

Es gibt Dinge, die können wir verändern. Andere wiederum hat uns die Natur mitgegeben. Doch auch die lassen sich mit wenig Aufwand in echte Hingucker verwandeln. »Gewusst wie« ist das Zauberwort!

Kennen Sie Ihre Harmonie-Länge?

Maler und Zeichner beherrschen einen gestalterischen Trick und setzen ihn bewusst ein, wie wir auf Gemälden und Modeskizzen immer wieder bewundern können: den Goldenen Schnitt.

Auch in unseren Typberatungen ist er das A und O:
Entspricht die Größe des Kopfes (inkl. Haar) bei Frauen etwa 1/7 der Körpergröße, so empfinden wir dies als harmonisch und gut proportioniert.

So ermitteln Sie Ihre Harmonie-Länge:

Körpergröße	Haarlänge
< 1,62 m	20 - 23 cm
1,62 - 1,72 m	23 - 25 cm
1,72 - 2,00 m	25 - 30 cm und länger

Nehmen Sie ein Maßband zur Hand und messen Sie Ihr Haar vom höchsten Punkt Ihrer Frisur bis in die untersten Spitzen. Merken Sie sich die Länge und halten Sie Ihr Haar mit den Händen auf diese Länge an. Sehen Sie die Wirkung?

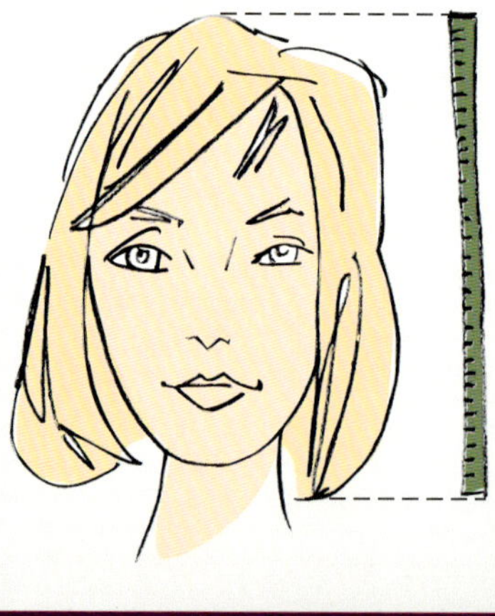

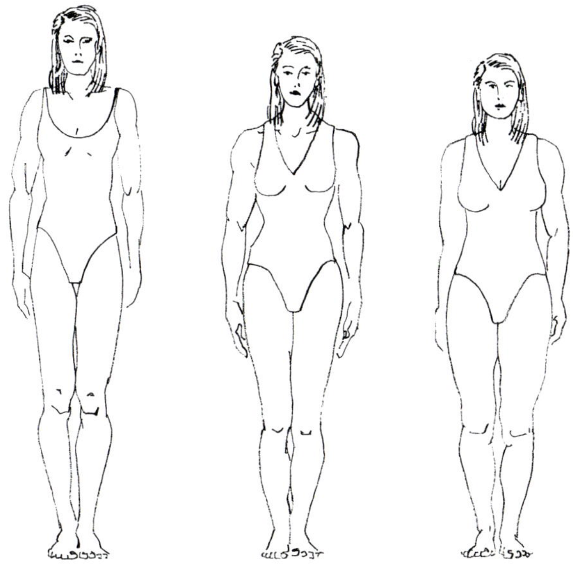

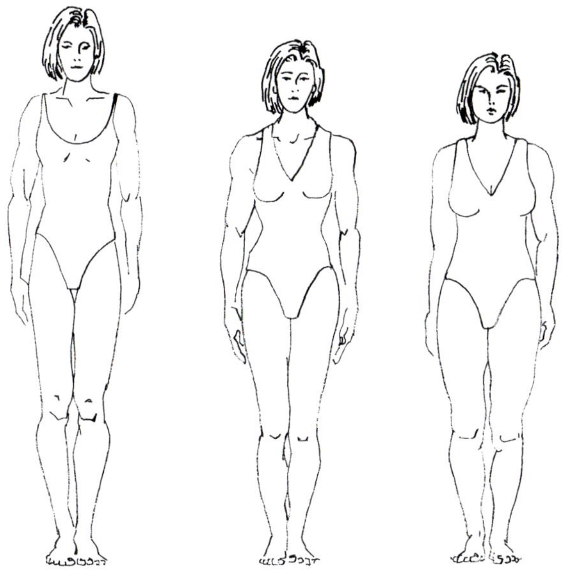

So wirkt jeweils eine lange, mittlere und kurze Haarlänge bei einer großen, mittelgroßen und kleinen Frau.

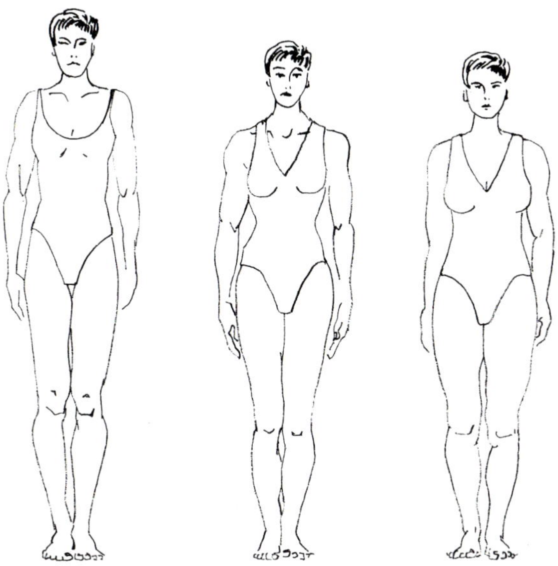

Wichtig ist, dass Sie sich wohlfühlen.

Von größerer Bedeutung als die exakte Einhaltung Ihrer Harmonie-Länge ist deshalb **Ihr persönliches Ziel**:

1. Sie möchten Ihre Frisur beibehalten, weil das Verhältnis Ihres Kopfes inkl. Frisur stimmig zum Gesamtkörper ist – oder Ihnen gar nicht wichtig ist.

2. Sie wünschen sich ideale Proportionen und freuen sich über Tipps, mit welchen Frisuren Sie diese erreichen.

3. Sie möchten größer oder kleiner wirken.

Sie möchten größer wirken, Ihr langes Haar aber unbedingt behalten?

Stecken Sie Ihr Haar lässig nach oben. Das streckt und belässt Ihnen Ihren romantischen oder femininen Stil!

Beispiel: Sie möchten größer wirken

Wählen Sie eine kurze, anliegende Frisur. Das verlängert Ihre Halslänge und macht eine gerade, schöne Schulterlinie. Auch die Höhe der Stirn und helle Farbeffekte am Vorderkopf strecken optisch, ziehen den Blick des Betrachters nach oben und lassen Sie größer wirken.

Kurze, schmal anliegende Haare auf einem kleinen Kopf lassen eine gute Figur noch wirkungsvoller und proportionierter erscheinen. Ist Ihre Figur eher füllig, muss auch Ihre Frisur etwas mehr Volumen haben.

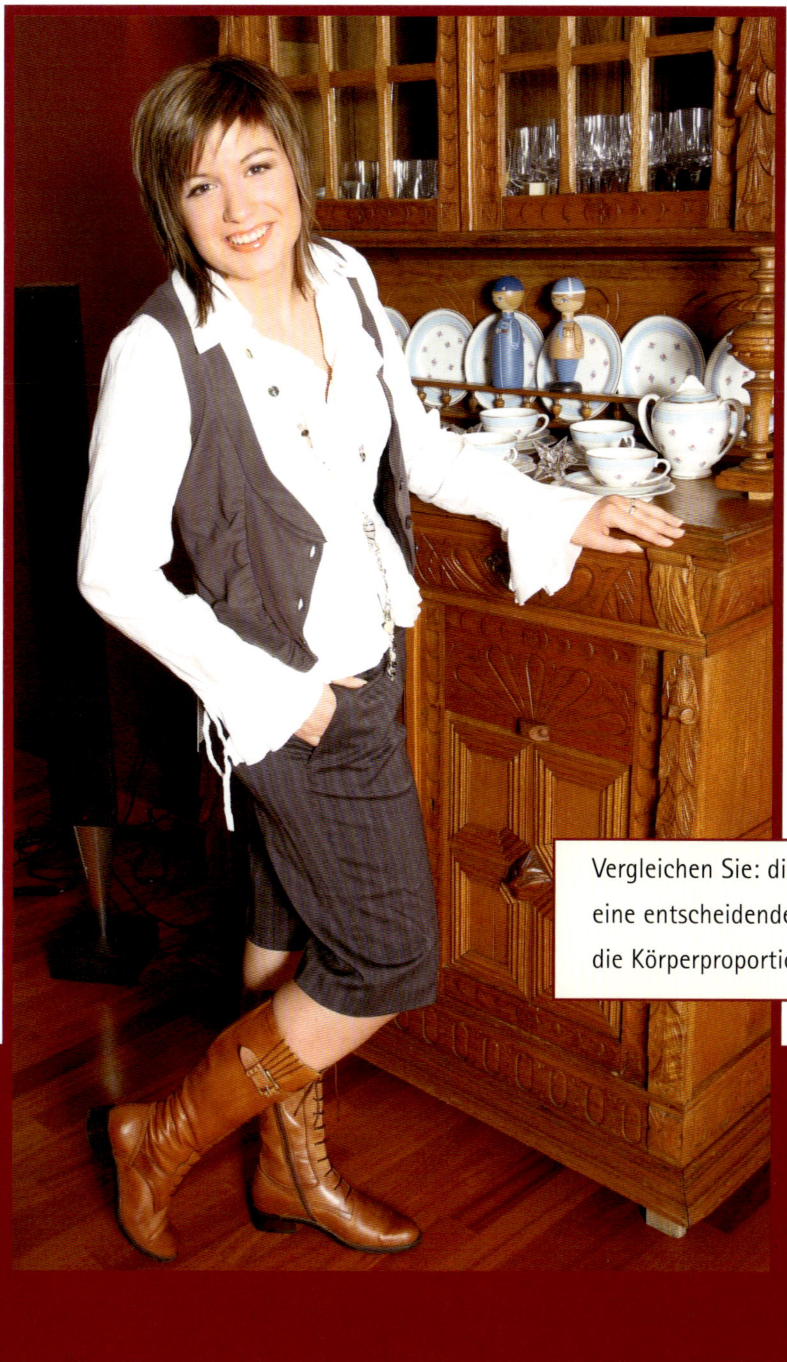

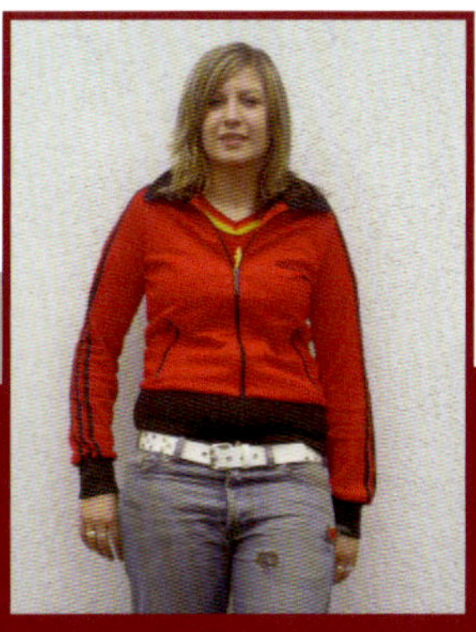

Vergleichen Sie: die Frisur hat eine entscheidende Wirkung auf die Körperproportion

Beispiel: Sie möchten kleiner wirken

Tragen Sie Ihr Haar auf keinen Fall kurz! Es sollte eine Länge zwischen Kinn und Schulter haben (je länger Ihr Haar, desto kleiner wirken Sie!) und kann volumig sein.
Helle Haarfarben wie Kupfergold oder Goldblond (uni oder als Farbeffekte) lassen Ihre Frisur größer wirken als dunkle Haarfarben.

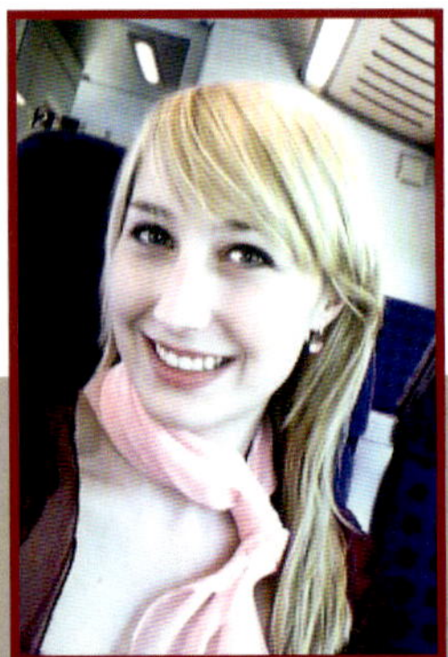

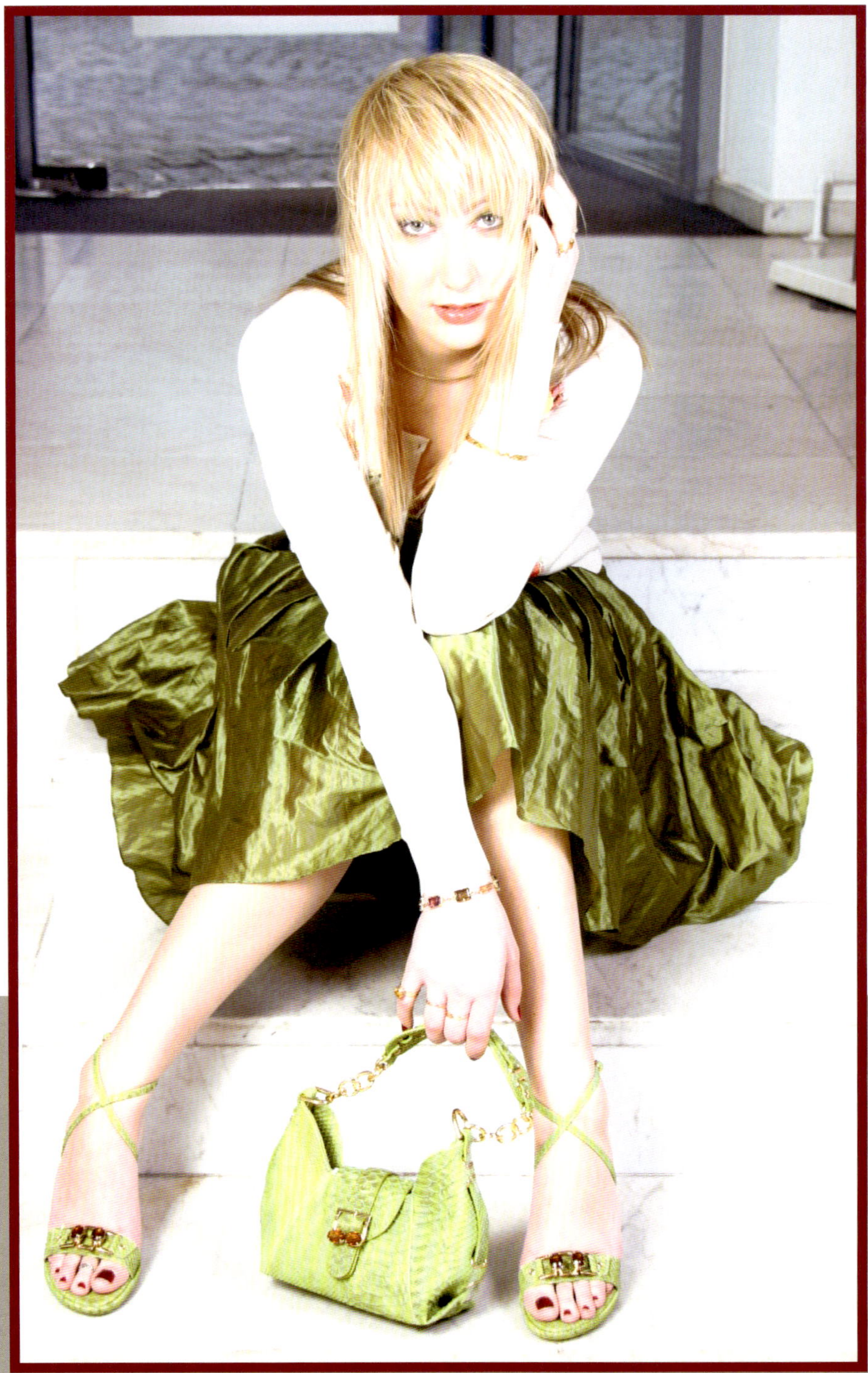

Ihre Gesichtsform gibt den Ton an

Die Natur spielt bei Frauen mit sieben Gesichtsformen:

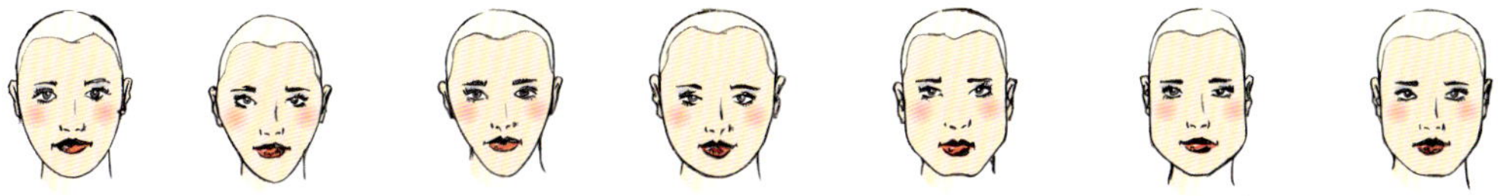

Jede dieser Gesichtsformen hat charakteristische Merkmale, die Sie berücksichtigen sollten, wenn Sie auf der Suche nach Ihrem optimalen Haarschnitt sind.

Unsere praktischen Frisuren-Scheiben zeigen Ihnen, wie's geht:

Frisurenscheibe mit Beispiel von einem optimalen Schnitt zur Gesichtsform »Trapez«

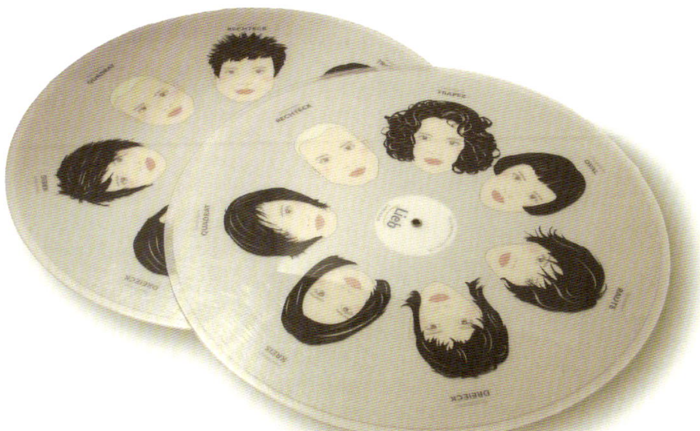

Und sie zeigen auf einen Blick, welche Frisurenformen unvorteilhaft sind:

Die unvorteilhafteste Frisur im »Trapez«

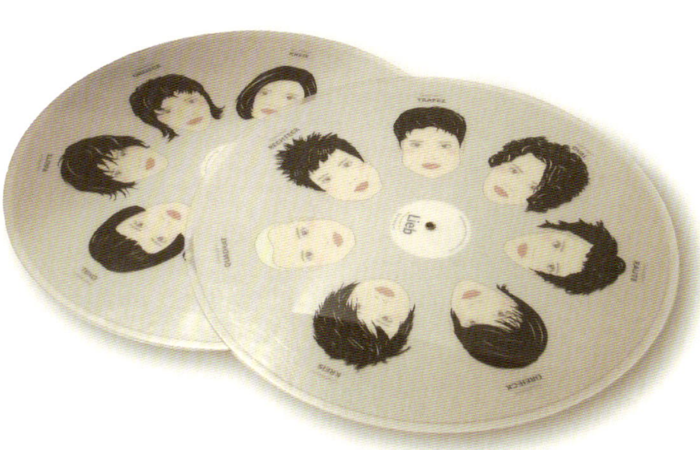

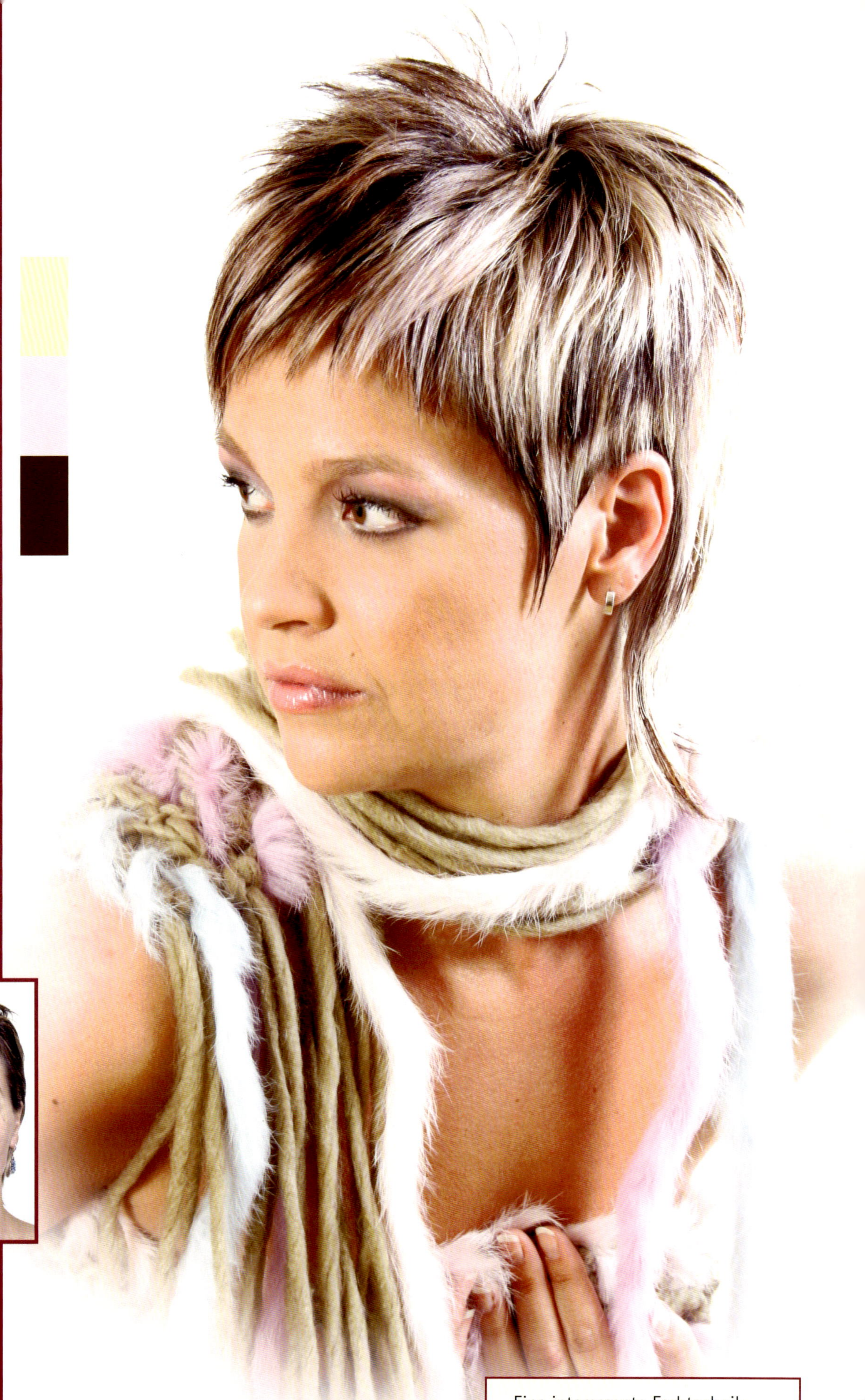

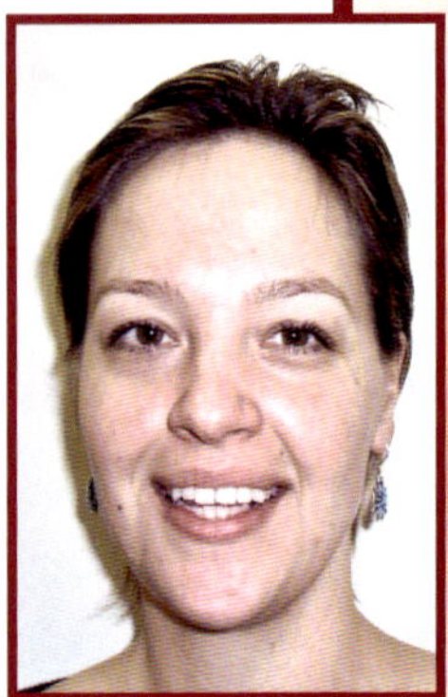

Eine interessante Farbtechnik setzt den i-Punkt zum peppigen Kurzhaarschnitt.

Kennen Sie Ihre Gesichtsform?

Nehmen Sie alle Haare aus dem Gesicht und betrachten Sie den äußeren Rahmen Ihrer Gesichtsform.
Die Haaransätze, Schläfen und die Kinnlinie bilden die Grenze.

Stopp: Bevor Sie jetzt vielleicht denken »Oh je, alles rund!« oder »Oh Gott, ein Trapez!«
können wir Sie beruhigen: Es gibt keine bessere oder schlechtere Gesichtsform!

Zehntausende von Gesichtsform-Analysen haben uns bestätigt:
In jeder Gesichtsform findet sich Schönes, Harmonisches, Interessantes, Anziehendes.

Machen Sie´s wie die Promis: Setzen Sie auf Ihre Stärken und betonen Sie sie!

Auf den folgenden Seiten finden Sie Ihre Gesichtsform und die dazu gehörigen Frisuren-Tipps!

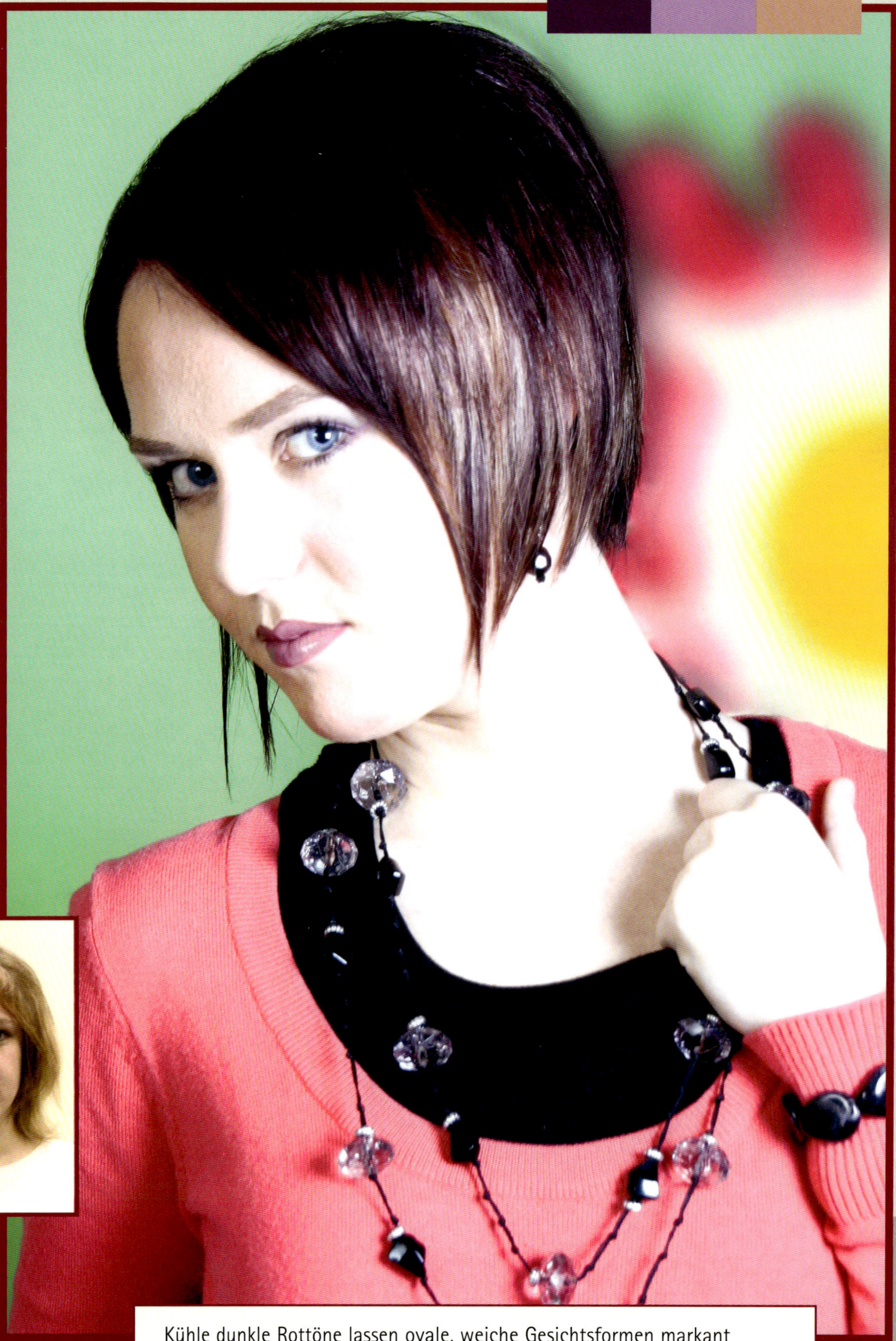

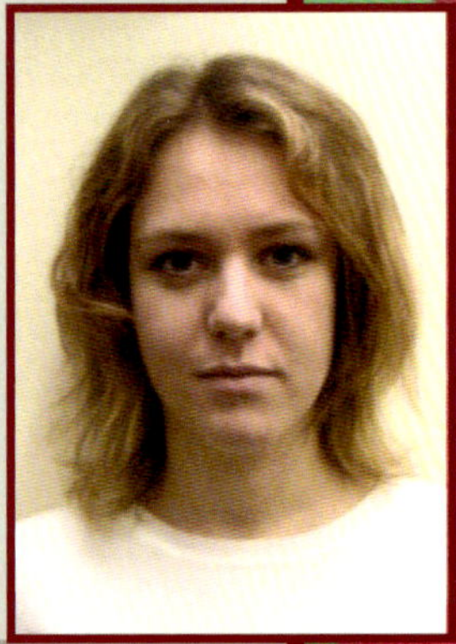

Kühle dunkle Rottöne lassen ovale, weiche Gesichtsformen markant wirken und bringen blaue Augen zum Strahlen.

Das Oval

Ovale Gesichter sind meist kleinflächig und länglich und wirken zart (Beispiel: Scarlett Johannson, Demi Moore). Die schmale, weiche Stirn und das abgerundete Kinn sind ebenfalls typisch für diese Gesichtsform.

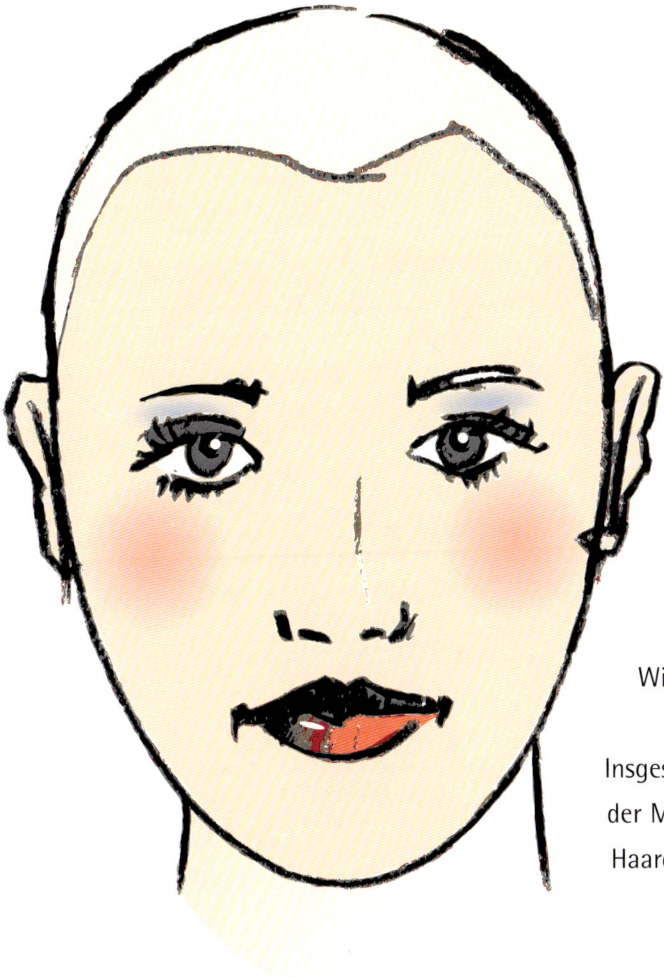

Das Oval ist der Idealtyp für eine Kurzhaarfrisur, denn zu viel Haar würde seine wohlproportionierte Wirkung erdrücken.

Kantige Linien geben dem meist weichen Gesicht einen herrlichen Kontrast. Schöne Farbideen bringen den modischen Pfiff.

Wichtig ist ein exzellenter Schnitt!

Insgesamt bestimmen die Figur, der Stil, der Modemut, die Persönlichkeit und die Haarqualität die Frisur für den ovalen Typ.

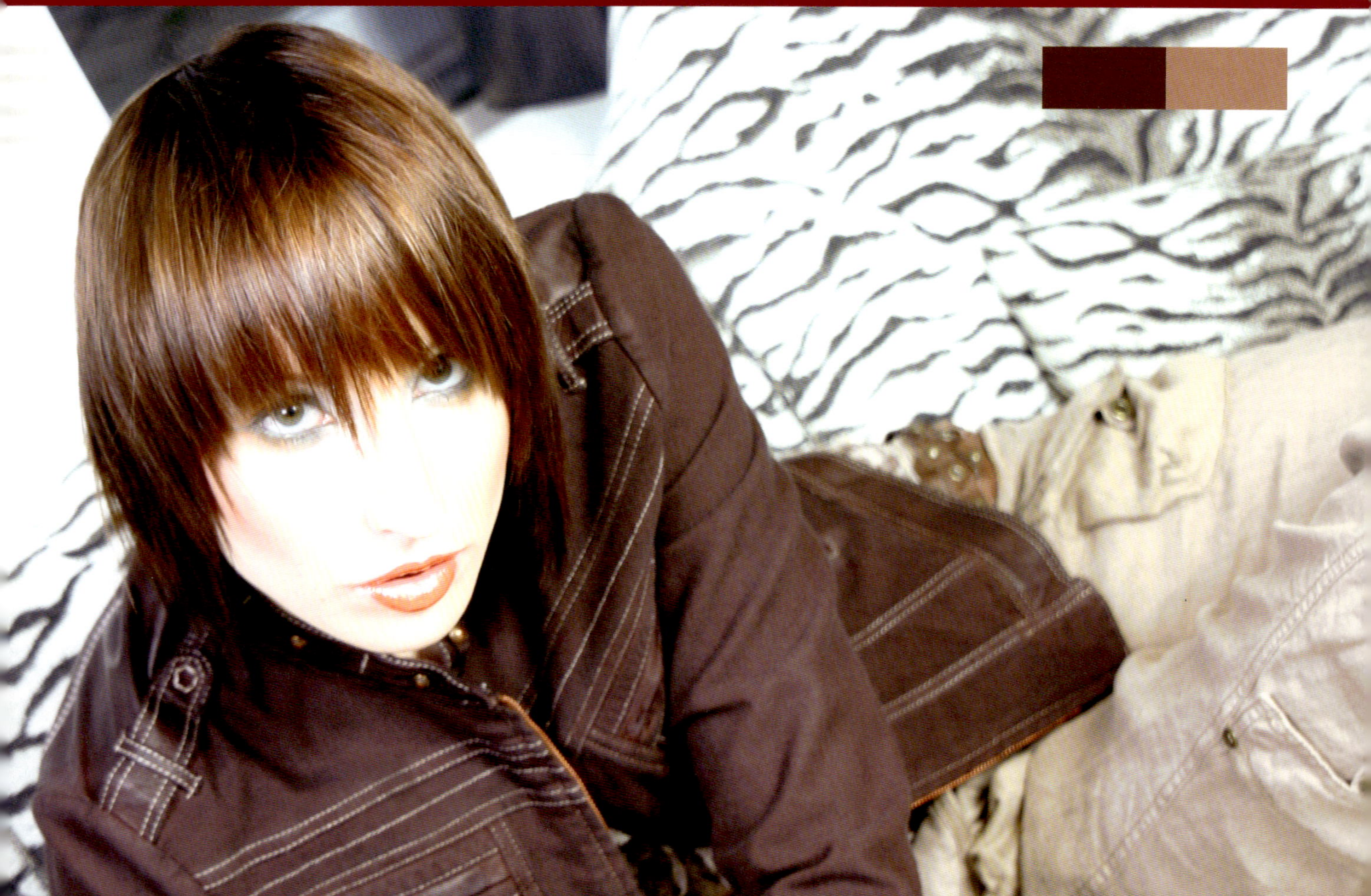

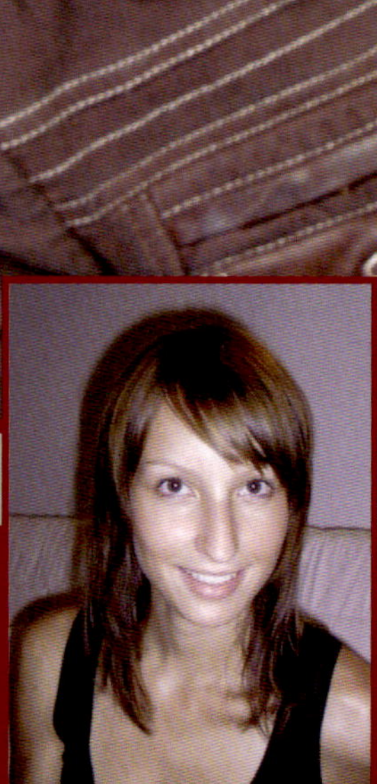

Sie möchten Ihre schönen Wangen betonen: Die Frisurenlinie oberhalb der Wangen hebt diesen Diamanten hervor.

Die Raute

Ein rautenförmiges Gesicht ist häufig klein, mittelflächig, eckig, kantig und wirkt länglich. Typisch bei dieser Gesichtsform sind auch eine schmale Stirn und nach vorn gehende Haaransätze, d.h. der Abstand zwischen Schläfen und Augenbrauen ist sehr gering.

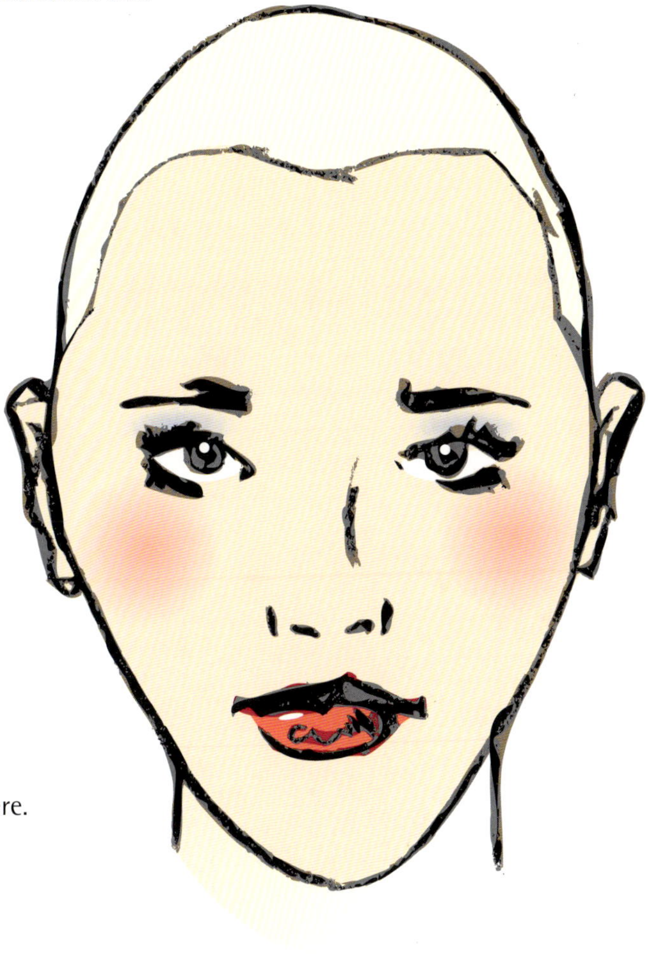

Ideal sind hier Frisuren, die Ihr Gesicht zeigen und die schöne, ausgeprägte Wangenpartie betonen.

Die Frisur muss dabei in der Gesichtsmitte am Ohr schmal frisiert werden.
Kurze Schnitte eignen sich dafür hervorragend.
Lange Haare sollten mit Volumen zum Hals frisiert werden, wenn das spitze Kinn ausgeglichen werden soll.

Diese Gesichtsform sehen wir z.B. bei Halle Berry, Linda Evangelista, Gisele Bündchen, Kate Moss und Richard Gere.

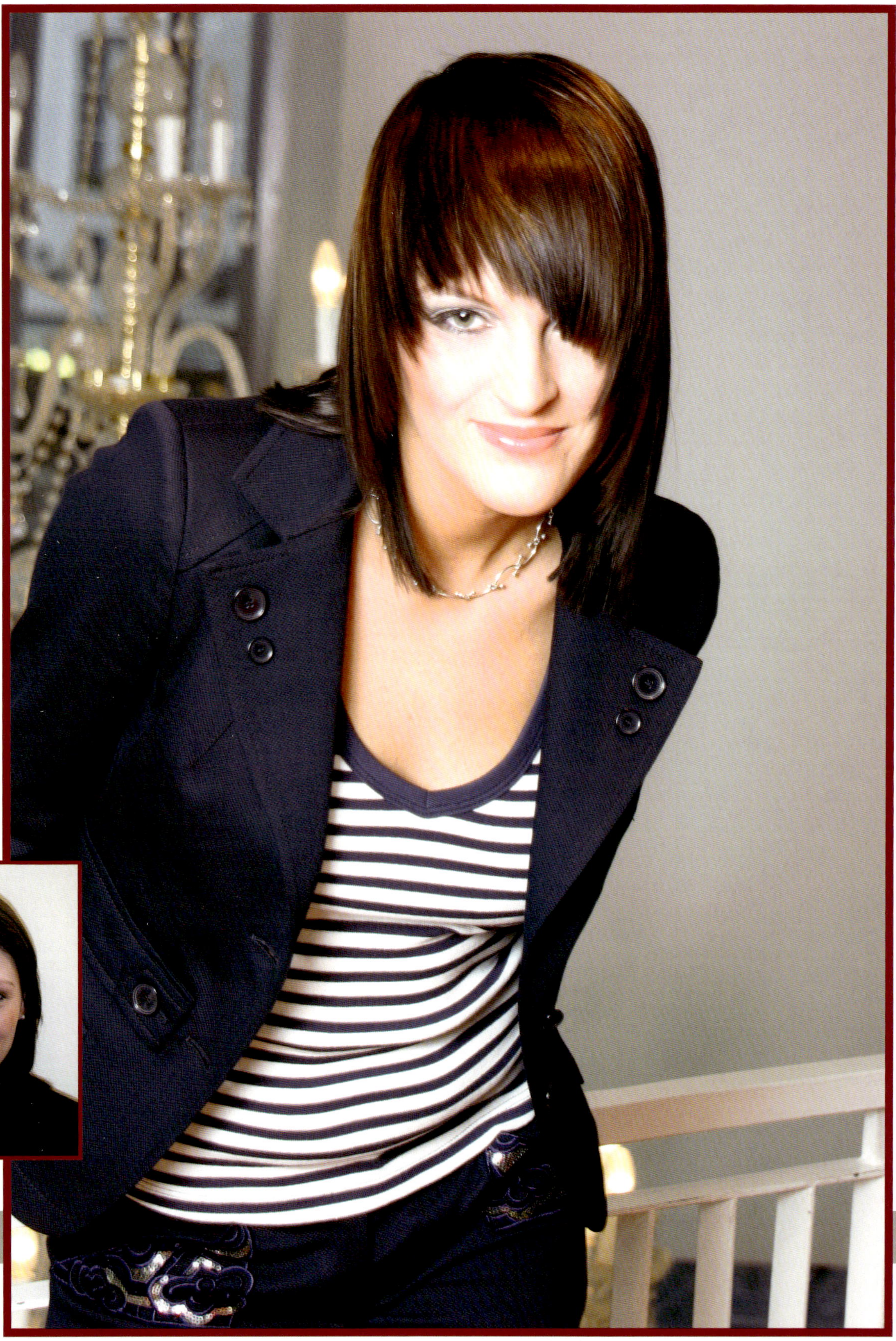

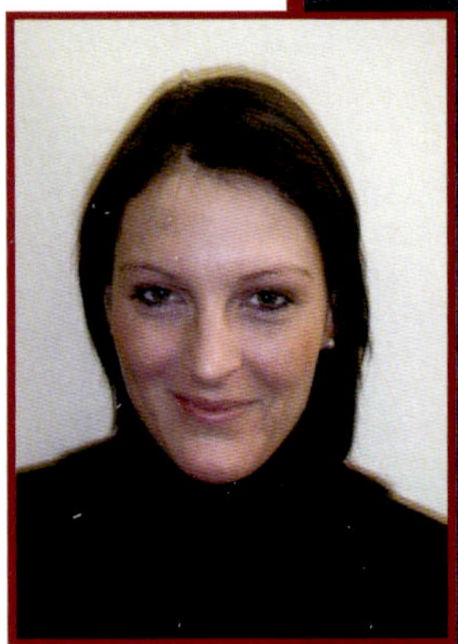

Das Dreieck

Ihre Stirn ist breiter als Ihre schmale Kinnlinie, Ihre Gesichtsform länglich? Dann sind Sie ein Dreieck!

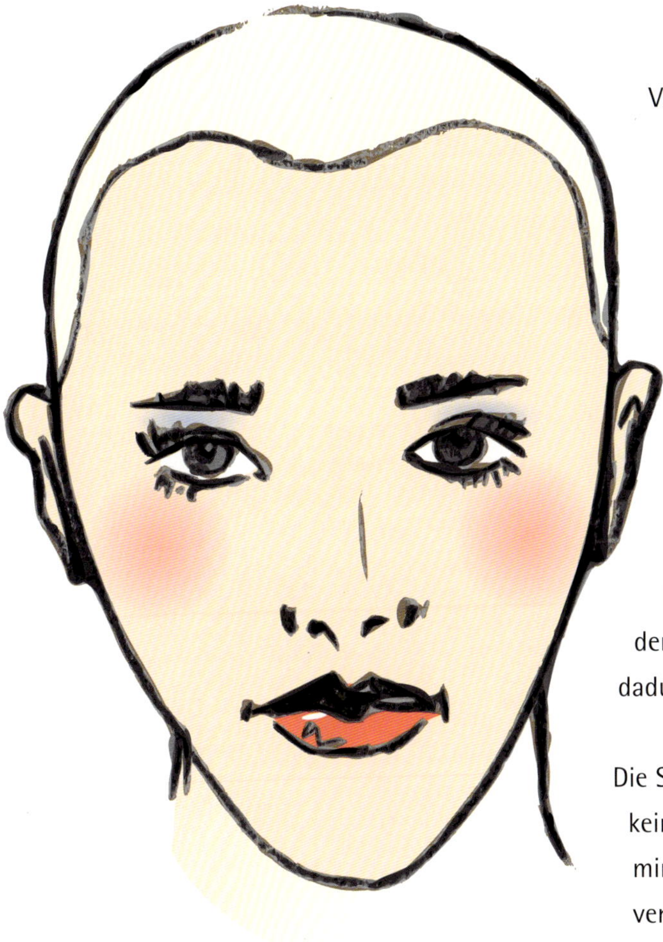

Verona Pooth macht sich diese Gesichtsform zu Nutze – mit Erfolg.

Achten Sie darauf, in der Stirnhöhe kein Volumen zu frisieren, sondern im Stirnbereich anliegend und schmal zu bleiben. Ein asymmetrischer Pony lässt die breite Stirn schmäler wirken.

Sie möchten, dass Ihre schmale, längliche Kinnlinie breiter wirkt? Dann probieren Sie doch mal einen Haarschnitt, der fedrig und volumig geschnitten ist und dadurch optisch verbreitert!

Die Schnittlinie (Designlinie) Ihrer Frisur darf auf keinen Fall auf Kinnhöhe enden, sondern muss mindestens drei cm unterhalb der Kinnspitze verlaufen, um sie nicht zu betonen.

Hellere, warme Farben und Strähneneffekte im Bereich des Kinns wirken wie ein optischer Weichzeichner.

An der breitesten Stelle des Gesichtes muss die Frisur schmal sein (Undercut*). Sehen Sie selbst die Wirkung.

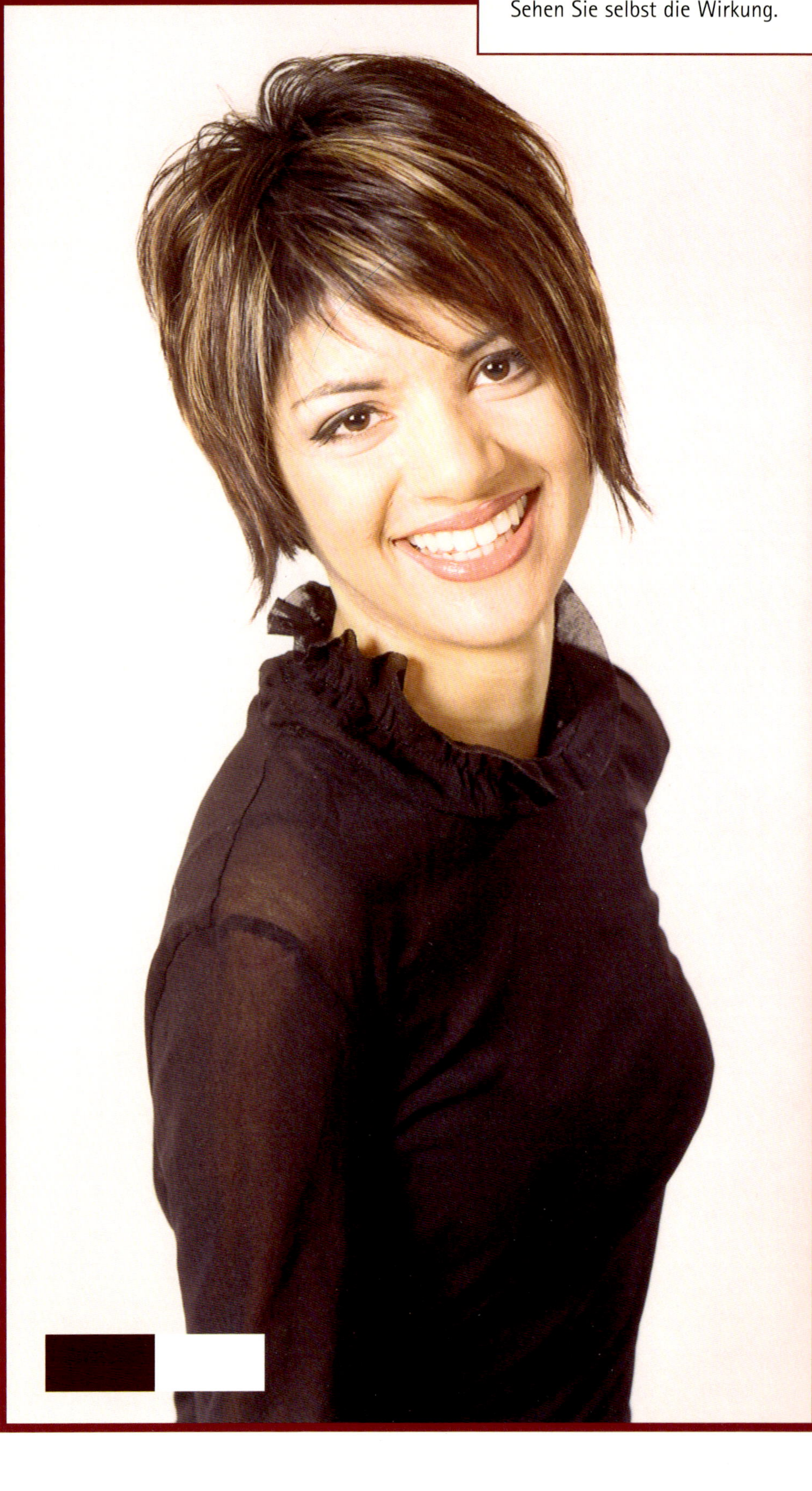

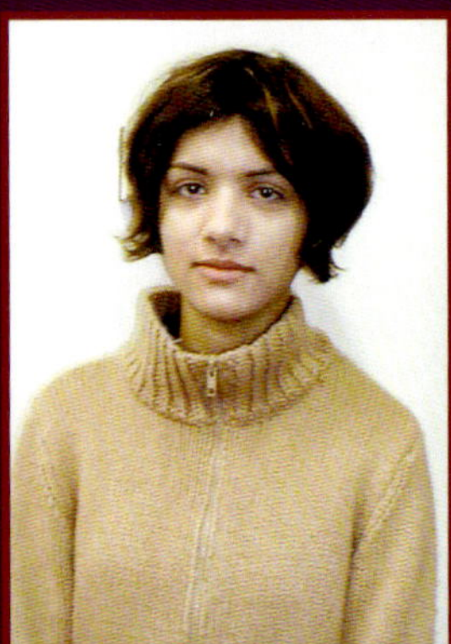

Der Kreis

Ihr Gesicht ist rund, weich, breit, eventuell kurz ... dann haben Sie etwas mit Catherine Zeta-Jones und Veronica Ferres gemeinsam!

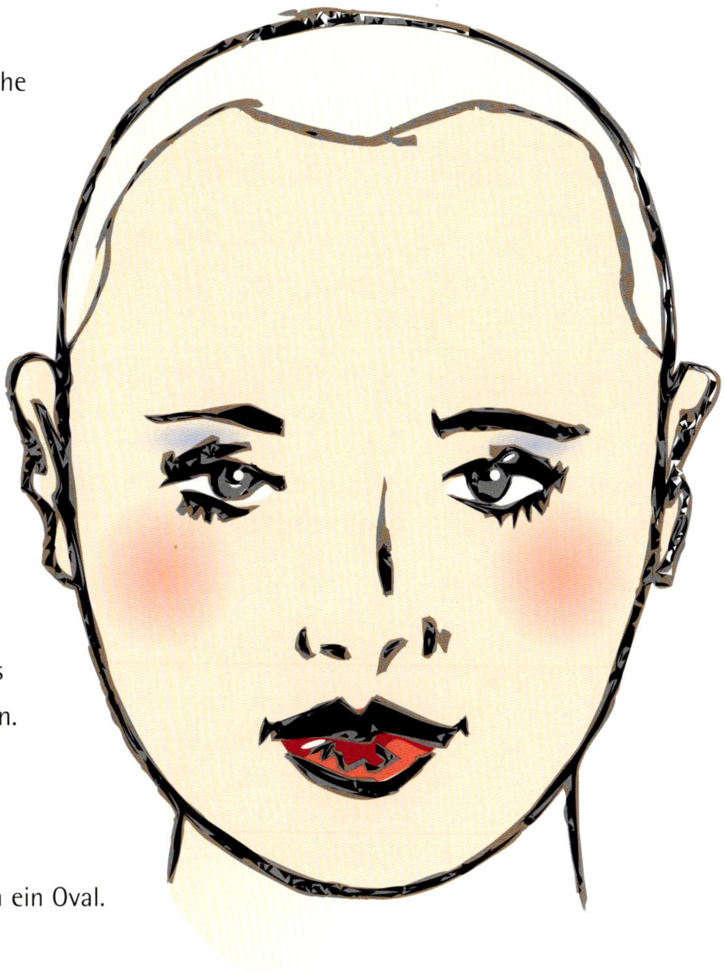

Was toll zu Ihnen passt, sind kantige, geometrische Haarschnitte oder lange, schmale Fransen in den Seitenpartien.

Die Stirn sollte einen Undercut* bekommen, damit sie Höhe und Transparenz erhält und Ihre Gesichtsform nach oben streckt.

Asymmetrien unterbrechen die Flächigkeit dieser Gesichtsform, wirken schmäler und schaffen Spannung.

Dunkle Konturen, besonders in den breiten Seitenpartien, machen ein kantigeres, schmäleres Gesicht und sind deshalb besonders zu empfehlen.

Helle Farbeffekte oder Strähnen sollten nur am Oberkopf eingesetzt werden.
Das gibt Höhe und verwandelt die runde Form in ein Oval.

Finger weg von Dauerwelle, Locken und Co.: Sie lassen Ihr Gesicht noch runder erscheinen! Alle abgerundeten Haarschnitte verstärken das Rund Ihres Gesichts.

Auch Goldblond oder Kupferblond sollten Sie als Haarfarbe meiden, denn sie machen Ihr Gesicht weich, rund und breit.

** Beim Undercut (Unterschnitt) fällt das Deckhaar länger über die darunter liegenden kürzeren Haare, was z.B. eine niedrige Stirn optisch höher wirken lässt.*

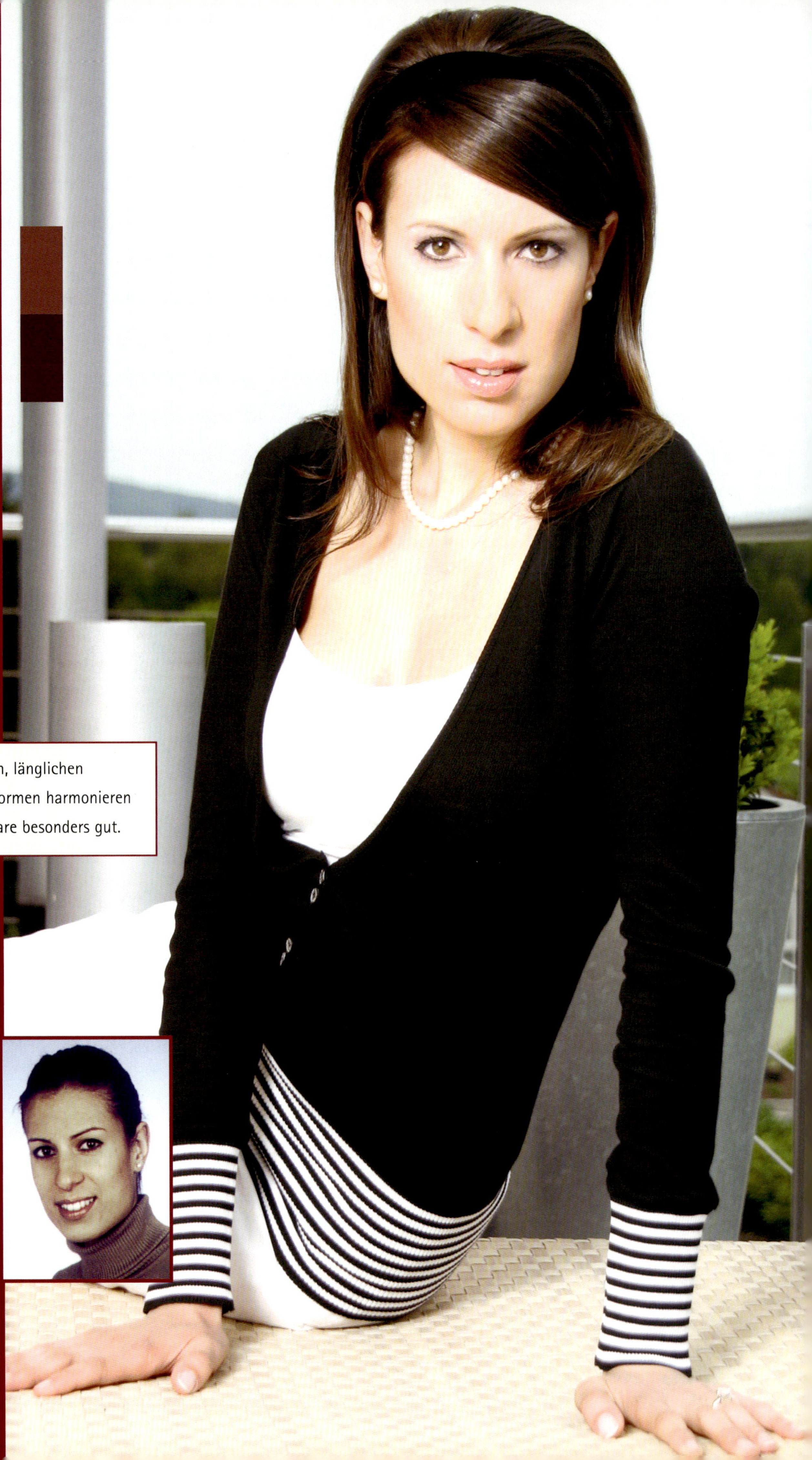

Zu großen, länglichen Gesichtsformen harmonieren lange Haare besonders gut.

Das Rechteck

Rechteckige Gesichtsformen sind eckig, kantig, länglich, meist großflächig mit einer ausgeprägten Kinnlinie.

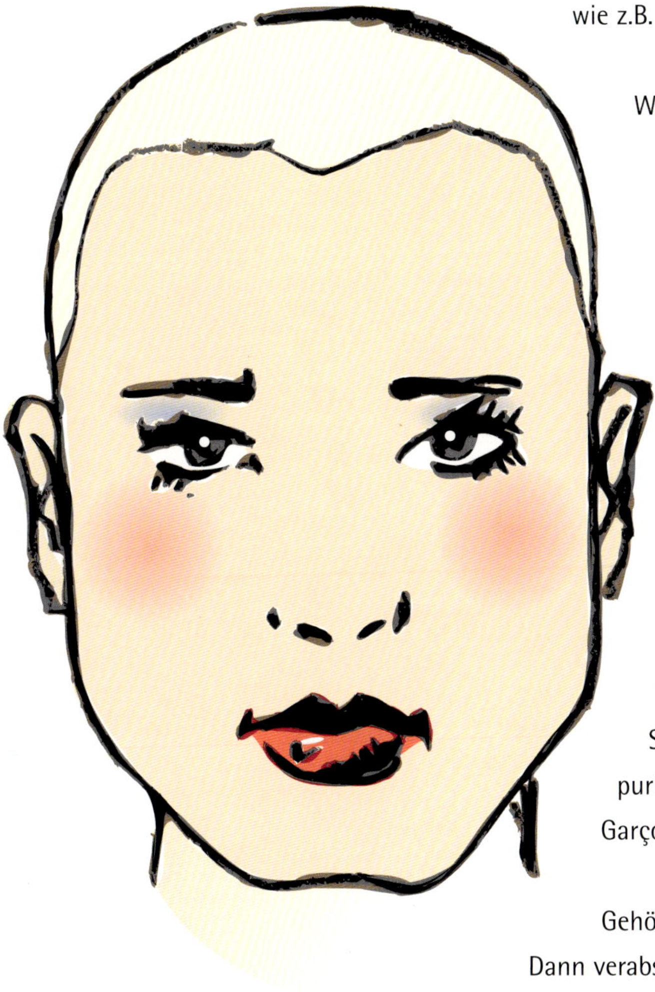

Oft sind Frauen dieses Gesichtstyps über 1,70 m groß, wie z.B. Heidi Klum.

Wenn Sie ein rechteckiges Gesicht haben, achten Sie darauf, dass Sie Ihre längliche Gesichtsform mit der Frisur nicht noch mehr in die Länge ziehen.

Zum Beispiel sind lange, gerade fallende Haare mit Mittelscheitel ungünstig. Sie machen Ihr Gesicht schmäler und länger. Ein Vollpony dagegen oder ein seitlich tief angesetzter Pony verkürzt das Gesicht.

Superkurze Schnitte machen Ihre Gesichtsfläche größer und kantiger. Vermeiden Sie diese also – es sei denn, Sie möchten sehr maskulin, burschikos, puristisch wirken und bewusst einen Garçon-Look inszenieren!

Gehören Sie zu den Frauen 40plus? Dann verabschieden Sie sich von dunklen Haarfarben. Sie wirken bei kantigen Gesichtern noch härter und machen älter.

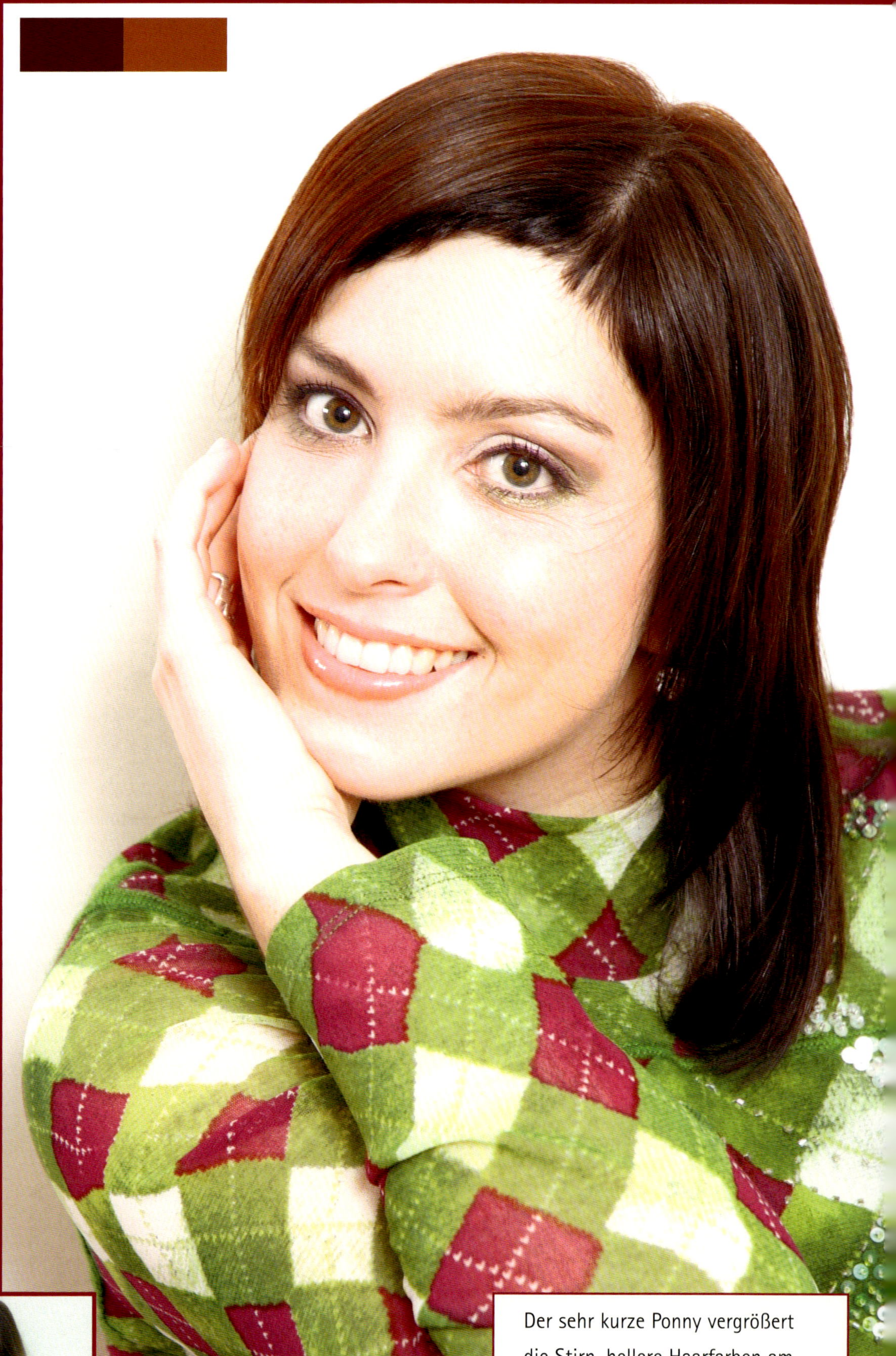

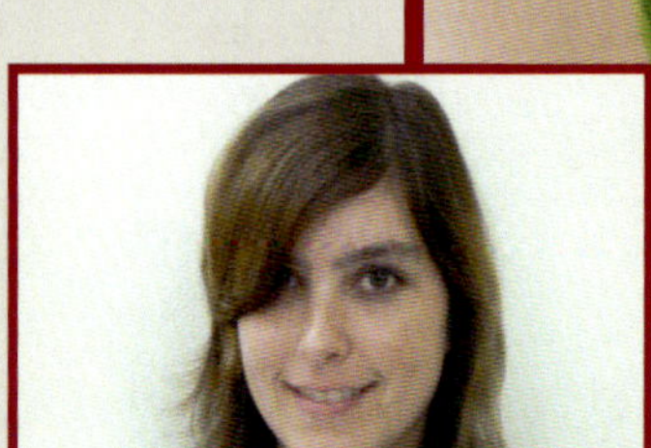

Der sehr kurze Ponny vergrößert die Stirn, hellere Haarfarben am Oberkopf wirken zur Gesichtsform harmonisierend.

Das Trapez

Sie wissen, wie Uschi Glas, Angelina Jolie und Brad Pitt aussehen?
Dann erkennen Sie deren Gesichtsmerkmale vielleicht an sich wieder:

Die Kinnpartie ist breit, großflächig und ausgeprägt, die Stirn wesentlich schmäler als das Kinn.

Gerade das ausgeprägte Kinn wirkt meist besonders interessant und kann mit der richtigen Frisur zu einem Diamanten werden:

Vermeiden Sie Frisuren, die in der Stirn anliegend sind und im Kinnbereich volumig. Ideal sind Frisuren, die Stirn und Oberkopf Volumen geben, die Haare hinter den Ohren belassen und so Ihre spannende Kinnlinie offen zeigen.

Profi-Friseure setzen gezielt hellere Farbeffekte in Stirn und Oberkopf und dunklere Farben in der Kinnlinie – sieht toll aus!

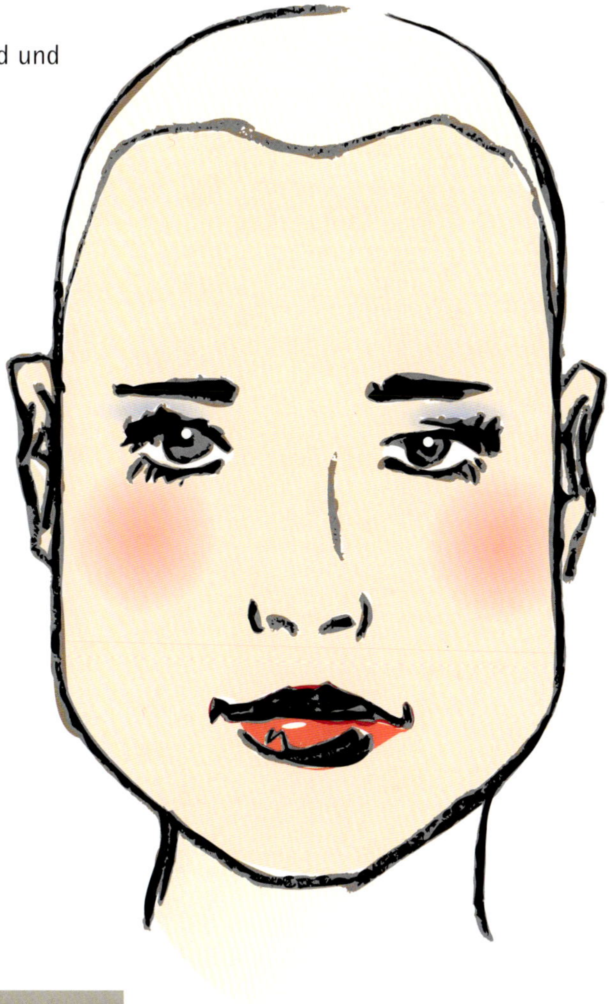

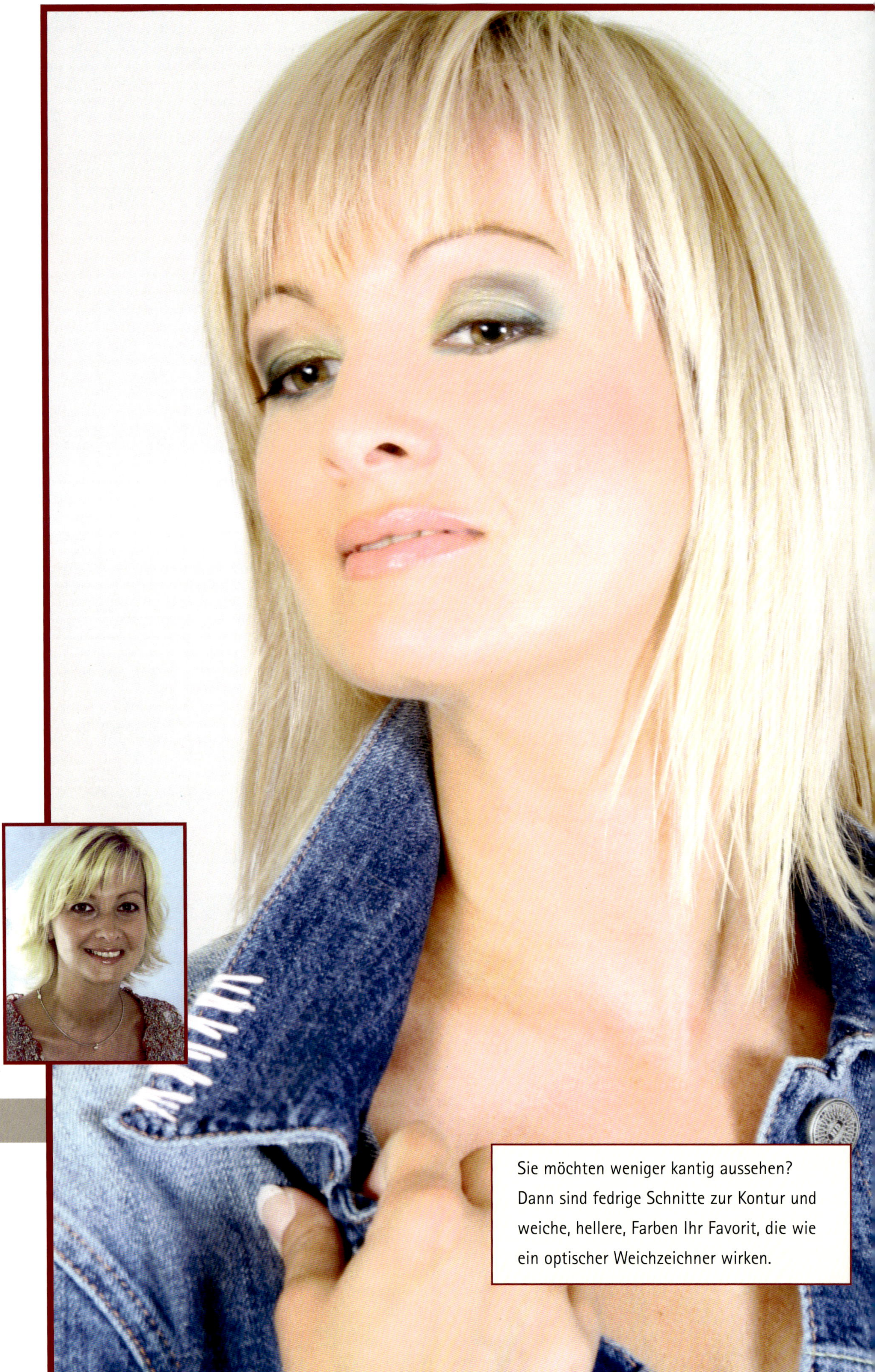

Sie möchten weniger kantig aussehen? Dann sind fedrige Schnitte zur Kontur und weiche, hellere, Farben Ihr Favorit, die wie ein optischer Weichzeichner wirken.

Das Quadrat

... ist eckig, kantig, breit und kurz.

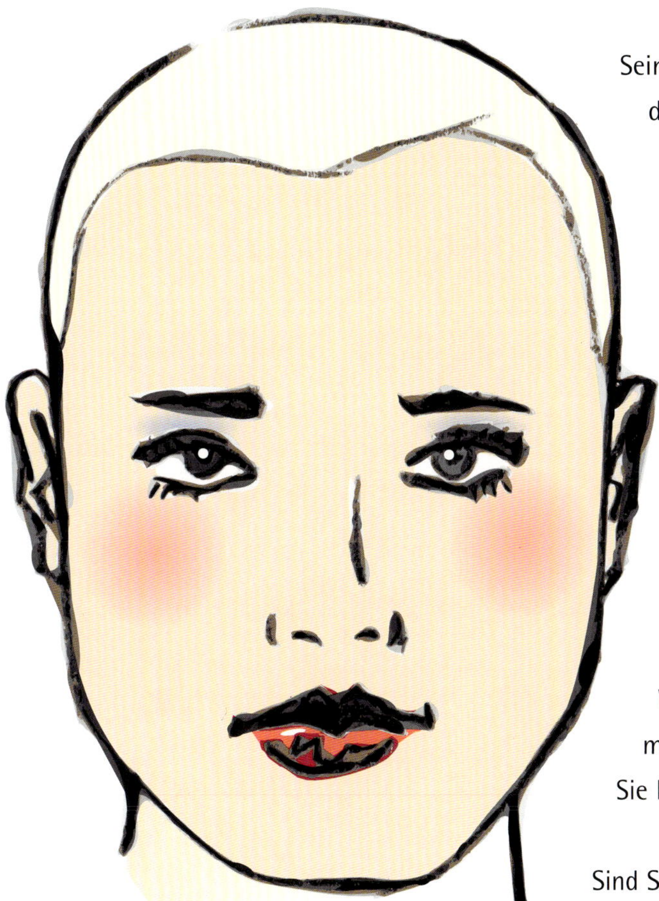

Seine ausgeprägten Konturen und die breite Gesichtsfläche fallen uns sofort auf, wie z.B. bei Pamela Anderson und Cameron Diaz.

Toll sind hier Frisuren, die das Gesicht nach oben strecken und zurückfrisiert sind oder Undercuts (siehe »Der Kreis«) mit wenigen Fransen im Gesicht. Eben alle Frisuren, die die schöne Kinn- und Wangenpartie zeigen und mit Schnitt und Farbe auf diese Diamanten aufmerksam machen.

Weniger geeignet sind Frisuren mit dunklem Vollpony. Sie lassen das Gesicht sehr kurz wirken.

Sind Sie jung, können Sie auch dunklere Haarfarben zu Ihrer Gesichtsform tragen. Sind Sie 40+, wählen Sie hellere Haarfarben, das wirkt weicher und jünger.

Sie sehen: Keine der sieben Formen ist für sich genommen schöner oder weniger schön – es kommt nur darauf an, was Sie daraus machen!

Ob hell oder dunkel: Bekennen Sie Farbe!

Fast jede Frau hat mittlerweile ihr Haar farblich veredelt: mit natürlichen Tönungen, aufregenden Colorationen, tollen Strähnen und lebendigen Farbeffekten.

Intelligente Haarfarben, von Könnern gemacht, geben Ihrer Frisur Wirkung und Charakter. Gleichzeitig lassen Sie Ihr Haar voller Power und Glanz lebendig strahlen und machen Ihr Gesicht, je nach Wunsch, weicher oder markanter, frischer und jünger.

Mal ehrlich: Wie oft haben Sie sich schon gefragt »Soll ich meine Haare lieber Platinblond oder Goldblond färben?« oder »Ist Bordeauxrot besser für mich als Kupferrot?«

Bei der Beantwortung dieser und ähnlicher Fragen ist es von Vorteil, wenn Sie Ihren Farbtyp (Kühl-Harmonie oder Warm-Harmonie) kennen. Denn die Farben, die harmonisch zu Ihrem Hautunterton sind, bewirken einen schönen »Farbfluss«.

Wichtig ist aber neben Ihrem Farbtyp immer auch **Ihre Persönlichkeit, Ihr Alter, Ihr Stil und Ihre Gesichtsform** – und natürlich: Ihre gewünschte Wirkung!

Wussten Sie schon:
Kühl-Harmonie-Farben, wie z.B. Schwarz, Violett, Bordeaux und Platinblond sind Farben, die Sie markanter, konturierter und über 50 auch älter wirken lassen (siehe auch STEP 9: Ihre Jungmacher), während Warm-Harmonie-Farben wie z.B. Schokobraun, Kupferrot, Bernstein und Beigeblond das genaue Gegenteil bewirken.

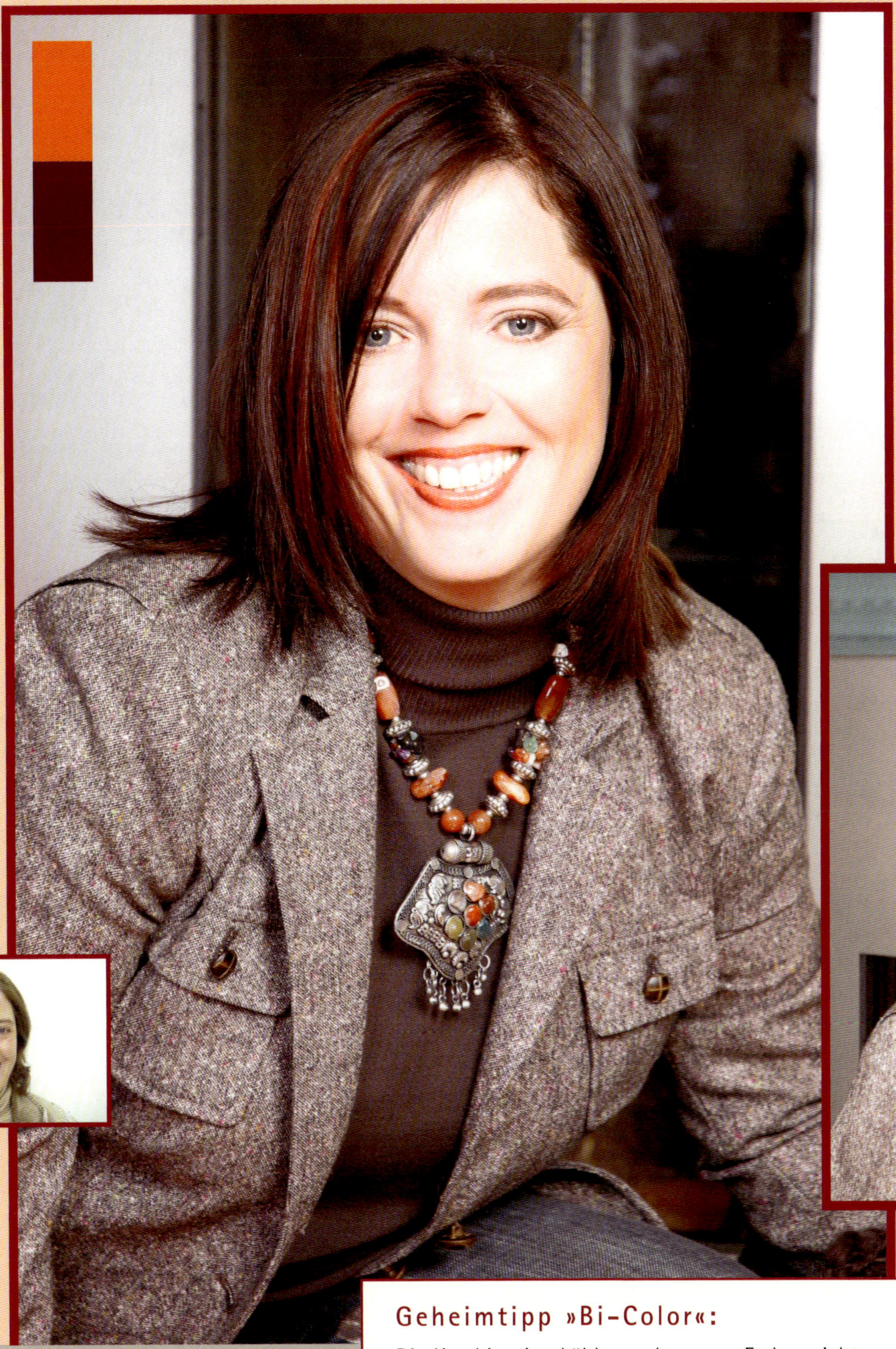

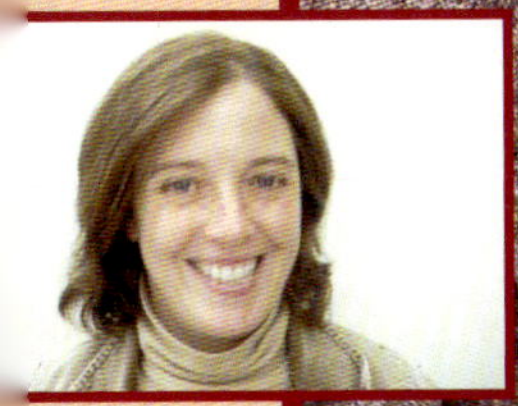

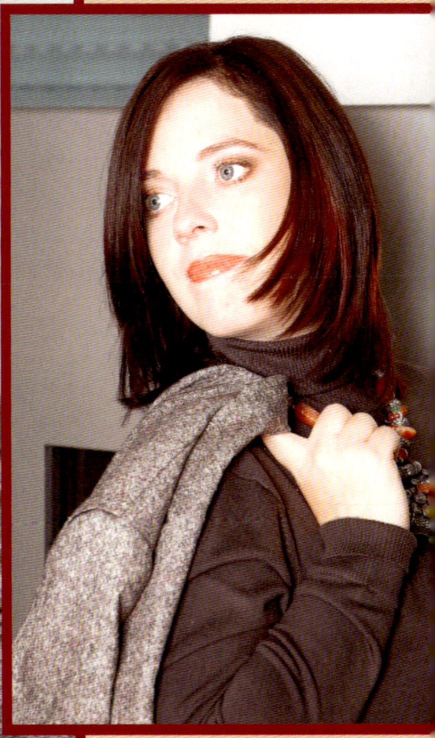

Geheimtipp »Bi-Color«:
Die Kombination kühler und warmer Farben sieht fantastisch aus, wenn die Dominanz zum Gesicht in der Harmoniefarbe zum Hautunterton gewählt wird. Z.B. kupferfarbene Strähnen in dunkelbraunem Haar wirken weich und harmonisch.

Hell oder Dunkel: Eine Entscheidung mit Folgen

Bekennen Sie Farbe, dann kommt mehr Farbe in Ihr Leben!

Gerade vor einer neuen Haarfarbe müssen Sie sich die Frage stellen:
»Wie möchte ich wirken?« Denn Ihr persönliches Bild verändert sich entscheidend, je nachdem, ob Sie helle oder dunkle Töne wählen.

Was bewirkt helleres Haar bzw. eine hellere Haarfarbe?

Ihr Gesicht wirkt heller, weicher, frischer, jünger.
Die hellere Haarfarbe reflektiert Helligkeit ins Gesicht. Unebenheiten, Unreinheiten, Linien und Falten in der Gesichtshaut werden dadurch weniger sichtbar.
Helle Haare sind **Jungmacher** und ab 40plus immer zu empfehlen, mit einer Ausnahme:
Runde, ovale, weiche Gesichter wirken dann noch runder.
Hellere Farben bewirken auch, dass peppige Schnitte an Markanz verlieren!
Und: Hellere Farben wirken transparent, lassen die Haare dünner scheinen und Konturen zu weit zurücktreten.

Und bei grauem Haar?

Graues Haar wirkt am schönsten, wenn es mit Strähnen und Glanztönungen von schiefergrau bis platingrau veredelt wird (siehe auch STEP 9: Ihre Jungmacher)

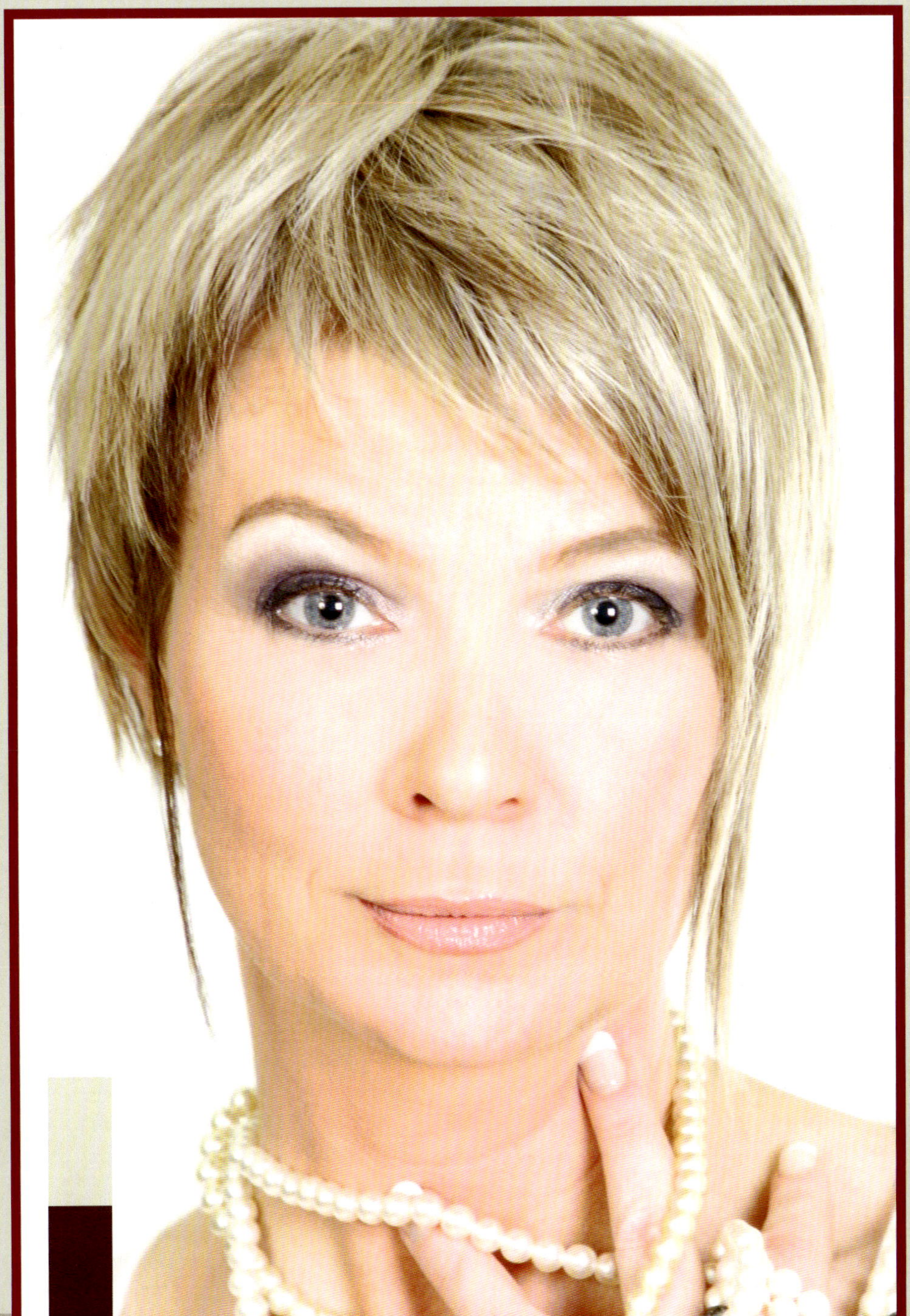

Tipp:
Blondtöne kombiniert mit Schokobraun sehen edler aus als Blondtöne, die mit roten Strähnen durchsetzt sind!

Und: Farbspiele in verschiedenen Pastellblondtönen wirken lebendig und individuell!

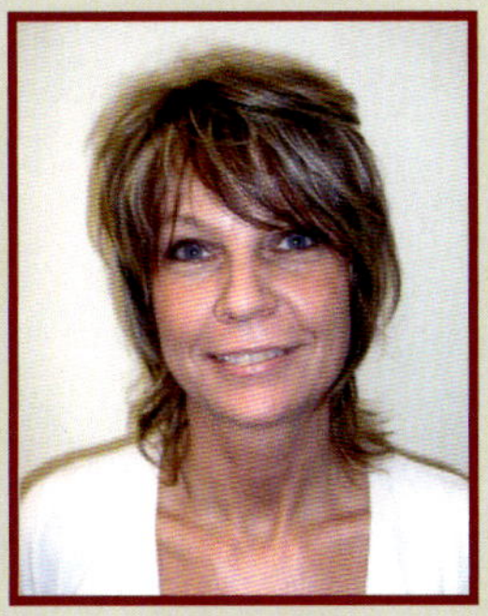

Gerade bei sehr hellem Teint geht die helle Hautfarbe konturlos in die helle Haarfarbe über (»Wo hört das Gesicht auf, wo beginnt die Frisur?«).
Die Lösung: dunklere Ansätze, hellere Längen und Spitzen.

Was bewirkt dunkleres Haar bzw. eine dunklere Haarfarbe?

Dunkle Farben machen markant und geben Frisuren Pep. Ihr Gesicht wirkt kantiger, eckiger, strenger, burschikoser. Die Gesichtskonturen treten stärker sichtbar hervor - ideal für runde, ovale, weiche Gesichtsformen, die dadurch ausdrucksstärker wirken. Gerade bei puristischen, maskulinen Garçon-Typen macht die dunkle Farbe den besonderen Reiz aus und unterstreicht diesen Typ.

Wichtig zu wissen: Dunkle Haarfarben verstärken Linien und Falten im Gesicht und lassen älter aussehen. Für alle Dunkelhaarigen mit schmalen und kantigen Gesichtsformen gilt deshalb: Ab 40plus immer heller als der eigene Naturton colorieren!

Und: Alle Rottöne verstärken das Rötliche und Rosige Ihrer Gesichtshautfarbe. Wenn Ihr Teint rosig überhaucht ist, verzichten Sie daher unbedingt auf alle Rottöne von Rotviolett bis Kupfer und Gold.

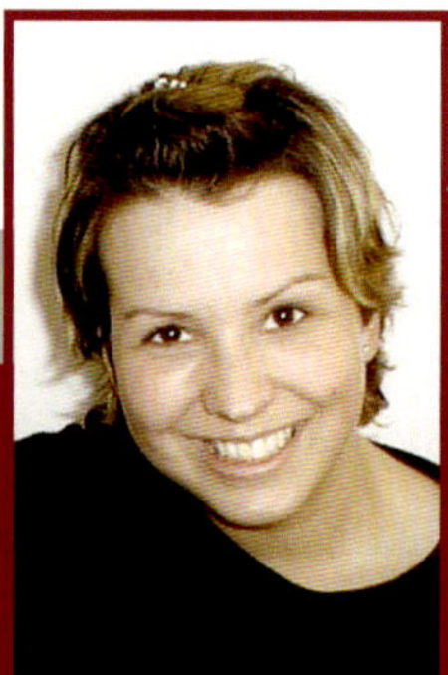

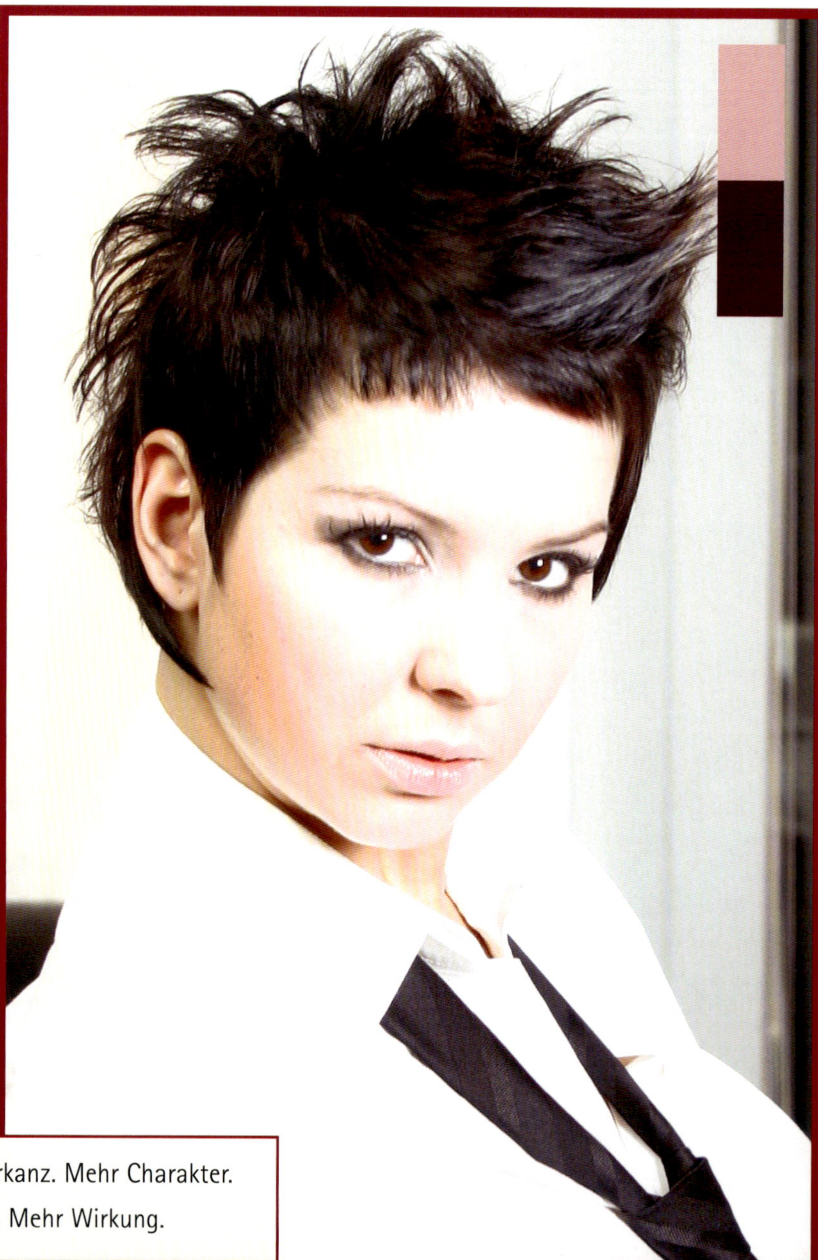

Mehr Markanz. Mehr Charakter.
Mehr Typ. Mehr Wirkung.

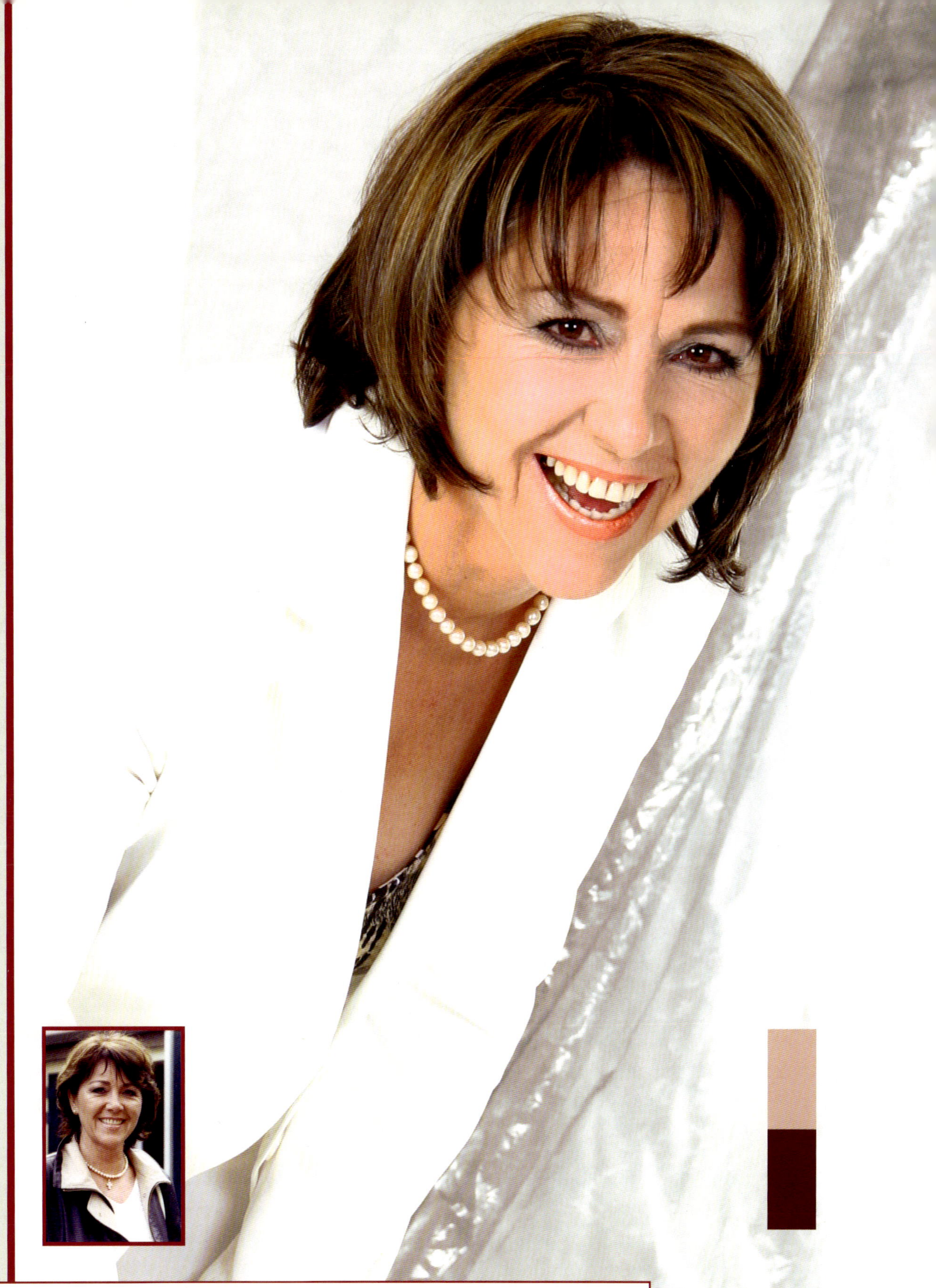

- Toll wirken schwarze und dunkelbraune Haare, die allmählich auf Mittelbraun, Kastanienbraun oder Kaffeebraun coloriert werden!
- Eine Melange aus harmonisch abgestuften, warmen Blondtönen im brünetten Haar sieht fantastisch aus und ist sehr effektvoll.
- Vermeiden Sie dunkles Rot oder Violett – sie machen das Gesicht älter und härter!

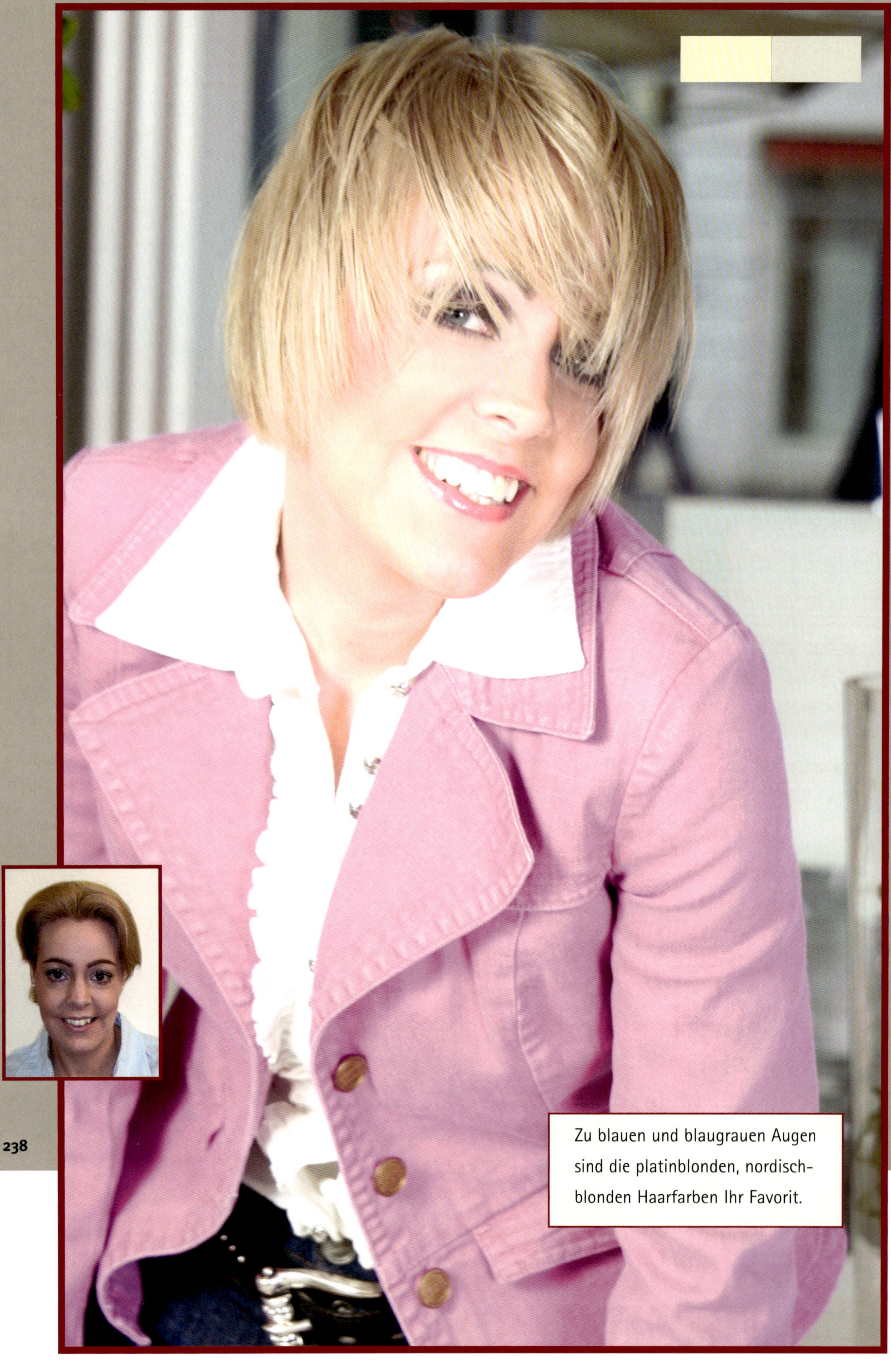

Zu blauen und blaugrauen Augen sind die platinblonden, nordischblonden Haarfarben Ihr Favorit.

Schnitt und Farbe für Ihren Lieblingsstil

Das passt zu Ihnen:

Klassischer Stil

Perfekt geschnittene Bobs in allen Variationen. Linien von kurz bis Langhaar, immer elegant und gepflegt. Modisch chic, nicht knallig, auch nicht extrem und overstyled.

Puristischer Stil

Peppige, raffinierte Kurzhaarschnitte.
Fetziges, wie z.B. ein Garçon-Look.
Uni-Farben in Platinblond oder Schwarz.
Starke Farbeffekte als Eyecatcher.

Casual

Sportive Kurzhaarschnitte.
Bei längerem Haar: unkomplizierte Schüttelfrisuren.
Natürliche, authentische Haarfarben oder Strähnen »wie von Natur gemacht« (z.B. Sonnenlichter).

Dramatischer Stil

Alle auffallenden Frisuren von kurz bis Po-Länge.
Auch: starke Asymmetrien oder aufgestylte Mähnen.
Extreme Haarfarben und ausgefallene Farbtechniken – eben alles, was ins Auge springt.

Romantischer Stil

Alles Weiblich-Feminine, z.B. längeres Haar in Wellen. Locken gesteckt oder offen getragen.
Toll: intensive Rottöne.
Beim hellen Farbtyp auch Haselnuss, Bernstein und Beigetöne.

Für alle Stile gilt:

Die Frisur sollte vorrangig an der Gesichtsform ausgerichtet werden.
Wenn Ihnen aber ein Stil sehr gut gefällt, obwohl er nicht der optimale für Ihren Gesichtstyp ist, wägen Sie ab: Was ist meine persönliche Priorität?

Pflege- und Styling für Ihr Haar

Ihr Haar verdient so viel Pflege wie der Rest Ihres Körpers.

Sie erinnern sich: Auf Kopf und Fuß fällt das Auge Ihres Gegenübers zuerst!

Gute Pflege fängt schon vor der Haarwäsche an:
Bürsten Sie Ihr Haar vor dem Waschen kräftig durch. Das befreit Haar und Kopfhaut vom ersten Schmutz und Resten von Spray, Gel und Wachs, regt die Durchblutung an, verstärkt den Pflegeeffekt und lässt das Haar schöner glänzen.

Schäumen Sie es mit einer kleinen Menge von einem guten Shampoo, das auf Ihren Haartyp abgestimmt ist. Massieren Sie die Kopfhaut dabei und spülen Sie Haar und Kopfhaupt anschließend gründlich aus (bis das Haar quietscht).

Schenken Sie Ihrem Haar bei jeder Wäsche unbedingt auch zusätzliche Pflege in Form von Conditionern oder Direkt-Pflege und schließen Sie die Haarwäsche mit einem kalten Wasserguss ab. Das schließt die Schuppenschicht und durchblutet die Kopfhaut.

Drücken Sie das nasse Haar nach dem Waschen zunächst mit einem Handtuch aus (nicht rubbeln), da es dann besonders empfindlich ist.

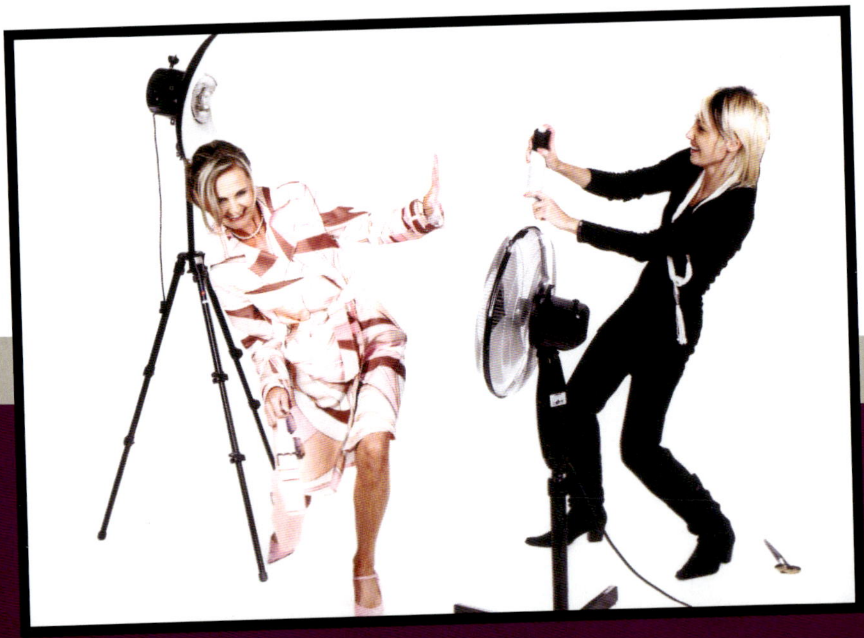

Damit Sie ganz sicher sind, dass Sie Pflegeprodukte verwenden, die für Ihr Haar geeignet sind, fragen Sie Ihren Friseur. Er ist der Profi für Haare und Haarpflege. Wir selbst arbeiten mit Produkten von Wella System Professional, weil wir von ihrer hohen Qualität überzeugt sind.

Eine Leave-in-Pflege bleibt im Haar und wirkt bis zur nächsten Wäsche. Sie ist schnell verteilt und gerade für chemisch behandeltes Haar ideal.

Halten Sie den Fön im Abstand von mindestens 15 cm zum Haar, um es zu schonen. Prüfen Sie die Föntemperatur auf Ihrem Handgelenk.

Pflegen Sie Ihre Kopfhaut, denn hier sitzt »das Leben« Ihrer Haare: Wählen Sie nur Produkte, die speziell auf die Bedürfnisse der Kopfhaut abgestimmt sind und massieren Sie Ihre Kopfhaut regelmäßig – das pflegt und entspannt!

Gönnen Sie Ihrem Haar regelmäßig (zwei bis viermal im Monat) eine Pflegemaske oder Intensivkur. In Verbindung mit Wärme (z.B. in der Badewanne oder Sauna) entfalten die Inhaltsstoffe Ihre optimale Wirkung.

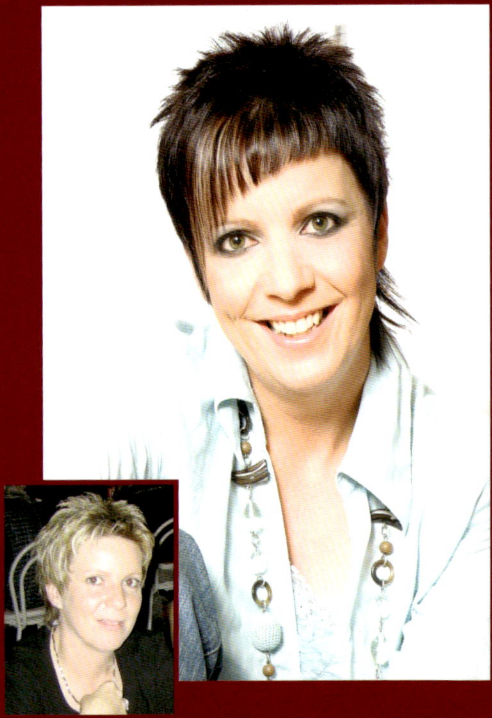

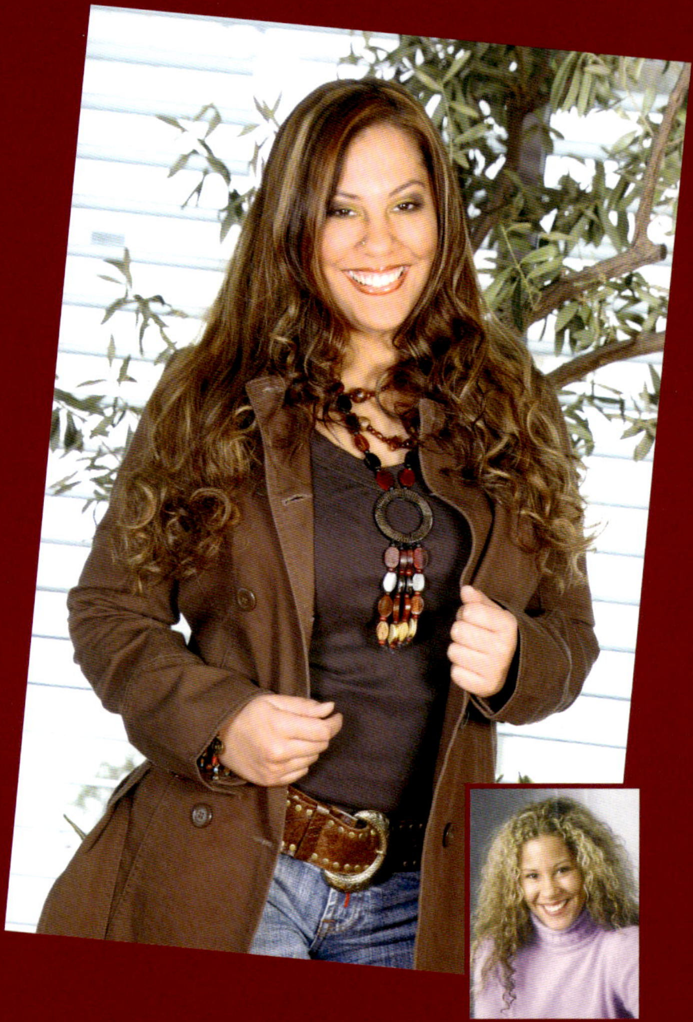

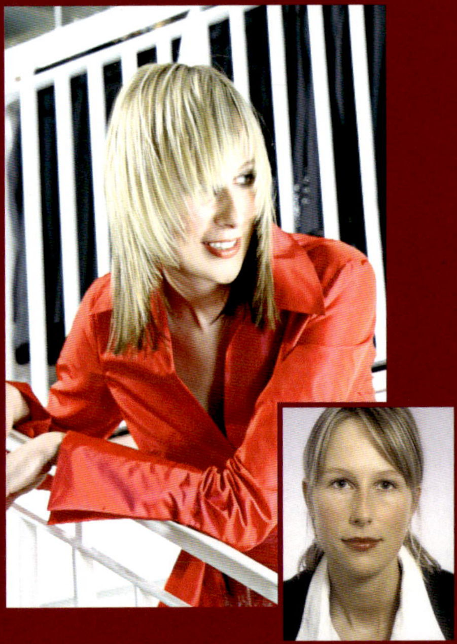

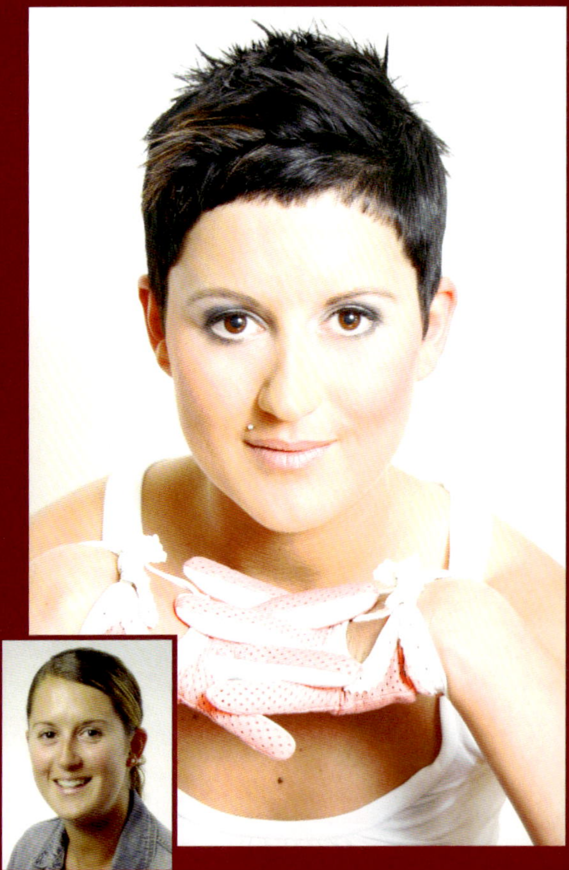

Das richtige Styling für Ihre Frisur:

Kurzhaarschnitte
lassen sich unkompliziert mit einem guten Haartrockner und den Fingern in Form bringen (Fingerfrisur).

Engelslocken
zaubern Sie mit einem Lockenstab oder Warmwicklern. Die Locken anschließend nicht bürsten, sondern nur mit einem grobzinkigen Kamm auflockern und mit den Fingern in die gewünschte Form zupfen.

Lange Mähnen
mit Haftwickeln oder Warmwicklern einlegen. Unbedingt Fön mit haarschützender Funktion verwenden!

Elektrisch geladenes Haar
entladen Sie, indem Sie Feuchtigkeitslotion in Ihre Handflächen sprühen und diese leicht über die Frisur streichen.

Jeder glatte Haarschnitt
glänzt und kommt voll zur Geltung, wenn die Haare zum Schluss mit einem Glätteisen geglättet werden. Wichtig: Vorher ein Produkt gegen Hitze aufsprühen.

Bürsten und Kämme
sollten möglichst aus Naturmaterialien sein. Sie sind schonender und verletzen Haar und Kopfhaut nicht.

> Sagen Sie Ihrem Friseur, welcher Stylingtyp Sie sind und wieviel Zeit Sie sich für Ihr Finish nehmen möchten.

Unsere Tipps:

Lassen Sie sich von einem exzellenten Friseur dabei beraten, welcher Schnitt und welche Farbe die Schönheit und Besonderheit Ihres Haars und Ihres Typs optimal zur Geltung bringen!

Ein guter Berater wird Ihnen immer erst einige Fragen stellen, bevor er Hand an Sie anlegt. Sie können ihn dabei unterstützen, indem Sie sich auf den Termin mit folgenden Fragen vorbereiten:

- **Wie möchte ich wirken?**
- **Wie sieht meine Wunsch-Frisur aus?**
- **Was ist meine Wohlfühllänge?**
- **Welcher ist mein bevorzugter Kleidungsstil?**
- **Gibt es einen Dress-Code, den ich einhalten will/muss?**
- **Was mag ich? Was gar nicht?**

Je besser Sie sich und Ihre Wünsche kennen, desto genauer kann Ihr Friseur und Typberater für Sie arbeiten!

Wichtig ist, dass Sie Ihr Haar mögen und Spaß daran haben, es zu pflegen. Das heißt auch, dass Sie mit Ihrer Frisur gut zurecht kommen müssen, z.B. dass Sie innerhalb von Minuten toll aussehen, wenn Sie es eher unkompliziert mögen und nicht gerne lange vor dem Spiegel stehen!

Und wie bei allen unseren Anregungen für Sie gilt:
Ihr Stil und Ihre persönliche Vision Ihres Äußeren hat Vorrang!
Wenn es Ihnen z.B. wichtig ist, eine lange, wilde Mähne zu tragen, auch wenn Sie sehr klein sind – gerne!
Wenn Sie aber ein harmonisches Bild im Auge Ihres Betrachters erzeugen möchten, achten Sie auf Übereinstimmung Ihrer Kleidung, Ihrer Accessoires und Ihrer Frisur.

Wie bei allen unseren Diamanten gilt:

Indem wir den Blick auf das Schöne, Besondere, Interessante hinlenken und so das Positive unserer Ausstrahlung verstärken, verschwinden in unserer Wahrnehmung – und in der unserer Betrachter – die eventuellen, nicht ganz so perfekten »Mäkelchen«.

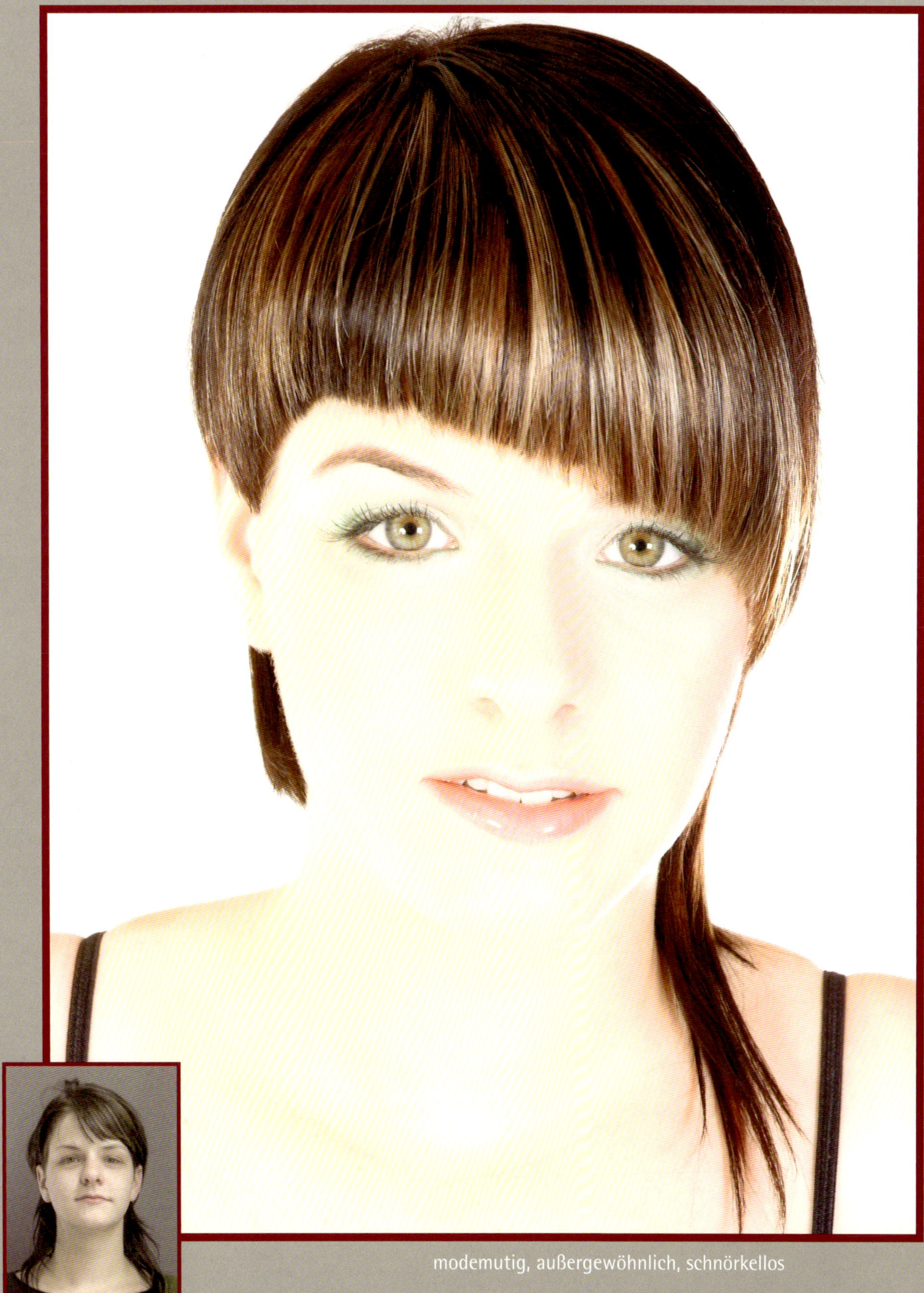

modemutig, außergewöhnlich, schnörkellos

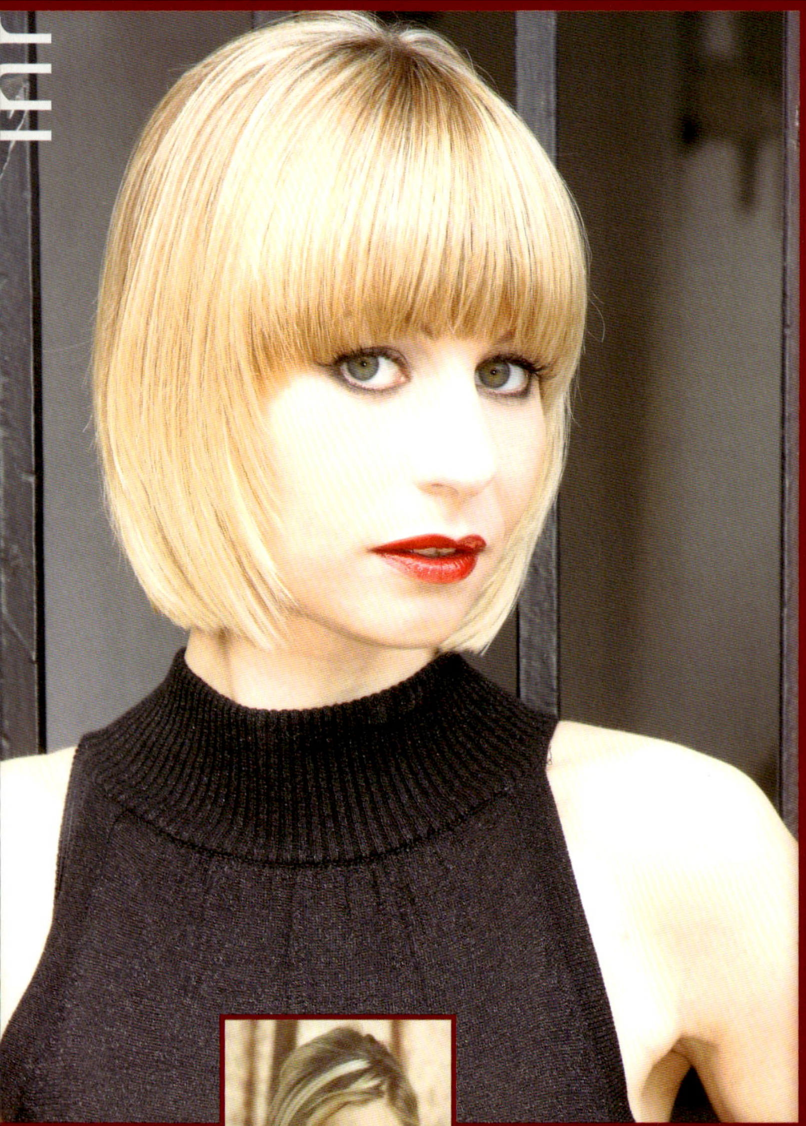

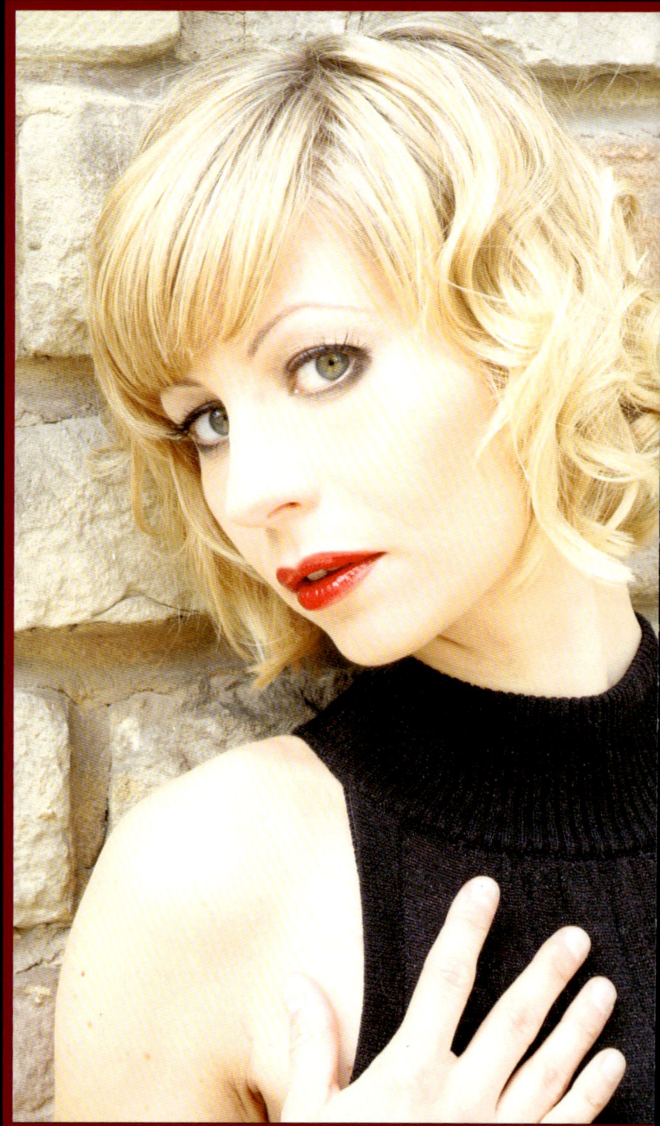

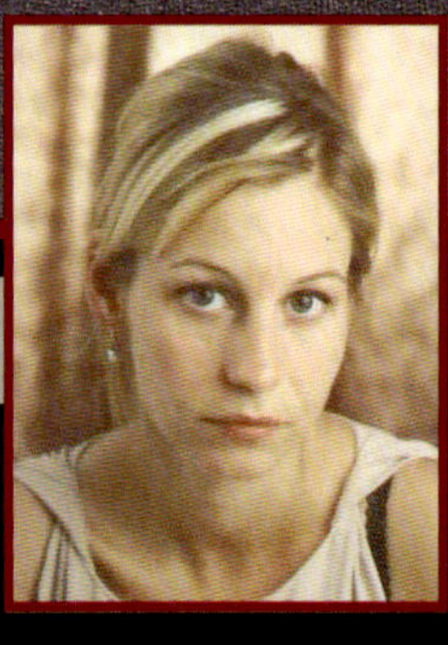

chic, edel, klassisch, kostbar

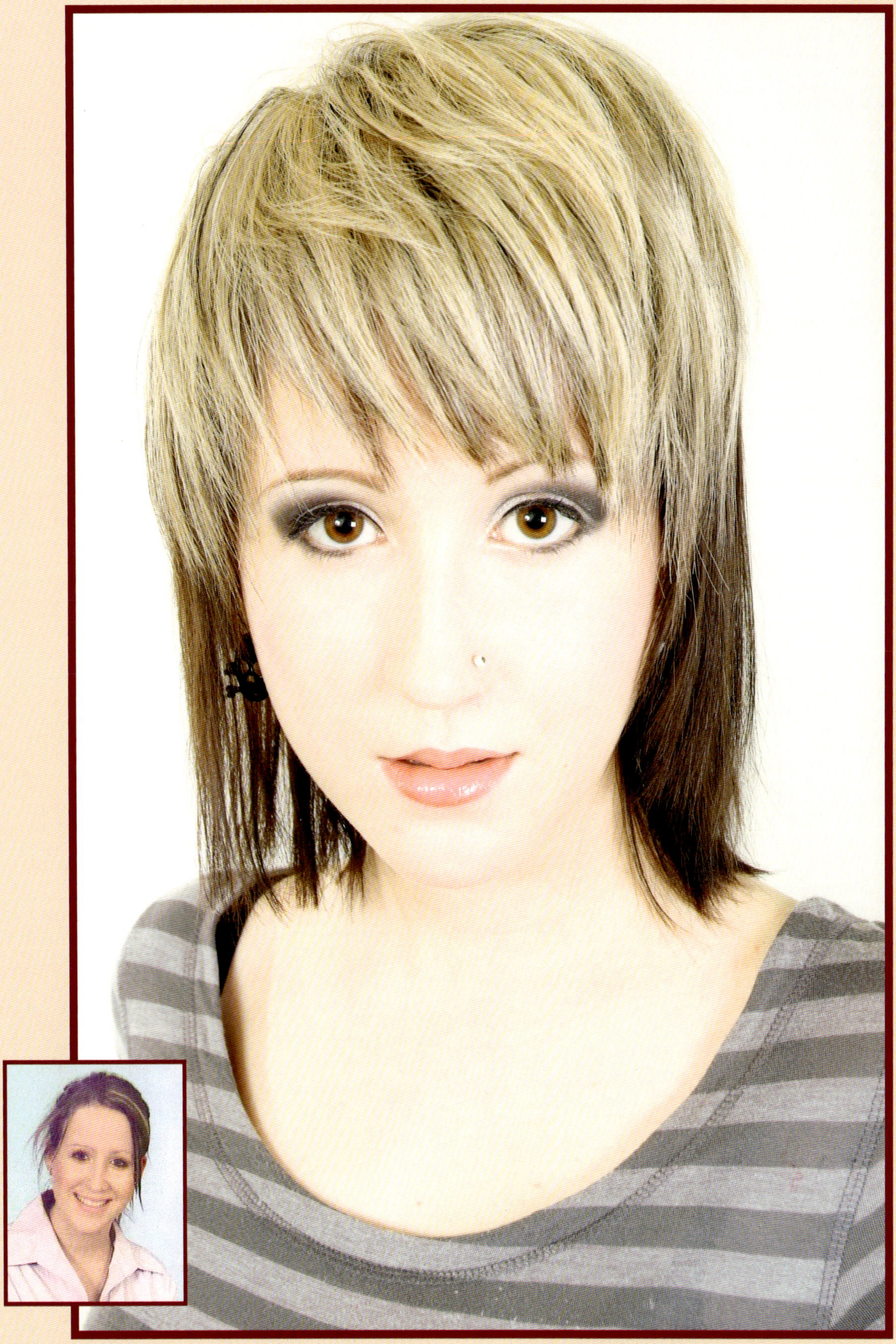

peppig, selbstbewußt, modisch-stark

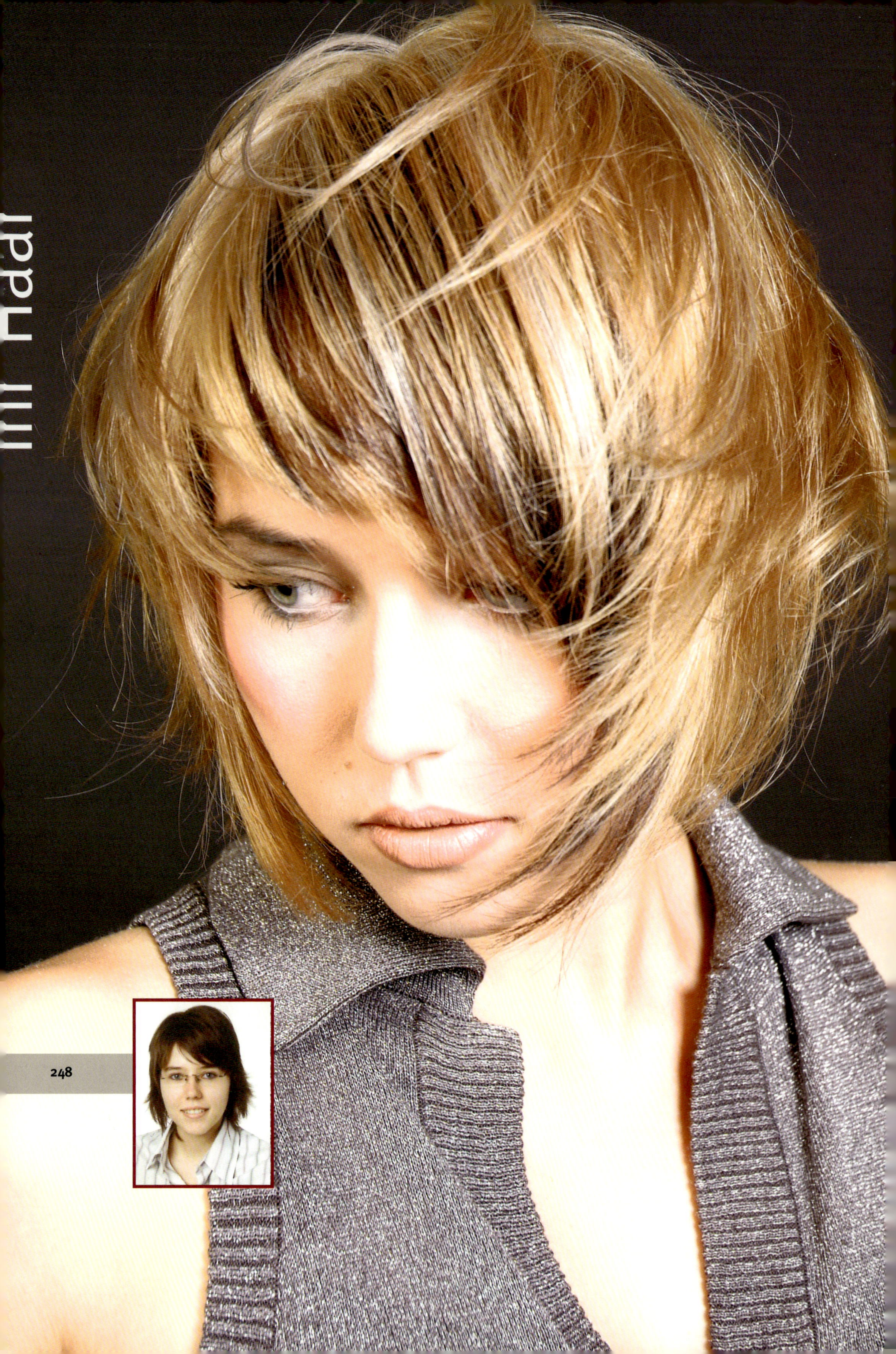

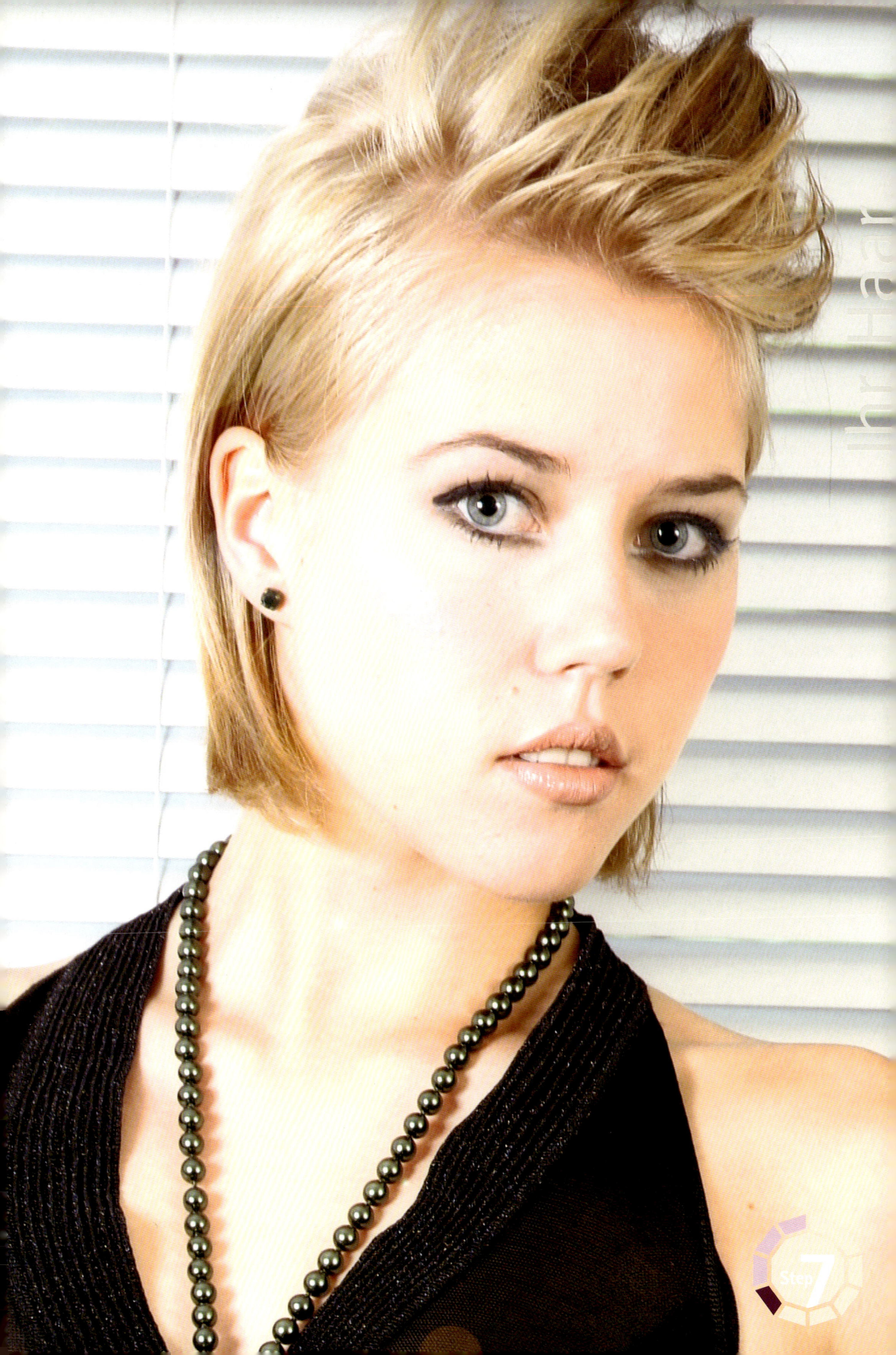
Ihr Haar
Step 7

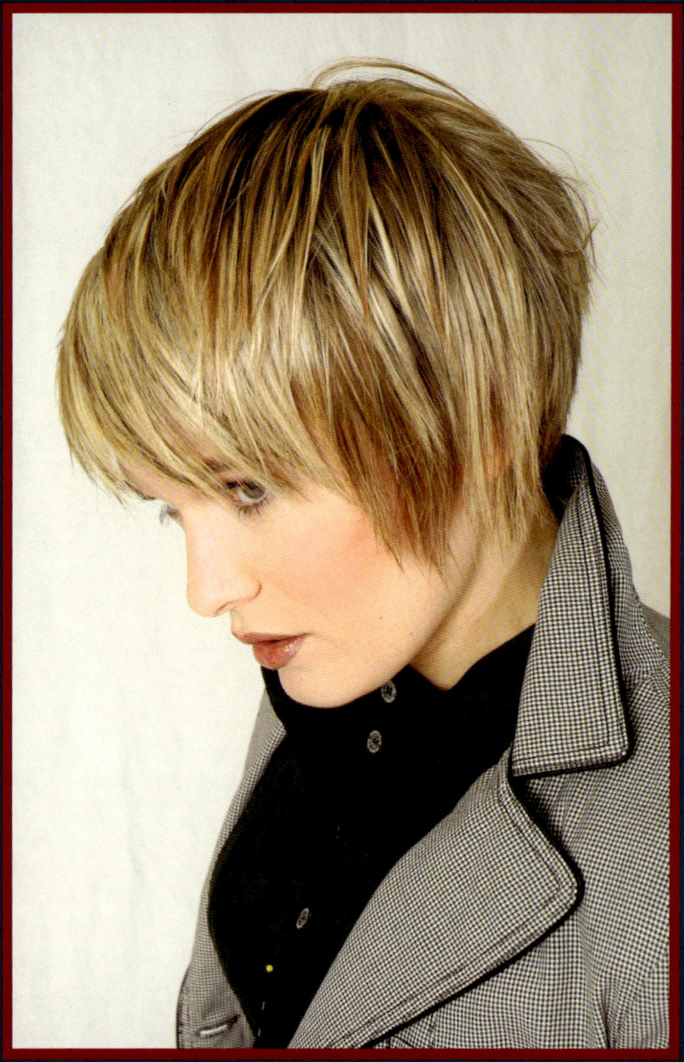

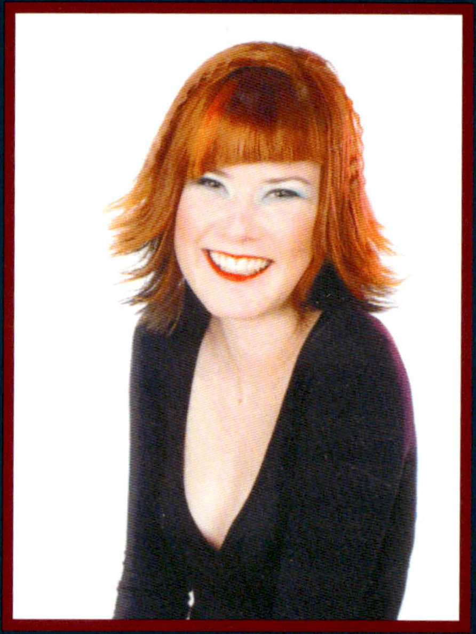

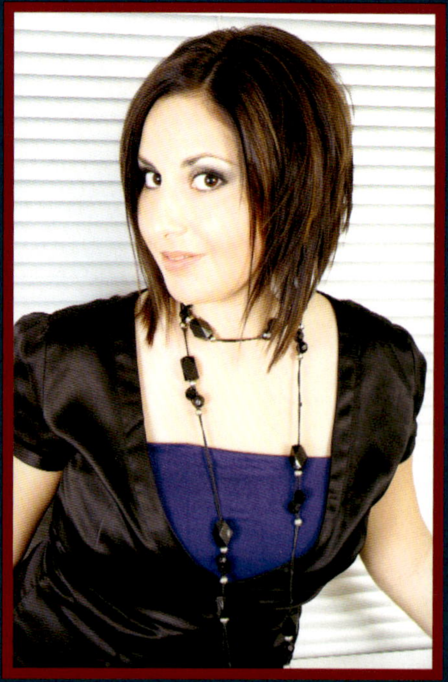

Ihr Haar

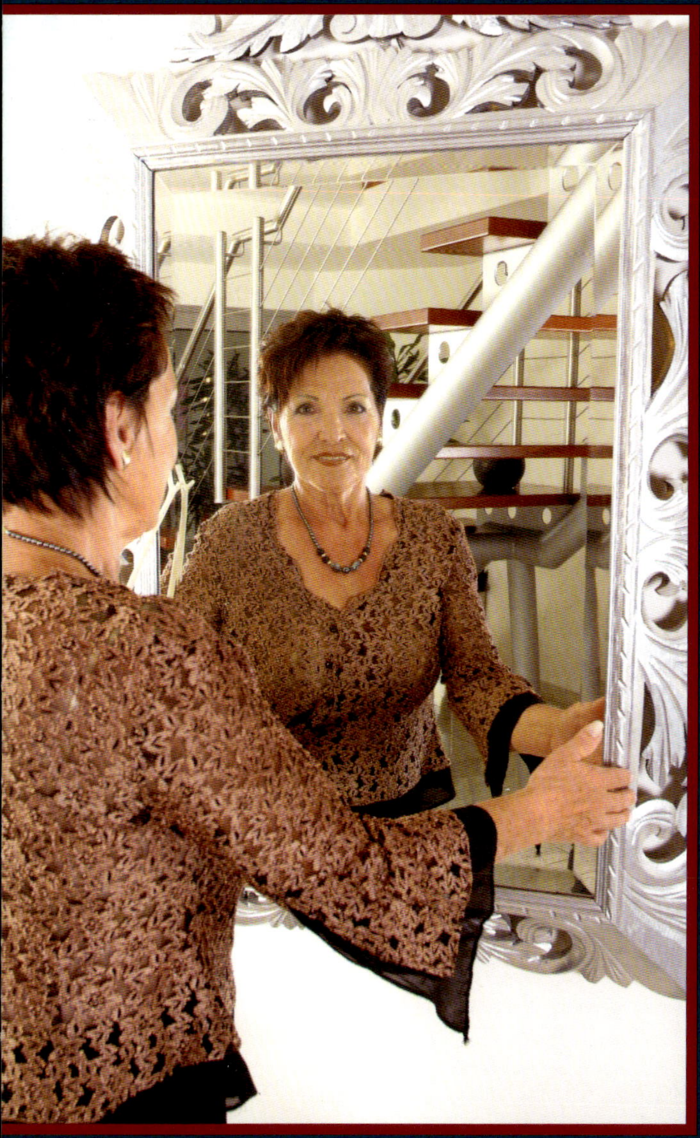

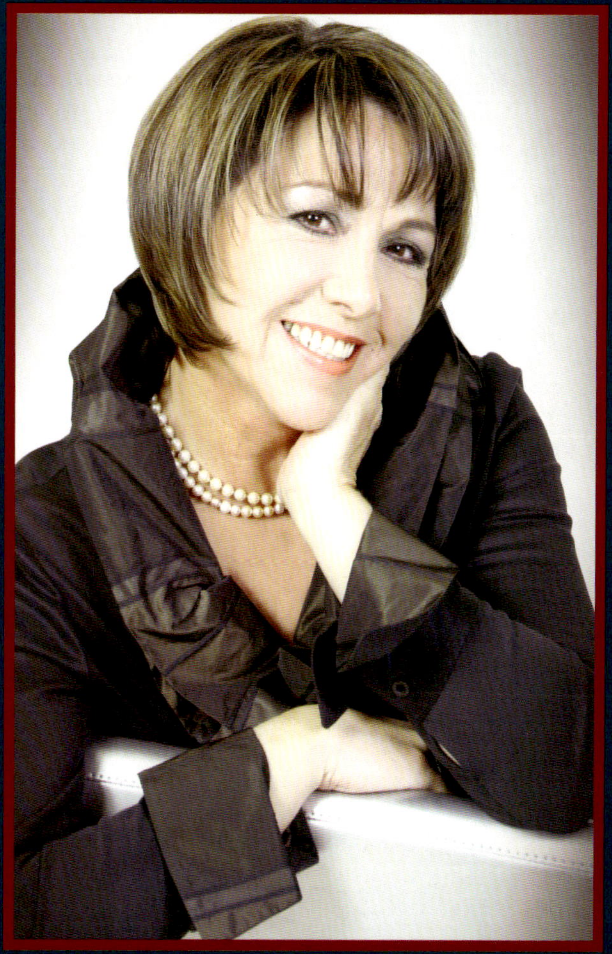

Step 7

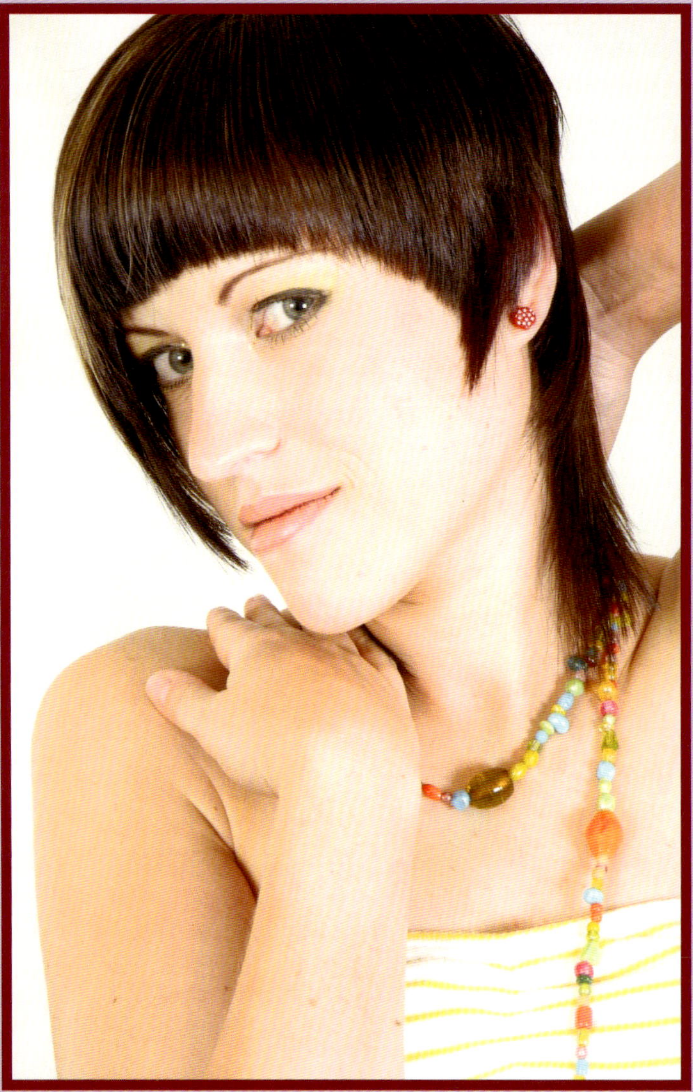

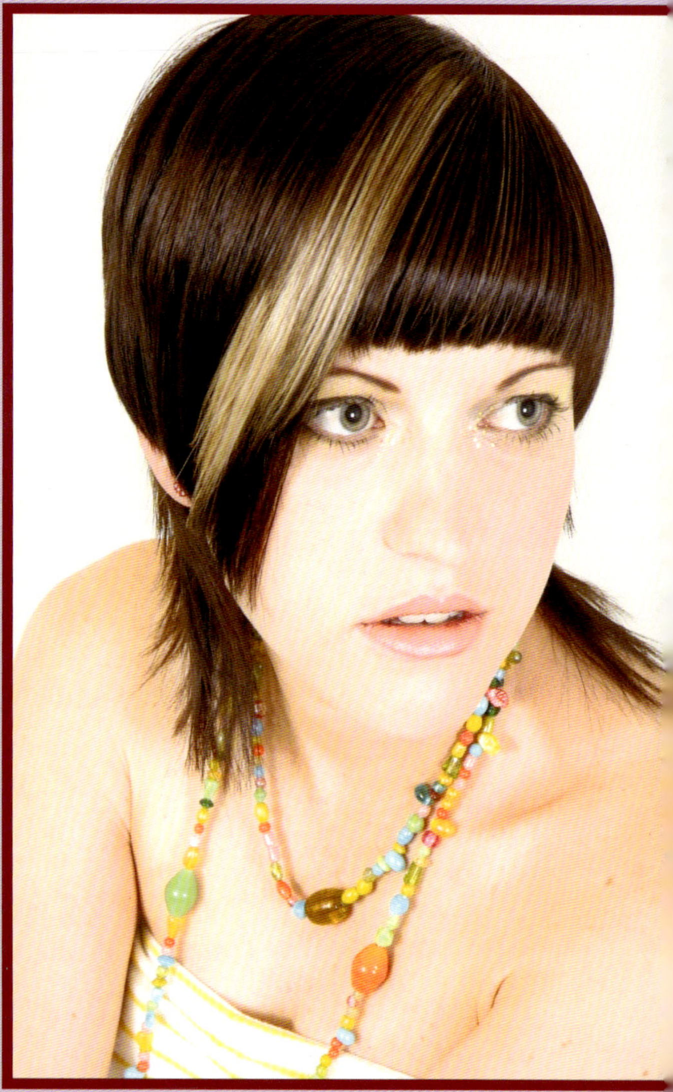

rechts oder links – welches ist meine Schokoladenseite?

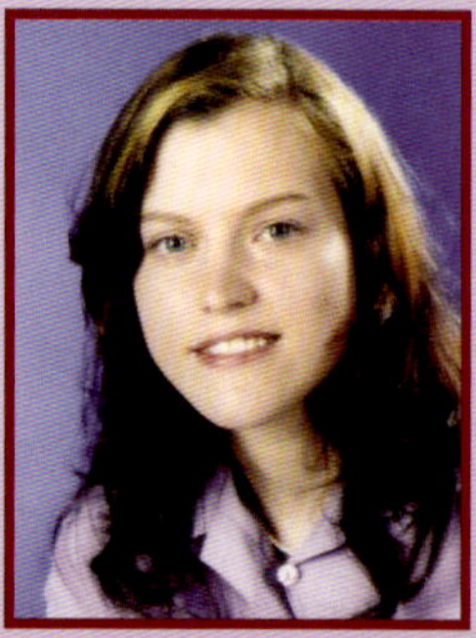

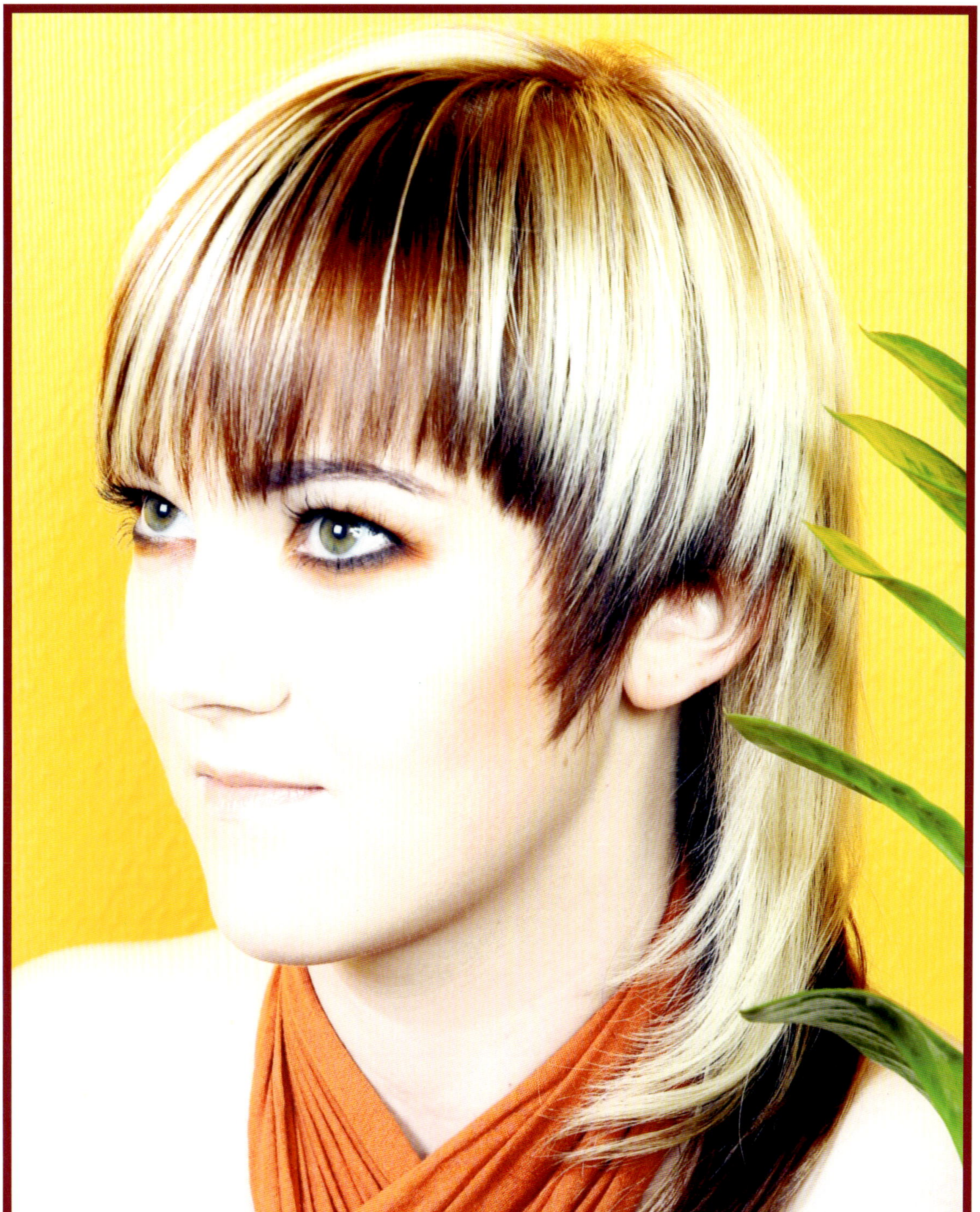

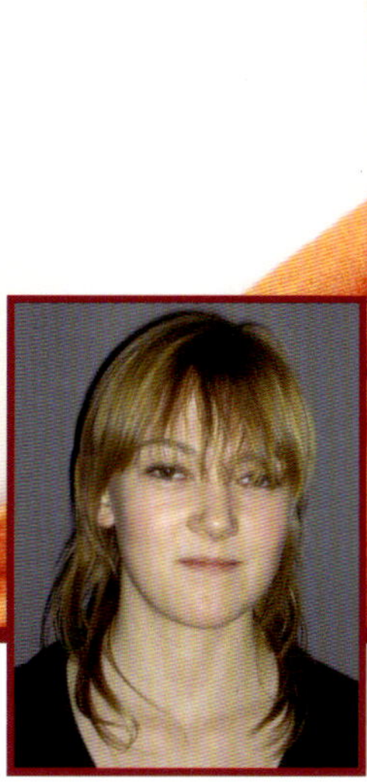

auffallend, frech, experimentierfreudig

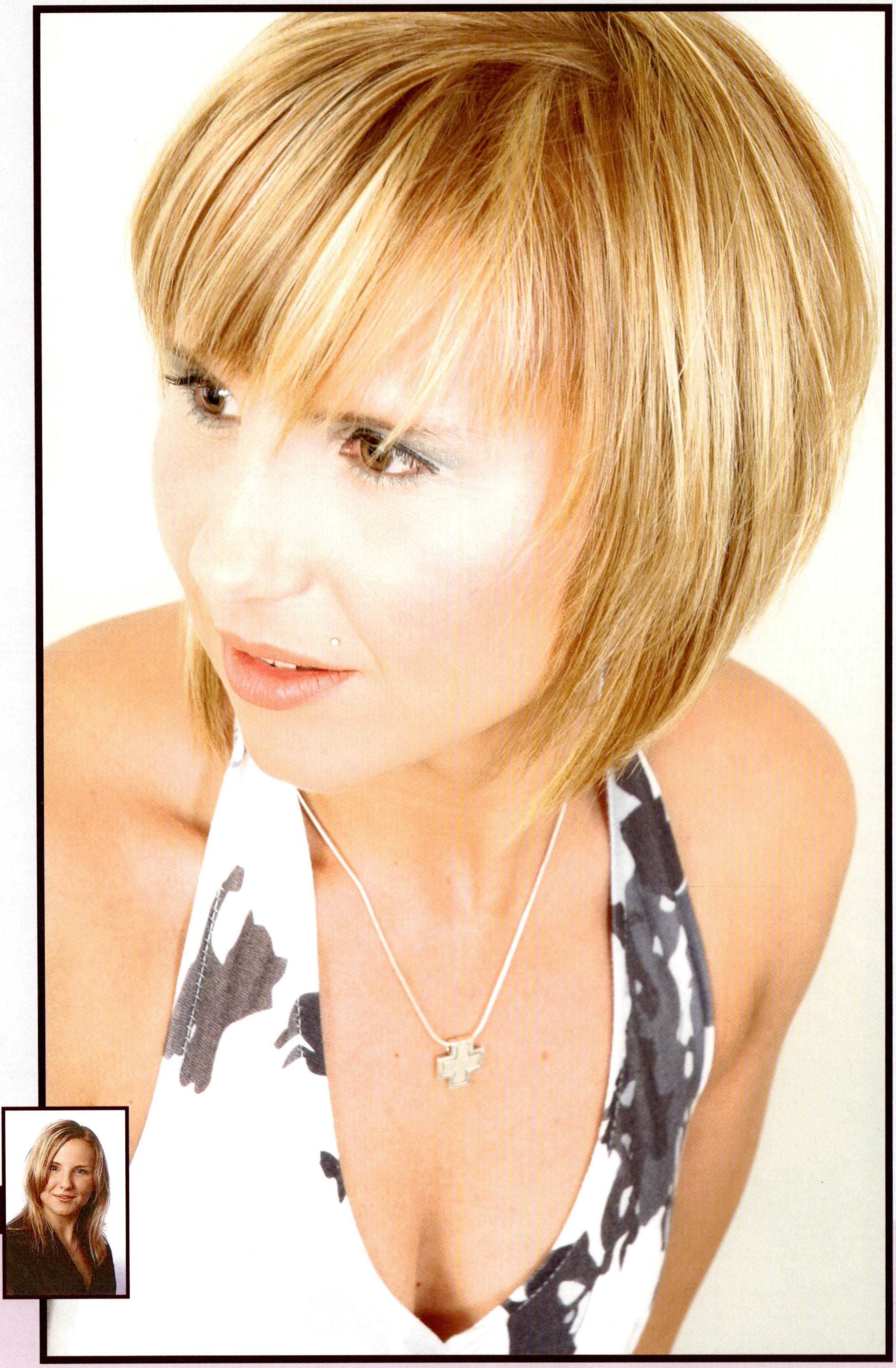

dynamisch, selbstbewußt, zeitlos

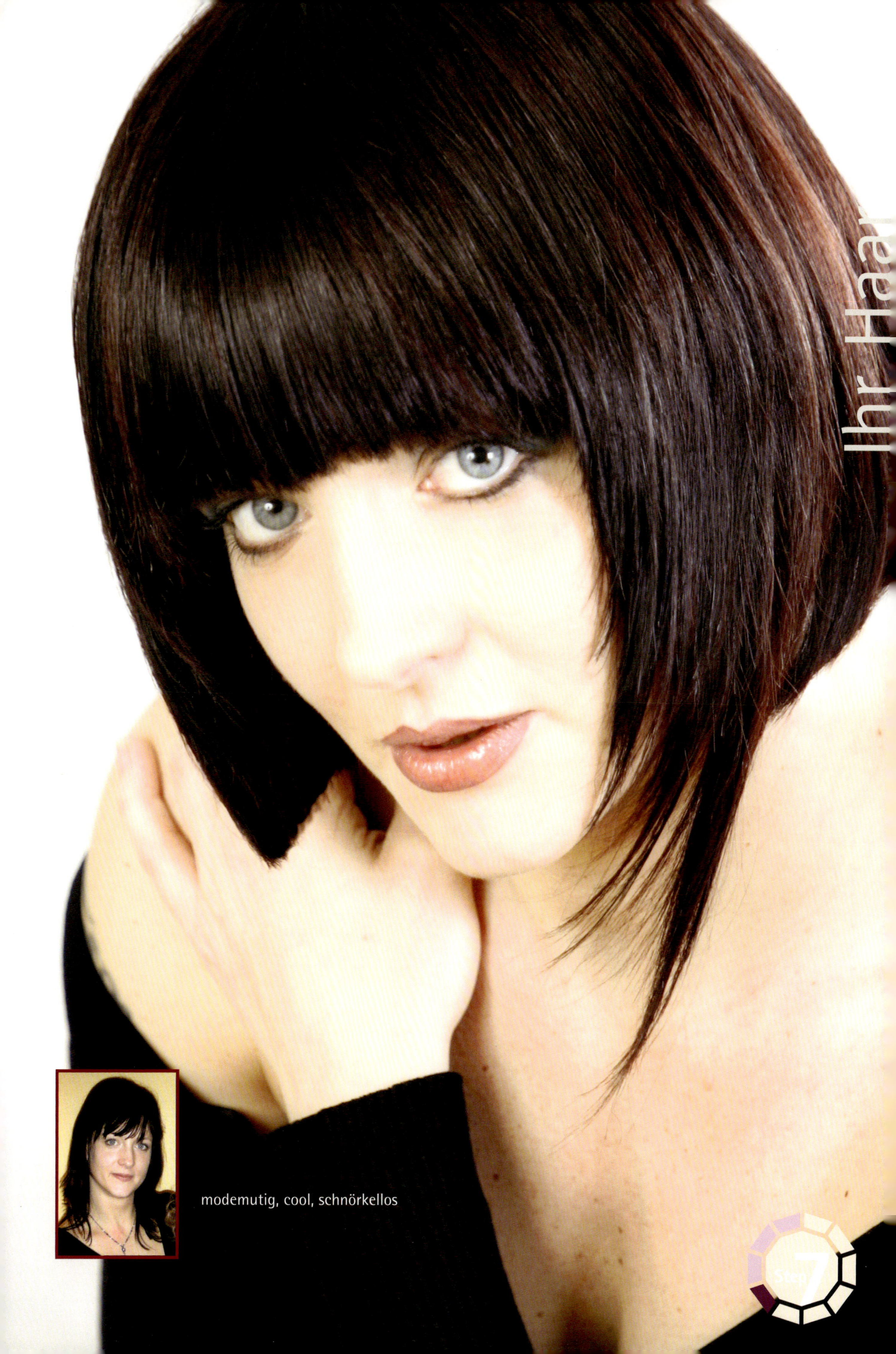

modemutig, cool, schnörkellos

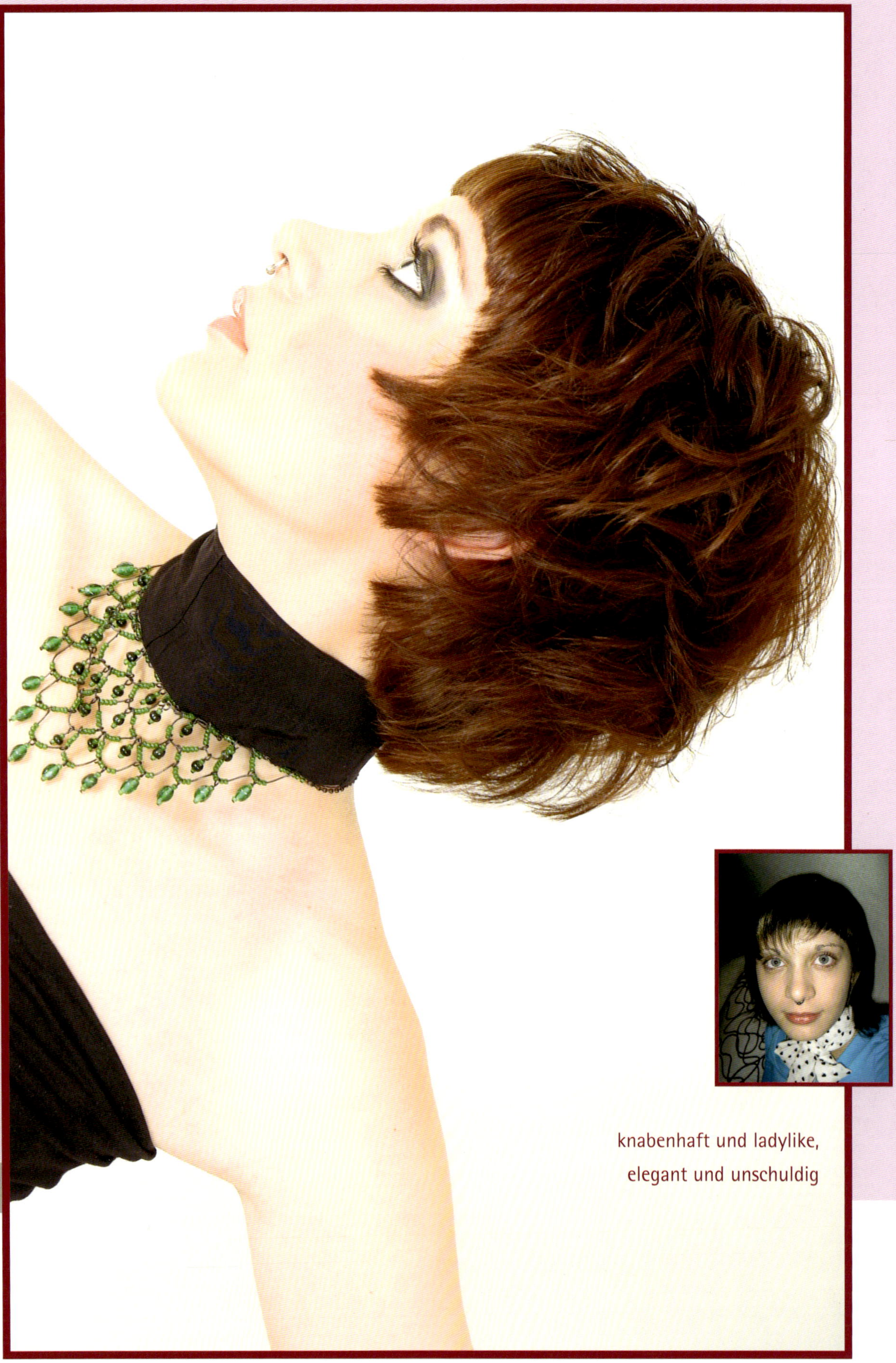

knabenhaft und ladylike,
elegant und unschuldig

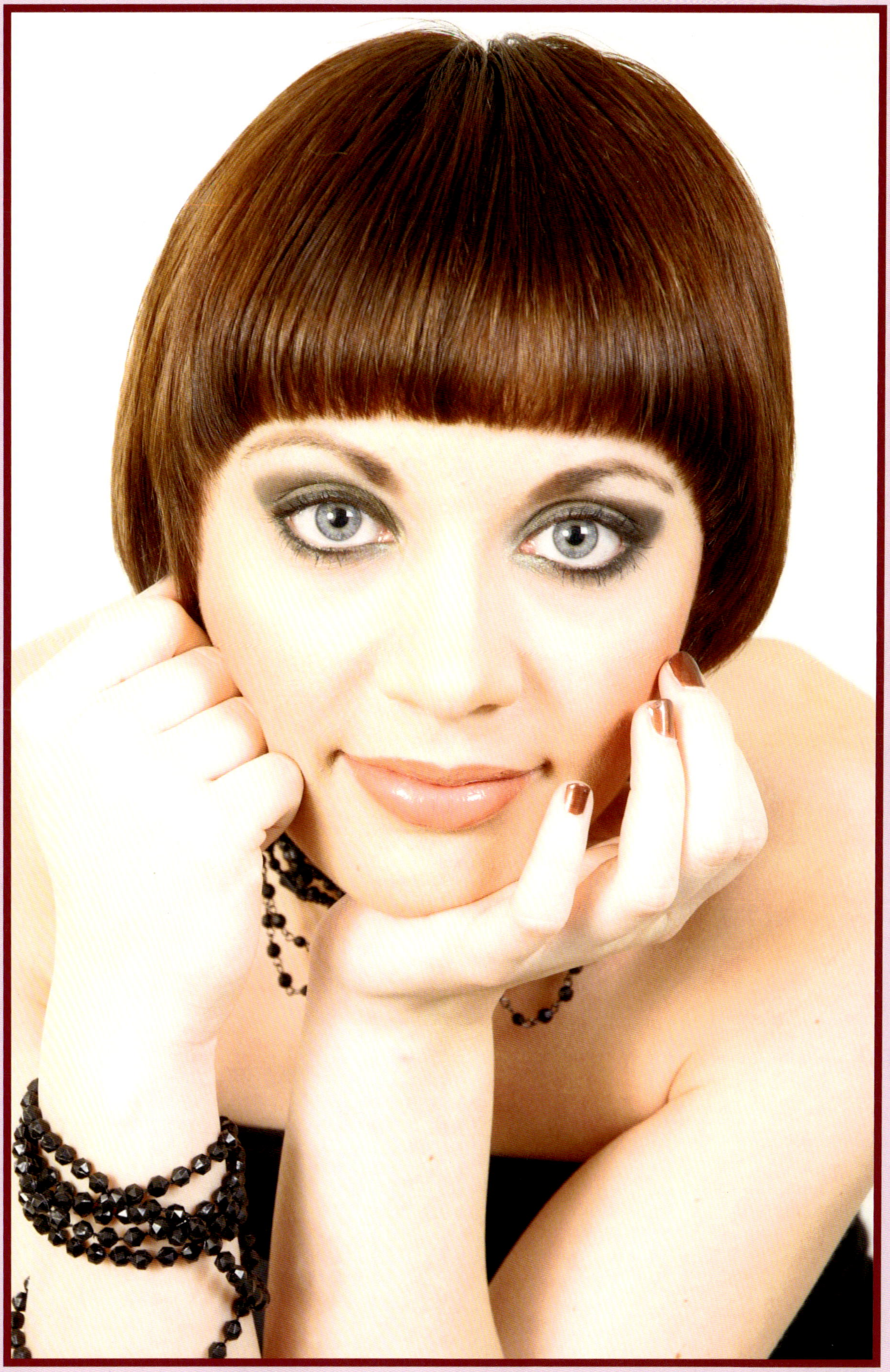

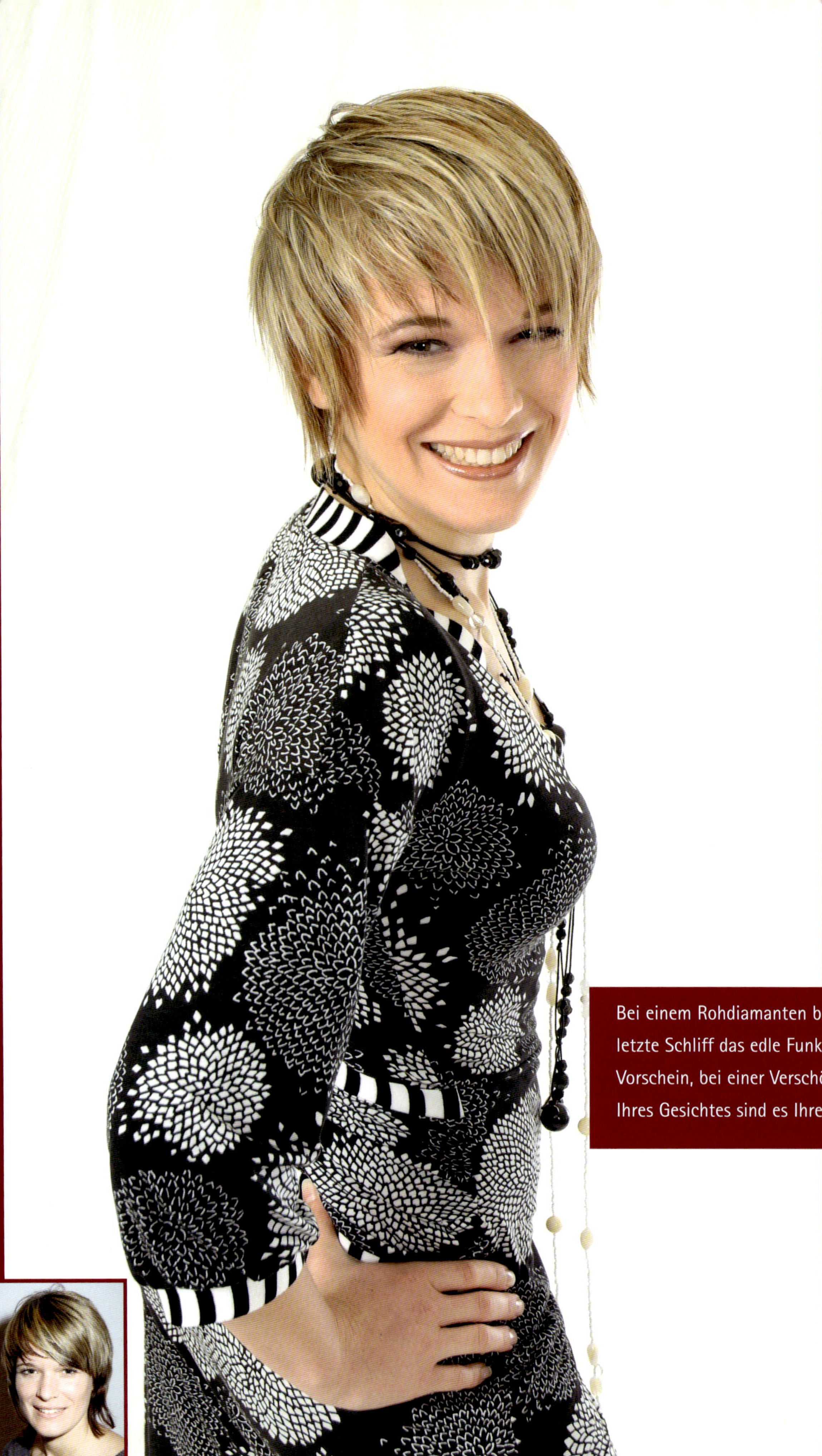

Bei einem Rohdiamanten bringt der letzte Schliff das edle Funkeln zum Vorschein, bei einer Verschönerung Ihres Gesichtes sind es Ihre Haare.

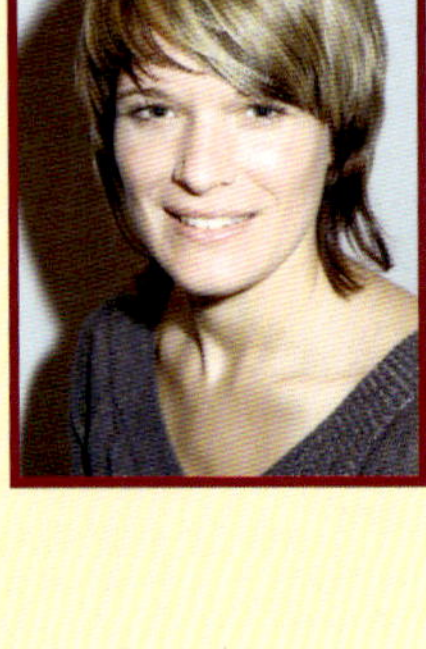

puristisch, faszinierend, ultrafrech

STEP 8

Ihr Make-Up

Ihr Make-up

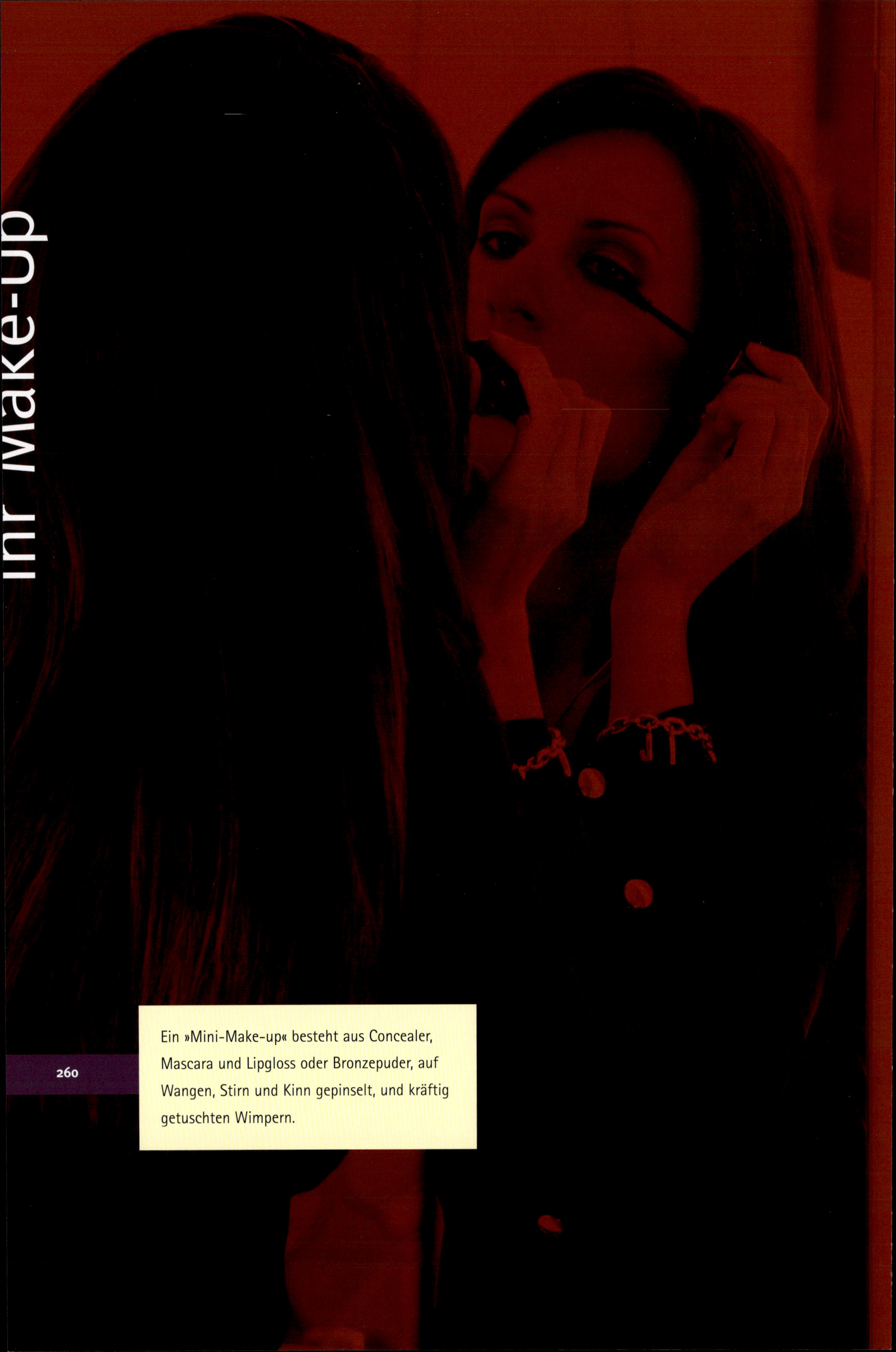

Ein »Mini-Make-up« besteht aus Concealer, Mascara und Lipgloss oder Bronzepuder, auf Wangen, Stirn und Kinn gepinselt, und kräftig getuschten Wimpern.

Make-up: Feinschliff am perfekten Look

Make-up ist ein besonderer Ausdruck von Weiblichkeit.
Es schmeichelt jeder Frau und bringt Farbe und Frische ins Gesicht.
Mit Make-up fühlen wir uns gepflegt, »ausgehfertig« und treten der Welt sicherer gegenüber.

Sechs Körperpartien verdienen dabei unsere Aufmerksamkeit:
Teint, Augenbrauen, Augen, Lippen, Wangen und Nägel.

Mit den richtigen Pflegeprodukten und Farben sind sie innerhalb kürzester Zeit in Form!

Der Teint: Zeigen Sie Ihre schöne Haut!

Die **Fondation (Grundierung)** ist das Herzstück des Make-ups. Sie kaschiert kleine Unregelmäßigkeiten der Haut und macht sie aufnahmebereit für das eigentliche Make-up. Die Kinnlinie zeigt sofort, ob die Fondation mit Ihrem Hautton harmoniert: Alles, was heller oder dunkler als Ihr natürlicher Hautton ist, macht alt! Auf der Nase lässt sich am besten beurteilen, ob die Textur stimmt, da die Nase die fettreichste Partie unseres Gesichts ist. Leichte Rötungen oder Schatten decken Sie am wirkungsvollsten mit Concealer ab.

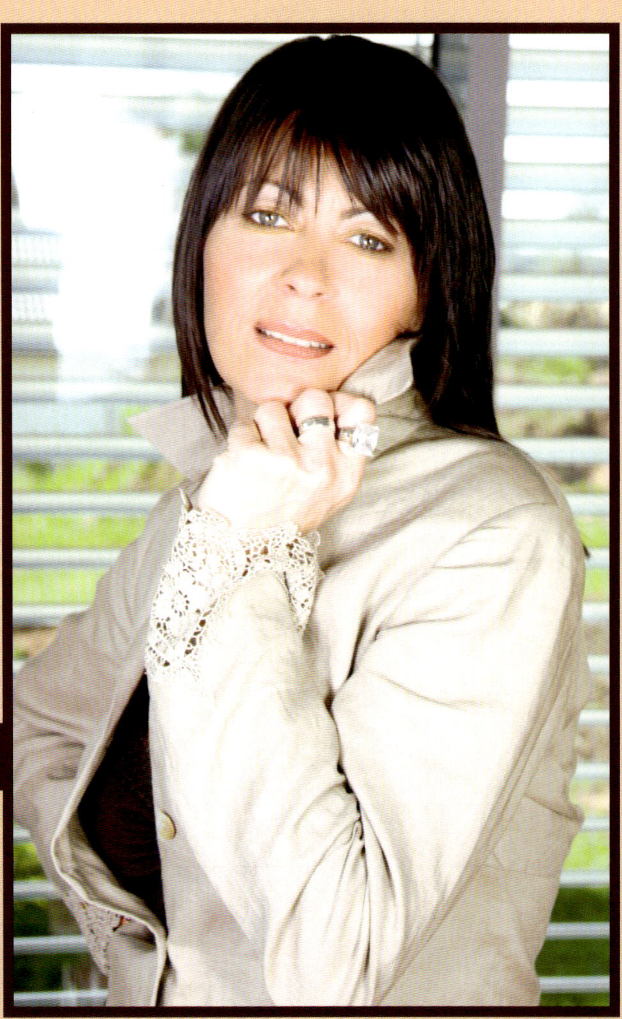

Achten Sie darauf, dass auch Ihr Make-up genau zu Ihrem Hautton passt und nicht zu schwer ist: Zu starkes Kompakt-Make-up setzt sich in Fältchen ab und betont sie! Fixieren sie Ihr Make-up mit Puder. Er sorgt für Wischfestigkeit und Ebenmäßigkeit.

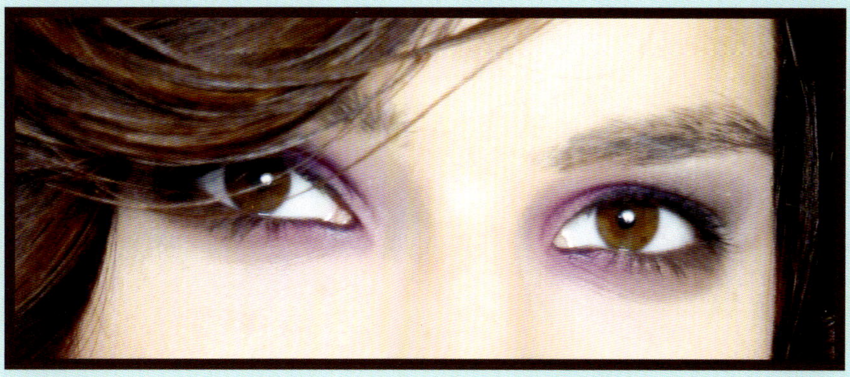

Die Augenbrauen: Kleine Härchen mit großer Wirkung

Die Brauen sind der Rahmen Ihrer Augen und damit Teil Ihrer Persönlichkeit. Eine schöne Brauenlinie hebt Ihr Gesicht an, gibt ihm mehr Ausdruck und Kontur und öffnet Ihnen sprichwörtlich die Augen, indem sie signalisiert: Ich kümmere mich auch um die Details.
Zupfen Sie Ihre Brauen in die gewünschte Form. Damit einzelne Härchen nicht aus der Reihe tanzen, geben Sie Haarspray auf eine Brauenbürste und ziehen Sie die Brauenlinie damit nach.
Sind Ihre Brauen heller als Ihre Haarfarbe? Betonen Sie sie etwas dunkler – wirkt ausdrucksstärker! Am besten geht das mit Augenbrauenpuder, der schön natürlich aussieht. Er wird, von der Nasenseite beginnend, auf die Brauen verteilt.
Indem Sie mittig etwas mehr Farbe auf die Brauen geben, wirken Ihre Augen größer.

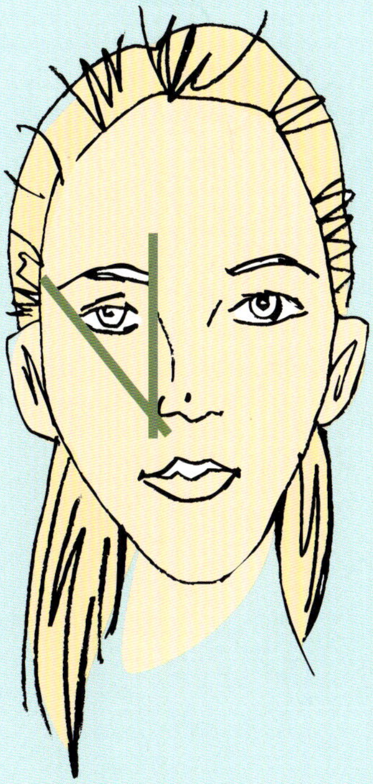

Der **ideale Brauenanfang** ist dort, wo ein senkrecht am Nasenflügel (Ende Nasenloch) angelegter Bleistift die beginnende Braue kreuzt.
Das **ideale Brauenende** ist dort, wo der bis zum äußeren Augenwinkel weiter gedrehte Bleistift auf das Augenende trifft.
Höhepunkt des Brauenbogens: Bleistift am Nasenflügel anlegen und über die Pupille drehen.

Die Augen: Nicht nur zum Anschauen da!

Lidschatten und Mascara

Besonders natürlich wirkt Ihr Augen-Make-up, wenn Sie Ton-in-Ton-Lidschatten verwenden, z.B. warme, natürliche Töne oder Blau-Grau-Töne. Wichtig ist, dass die Lidschattenfarbe nicht mit Ihrer Augenfarbe konkurriert:

Zu braunen Augen sehen z.B. fantastisch Grüntöne, Violett- und Lilatöne, Rosa, Mauve (Graubraun), Kupfergold und Schwarz aus.
Zu grünen Augen passen toll Champagnertöne, Lilatöne, Kupferbeige- und Brauntöne.
Zu blauen und blaugrauen Augen liegen Sie mit Silbertönen richtig, mit Türkistönen, dunklen Grautönen, Rosabeige- und Graubrauntönen.

Tagsüber wirken Mattfarben am schönsten, am Abend darf es auch Metallic sein. Jedoch sehen Mattfarben an Augen, die bereits Augenfalten haben, immer schöner und ausdrucksstärker aus. Glänzende Lidschatten dagegen bringen Augenfältchen optisch noch mehr hervor.

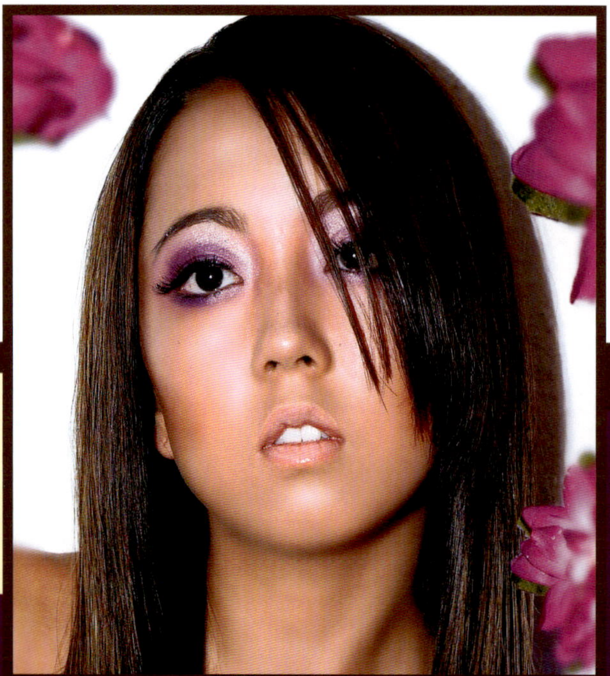

Faustregel:
Sind die Augen sehr betont und farbig geschminkt, dann sollten die Lippen farblich zurückhaltend sein, und umgekehrt.

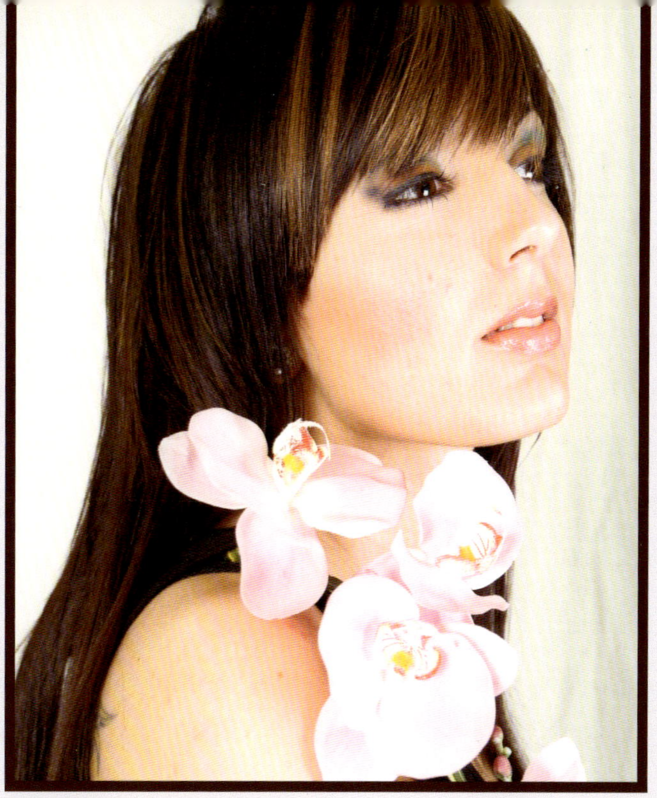

Kajal und Eyeliner

Mit einem Kajalstift (weiche Textur) wirkt Ihr Augen-Make-up dezent.
Er kann mit oder ohne Lidschatten aufgetragen werden.

Oberlid: Setzen Sie den Kajal am inneren Augenwinkel an und ziehen Sie ihn am Wimpernkranz entlang.
Unterlid: Beginnen Sie am äußeren Augenwinkel und lassen Sie den Kajal nach innen nur auslaufen.

Für einen dramatischen Look schminken Sie am Oberlid mit flüssigem Eyeliner (Vorgehen s.o.) und schließen Sie mit einem katzenhaften Schwung nach außen. Das Unterlid nur mit dunklem Lidschatten betonen.

Übrigens: Kajal und Eyeliner lassen auch Ihre Wimpern voller wirken.

Benutzen Sie unbedingt auch Mascara: Das betont Ihre Augen zusätzlich und verleiht Ihren Wimpern Volumen und Schwung. Besonders, wenn Sie hellhäutig oder rothaarig sind, darf Mascara in Ihrem Beauty Case nicht fehlen!

Unsere Tipps:

- **Lidschatten wird immer beginnend von der Augenmitte nach außen hin aufgetragen.**
- **Lidschatten hält besser, wenn er mit einem angefeuchteten Applikator aufgetragen wird.**
- **Wichtig für Ihre Farbwahl: Die Wahl Ihres Lidschatten bestimmt in erster Linie Ihre Augenfarbe! Erst dann kommt die Farbe Ihres aktuellen Outfits und an dritter Stelle Ihr Farbharmonietyp.**
- **Greifen Sie die Farben Ihres Outfits im Lidschatten auf. Das bewirkt einen tollen Farbfluss!**
- **Wussten Sie schon: Türkistöne verschönern jede Augenfarbe!**

Klassisches glamouröses Make-up: rote Lippen, heller, transparenter Teint, betonter Eyeliner, rote Fingernägel.

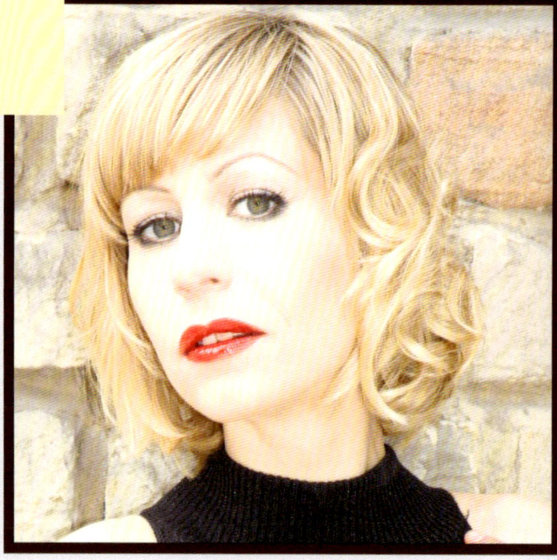

Die Lippen: Großartig in Form!

Mit perfekt geschminkten Lippen beweisen Sie Stilgefühl. Sie sind das i-Tüpfelchen auf Ihrem Mund wie die richtigen Accessoires zu Ihrem Outfit. Am wichtigsten sind dabei: eine gut gepflegte Lippenhaut, der passende Lipliner und die richtigen Farben.

»Rote Lippen soll man küssen« heißt es in einem bekannten Schlager. Es stimmt: Was zieht unsere Augen mehr an als ein formschöner, roter Mund? Knallrote Lippen sind sexy und sagen: Schau mich an, Hör mir zu. Außerdem machen rote Lippen munter und bringen Frische in blasse und müde Gesichter. Achten Sie aber unbedingt darauf, dass das Rot zu Ihrem Farbtyp passt: Kühlharmonie oder Warmharmonie. Und: Bei roten Lippen sollte Ihr Outfit farblich zurückhaltender sein. Am elegantesten wirkt Rot in Verbindung mit Schwarz oder Weiß. Schöne, gepflegte Zähne sind dabei ein Muss.

Weniger Aufmerksamkeit ziehen die zarten Lippenstiftfarben auf sich. Sie machen natürlich schöne Lippen und passen gut ins Büro oder in die sportliche Freizeit.
Lipliner betonen die Lippenform und verhindern, dass der Lippenstift ausläuft. Sie werden immer von der Mitte aus zu den Mundwinkeln aufgetragen. Wenn der Lippenstift besonders gut halten soll, malen Sie die Lippen ganz mit Liner aus und tragen Sie darüber den Lippenstift auf.

Normale und schmale Lippen bekommen mehr Volumen, wenn Sie nach der Lippenfarbe noch farbloses Gloss auftragen. Ist Ihr Lipliner eine Nuance heller als Ihr Lippenstift, so wirkt Ihr Mund ebenfalls voller.
Volle Lippen sehen am schönsten in matteren Cremefarben aus.
Neigen Sie zu hängenden Mundwinkeln, decken Sie sie mit einem Hauch Concealer ab.

Verwenden Sie keine zu dunklen Lipliner – macht alt!

Optische Zahn-Weißmacher: Rotnuancen im kühlen Farbbereich.

Die Wangen: Frischer Wind im Gesicht

Rouge ist das Geheimnis für einen gesund und strahlend aussehenden Teint. Es ist ein absoluter Farb- und Frischegeber und daher unverzichtbar in unserer täglichen Schminkzeremonie. Aber bitte keine Apfelbäckchen – das wirkt billig!

Unsere Tipps:

- Lächeln Sie Ihr Spiegelbild an und pinseln oder tupfen Sie das Rouge auf den höchsten Punkt der Wange auf. Anschließend mit den Fingern in Richtung Schläfe ausstreichen (am höchsten Punkt der Wangen etwas kräftiger belassen).
- Puderrouge hält in der Regel länger als Cremerouge.
- Weiterer Frischekick: Etwas Rouge über der höchsten Stelle der Augenbrauen und seitlich der Kinnlinie modellieren.
- Gebräunte Haut – ja oder nein? Bräunen mit Schutz und, vor allem, in Maßen bringt Pluspunkte: Gebräunte Haut sieht gesund und frisch aus. Gebräunte Arme und Beine wirken glatter und geschmeidiger. Bräune mogelt optisch ein paar Pfunde weg. Solarium muss nicht sein: Heute gibt es natürlich wirkende Bräunungshilfen, die man statt Sonne getrost genießen kann. Ob Bräunungspuder, Selbstbräuner-Creme oder Spray: Die Produkte sind durchweg gut und preislich erschwinglich.
- Nur Natur-Rothaarige mit »Porzellanhaut« sollten sich ihre noble Blässe bewahren!

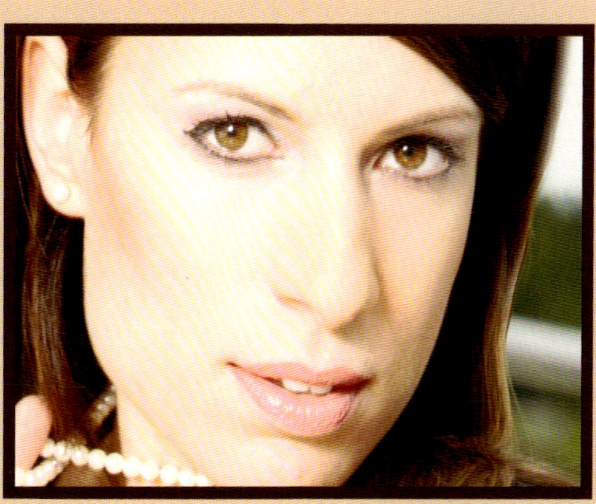

Die optimalen Farben für Lippenstift und Rouge

Wie in der Kleidung gilt: Die richtigen Farben sind das A und O.
Sie können perfekt wirken oder komplett zerstören!

Beim **Kühlharmonie-Typ** sehen kühle Rottöne, Dunkelrottöne, Rosatöne, Pinktöne, Braunbeige- und Violett-Töne sehr schön aus. Ganz unvorteilhaft sind dagegen: kräftige Orangetöne und Kupfergoldtöne.
Toll beim **Warmharmonie-Typ** wirken warme Rottöne, Pfirsich- und Apricottöne, Lachstöne, Brauntöne und Rosttöne sowie Kupfertöne und dunkle Rotbrauntöne. Ganz unvorteilhaft sind hier:
kühle Rosatöne, Auberginetöne und Pink.
Rosenholz und Beigebraun-Töne können Sie sowohl als Kühl- als auch als Warmharmonietyp gut tragen!

Tagsüber wirkt ein »ungeschminkt wirkendes« Gesicht am schönsten: dezente Farben, Frische, Leichtigkeit.
Abends darf es etwas mehr sein. Gerade Kunstlicht schluckt Farbe. Darum dürfen Sie abends kräftiger in den Farbtopf greifen: Setzen Sie Akzente, betonen Sie Augen und Lippen mehr. Die Augen sehen dann toll in rauchigen Tönen aus, die Lippen in knalligen Rottönen in Ihrer Harmonie (warm/kühl).

Wichtig: Für alle Farben - ob für Teint, Augen, Lippen, Rouge und Nägel - gilt: Alle Farben, die in STEP 2 Ihrem Farbharmonietyp zugeordnet sind, sind auch hier Ihre Richtungsweiser!

Nagelpflege: Beweisen Sie Fingerspitzengefühl!

Hände sind unsere Visitenkarte. Ihnen sollten wir, wie allen Bereichen unseres Körpers, viel Aufmerksamkeit und Pflege zukommen lassen. Attraktiv wirken Nägel, die bis zur Finger- oder Zehenkuppe reichen, leicht oval gefeilt und in French-Manicure oder dezenten Pastell-Tönen lackiert sind.

Gönnen Sie sich von Zeit zu Zeit eine Maniküre und Pediküre – sie sind Balsam für Haut und Seele! Und, Sie wissen es inzwischen selbst: Die Nagelfarben immer auf Ihre Harmonie und Ihr Outfit abstimmen!

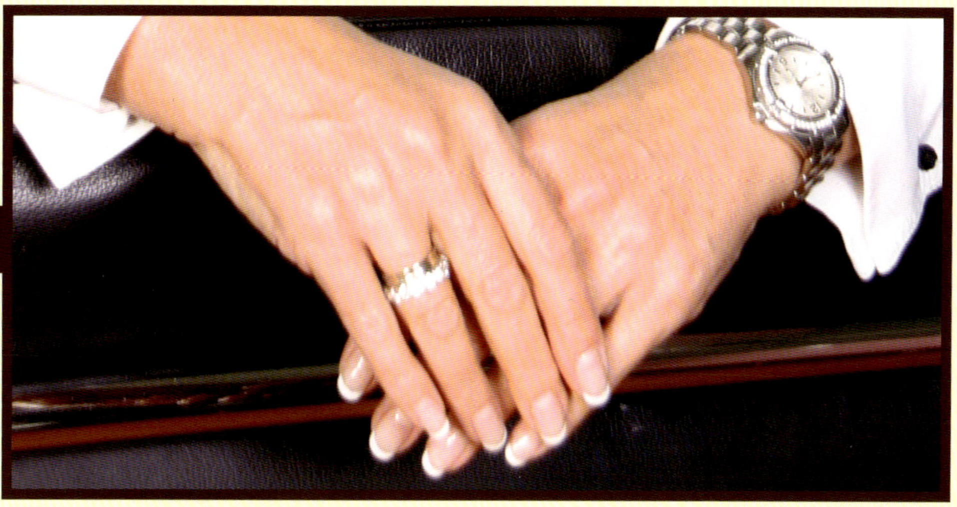

Sie sehen: Ein perfektes Make-up ist machbar und mit wenig Zeitaufwand verbunden!

Doch wir sollten nicht vergessen: Make-up ist immer nur die letzte Politur unseres Looks.
Genauso wichtig sind eine gründliche Pflege des Gesichts und, wie bei allem: unser positives Grundgefühl.

Wer positiv denkt und fühlt, strahlt das auch aus.
Make-up macht dann den Feinschliff – Lächeln müssen Sie selbst!

STEP 9

Ihre Jungmacher

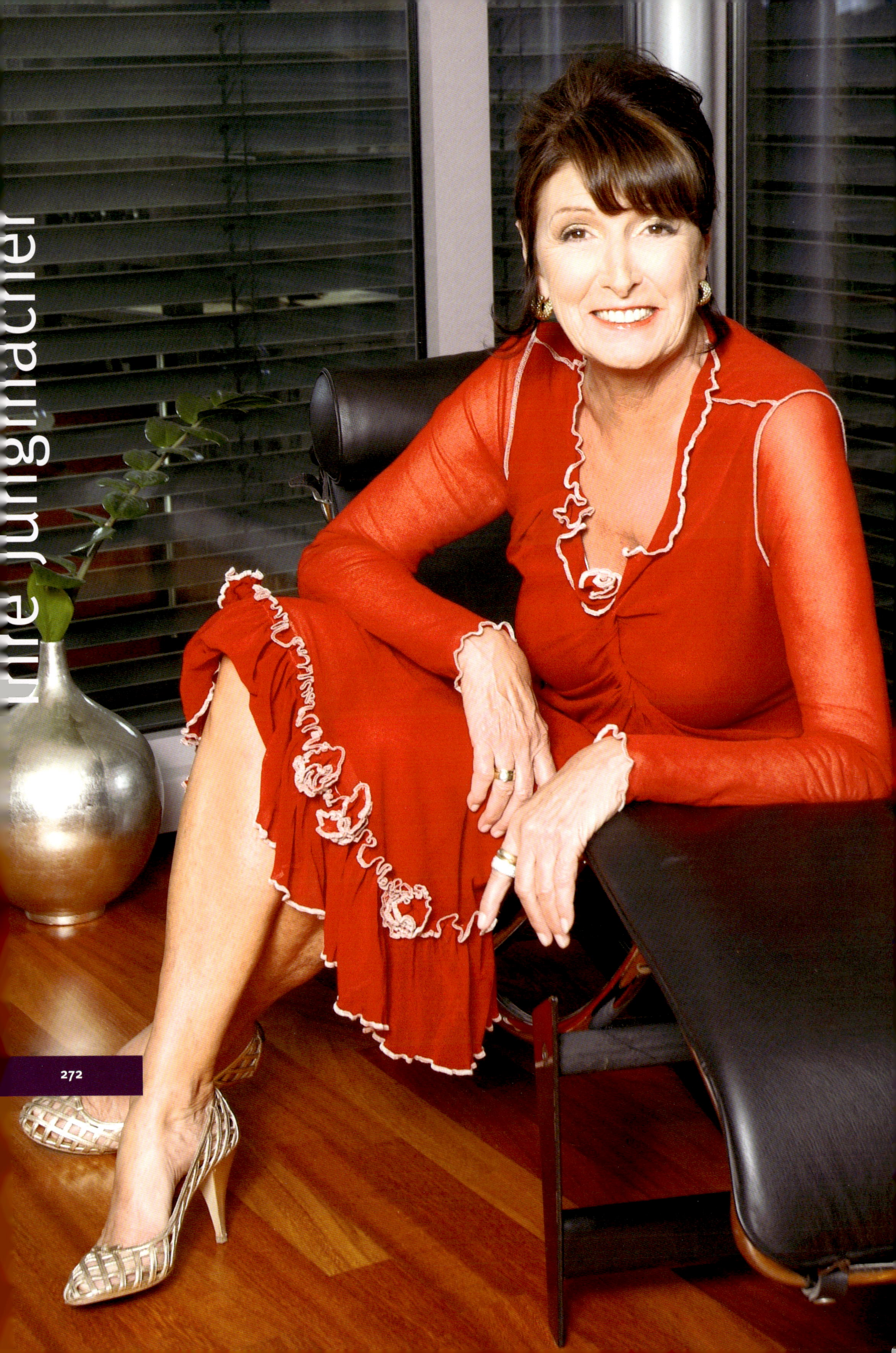

Wahre Schönheit kennt kein Alter

Was ist schöner: Eine junge Knospe oder eine voll erblühte Rose? Eine junge Birke oder eine alte Eiche? Warum tun wir uns so schwer mit dem Älterwerden? Gibt es in der Natur überhaupt irgendetwas Hässliches? Und warum sind wir der Natur gegenüber viel toleranter als gegenüber uns und unseren Mitmenschen?
In unseren Köpfen ist verankert, dass »alt« gleich »negativ« ist. Woher kommt das? Wer sagt das? Noch vor ein paar hundert Jahren wurden Frauen im Schnitt nur 36 Jahre alt.
Heute freuen wir uns auf durchschnittlich 78,5 Jahre.
Was für ein wunderbares Mehr an Zeit! Zeit, die wir auskosten und nutzen sollten, statt uns den Kopf darüber zu zerbrechen, dass wir alt werden!

»Wir sind so jung wie wir noch Lebensjahre vor uns spüren«, liest man derzeit in demographischen Studien. Stimmt. Wir können die Zeit nicht anhalten und auch das Altwerden nicht. Doch wir können die Entscheidung treffen, jede Lebens-Zeit zu genießen, ihre jeweiligen Vorteile zu leben, uns in jedem Moment anzunehmen und so mit Anmut, Freude und Haltung dem Lauf des Lebens zu folgen.

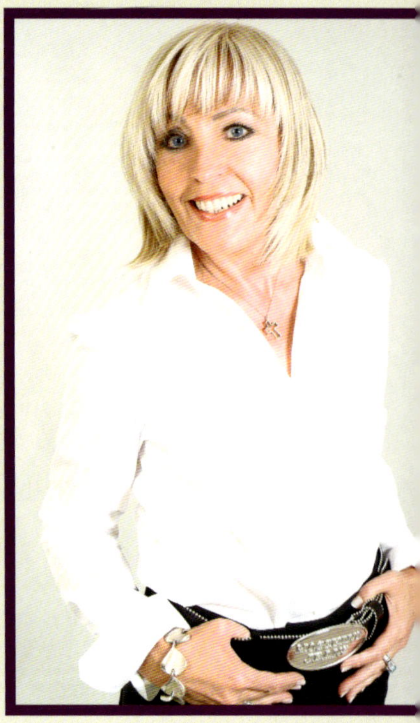

Ihre Jungmacher

Wir sind also so jung, wie wir uns fühlen. Und mit ein paar kleinen Tricks können wir dieses Gefühl auch äußerlich zeigen:

- Kurze Fingernägel (French Manicure)
- Natürliches Make-up mit weichen, sanften Farben
- Rouge (hat Lifting-Effekt, lenkt von Fältchen ab)
- Locker-stufige Frisuren (auf »selbst gemacht« gestylt)
  wie kurze, fedrige, fransige Schnitte
  (Achtung: Bei großen Frauen die Haare in der Halspartie belassen!)
- Perfekt geschnittene Bobs (z.B. zum klassichen Typ) oder kurze, verwuschelte, unkomplizierte Frisuren (z.B. zum casual Typ)
- Fransiger Pony (versteckt Stirnfältchen)
- Hellere Haarfarben, vor allem für schmale und kantige Gesichter, und »Sonnenlichter«
  (siehe auch STEP 7: Ihr Haar)
- Warme Haarfarben (machen weicher)
- Überhaupt: brillante Haarfarben und gepflegter Glanz
- Gut sitzende, Ihrem Alter angemessene Kleidung
- Helle Blusen, Oberteile und Hosen (wirken ungezwungen)
- Weißes, enganliegendes T-Shirt (bei schlanker Figur und mit hautfarbenem oder weißem BH)
- Hochwertige, flache Schuhe (Loafers, Ballerinas, Mokassins, Stiefeletten)
- Perfekt sitzende Jeans
- Schöne Nylons
- Lässige Schnitte, auch: asymmetrisch (symbolisieren modisches Querdenken)
- Leuchtende Farben
- Witzige Details (lustiger Hut, modische Accessoires, gekonnt und minimiert eingesetzt)
- Frische, sportive Düfte (abends darf es intensiver sein)

Die Stars unter den Jungmachern:

- Ihre Diamanten!
- Humor, viel Lachen
- Immer auf der Suche nach Neuem sein
- Positiver Ehrgeiz
- Gelassenheit (nicht zu verwechseln mit Nachlässigkeit!): z.B. nicht alles tragen zu müssen, was bei anderen toll aussieht.
- Die Lust und die Initiative, das Prickeln in der Liebe aufrecht zu erhalten
- Regelmäßige Bewegung
- Viel frische Luft
- Wenig Alkohol
- Nicht rauchen
- Auf die Figur achten
- In Harmonie leben
- Neugierig auf das Leben sein

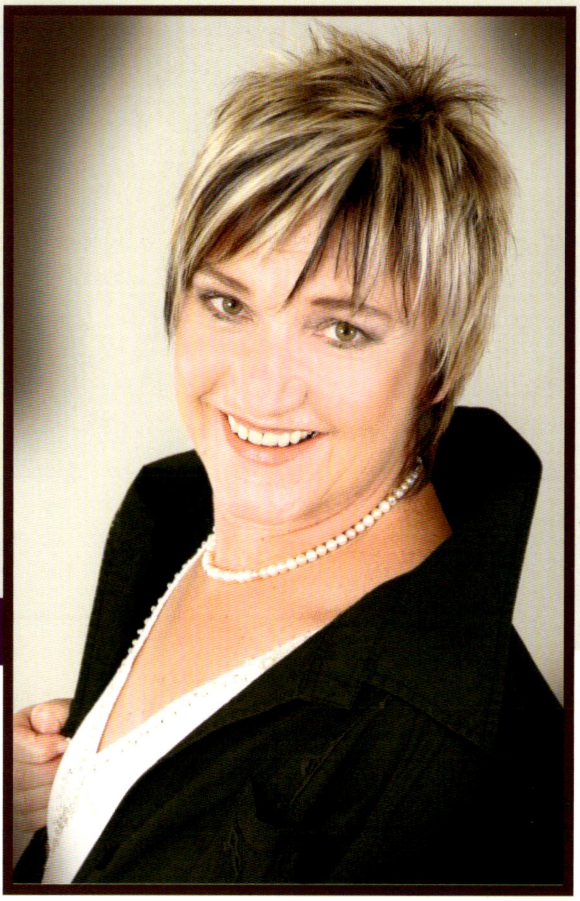

peppig, lebendig, unkompliziert

Sie ahnen es sicher schon, doch wir listen Sie Ihnen hier noch einmal auf, die Altmacher:

Ihre Altmacher:

- Der immer gleiche Stil und die Frisur von gestern
- Festbetonierte Frisuren, Helmfrisuren, exakt gelegte Brezelfrisuren, Dauerwellen, die nach Dauerwellen aussehen
- Sehr streng gesteckte Frisuren (sehen nur bei jungen Frauen und weichen Gesichtszügen gut aus)
- Lange Haare mit Mittelscheitel (macht längliche Gesichter noch schmäler und lässt traurig aussehen)
- Überlanges Haar, offen getragen, jenseits der 50 (wirkt überinszeniert)
- Zu dunkle Haarfarben ab 50plus
- Intensive Rottöne im Haar (verstärken Äderchen und rote Wangen)
- Lange Fingernägel
- Zu dünn rasierte Augenbrauen
- Zu große Brillen (erschlagen, verdecken das Gesicht)
- Zu viel Muster
- Von Kopf bis Fuß vom gleichen Designer gekleidet sein (wirkt langweilig und madamig)
- Zu breite Schultern (Größe der Schulterpolster beachten!)
- Zu viel Schmuck (dicke Klunker, Panzerketten, große Ohrringe gemeinsam getragen)
- Zu tiefes Dekolleté (wirkt bemüht)
- Dunkler Lipliner (besser: Ton in Ton)
- Zu dickes Make-up (zeigt auch die kleinste Falte)
- Punk-Utensilien, aber auch: Spießigkeit
- Der Jugend hinterher laufen: z.B. mit Ultra-Minis jenseits von 20
- Zu kurze Röcke für nicht mehr junge Beine (Ihre Knie enthüllen Ihr wahres Alter!)
- Schrille Töne jenseits von 30 (Gier nach Aufmerksamkeit)
- Alles, was zu eng oder zu klein ist
- Spagettiträger-Tops solo getragen
- Zu strenge, starke Parfums
- Übersteigerter Egoismus (wirkt verkrampft und verbissen)

Auch graue (»neublonde«) Haare zählen zu den Altmachern. Sie signalisieren immer Alter statt Jugend (Seniorenimage) - und das bei Frauen noch mehr als bei Männern! Schon im Märchen verbinden wir »grau« mit »alt«: der alte Mann mit grauem Bart, die alte, graue Hexe etc. Bei Männern machen graue Haare, markante Falten und eine gegerbte »Lederhaut« den rauen, herben Typ aus und können sexy wirken. Doch streben Frauen dieses Ziel wirklich an? Manche Frauen meinen, mit grauem Haar intellektuell oder natürlich zu wirken. Das ist eine Entscheidung, die nur Sie treffen können. Wir als Berater finden, dass eine typgerechte, brillante und glänzende Haarfarbe Ihren persönlichen Stil und Ihre Kompetenzen viel besser herausstellt und Sie immer jünger wirken lässt!

Wenn Sie sagen: »Ich find mich schön mit grauem Haar« und möchten es auch weiterhin tragen, dann beachten Sie bitte folgende, wichtige Tipps:

- Regelmäßige Schneidetermine (alle 4–6 Wochen), damit das Haar perfekt fällt.
- Regelmäßige Pflege, damit Ihr Haar gesund ist und glänzt.
- Keine starken Dauerwellen (machen 10 Jahre älter), wenn überhaupt: Ansatzwelle.
- Klassische Bobfrisuren und kurze, fransige Haarschnitte sehen am jüngsten aus.
- Bei sehr krausem Haar: Frisiercreme und -gel bändigen und bringen Glanz und Pep.
- Farbe ins Gesicht: frisches Rouge und kräftige, klare Lippenstifte!

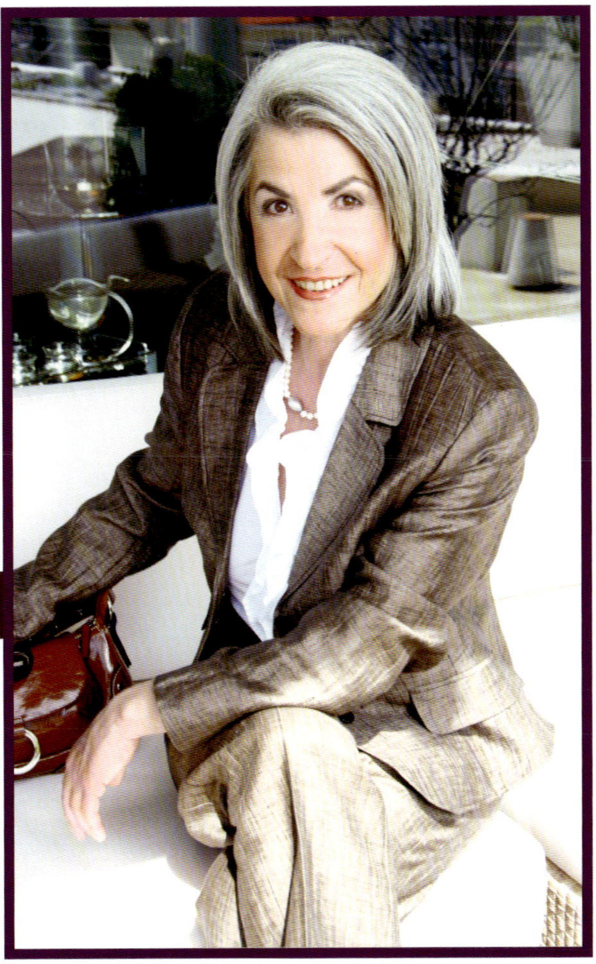

In Amerika, dem Land, das am meisten Geld für »Forever young«-Produkte ausgibt, gibt es Stadtviertel (z.B. in New York), in denen man überhaupt keine grauhaarigen Frauen mehr sieht. Aus dem einzigen Grund: jung und vital auszusehen.

Sind Mode und Stil vom Alter abhängig?

Zeitloser Stil ist keine Frage der Lebensjahre, denn klare Altersgrenzen gibt es nicht mehr. Trendforscher sprechen sogar von einem »Downaging-Trend«: Die Gesellschaft wird älter, doch wir werden immer jünger. Die Ergebnisse der Altersforschung sprechen derzeit von einem Jugendgewinn von zehn Jahren.

Was heißt das für Mode und Stil?

Die besten Jahre einer Frau sind – jetzt. Jetzt ist der Moment, in dem wir leben und lieben. Jetzt ist das Alter, in dem wir alle Chancen haben, ergänzt um Gedankenreife und bereichert um Erfahrungen, die uns einen breiteren Handlungsspielraum gewähren, umsichtiger handeln oder auch Grenzen schneller setzen lassen.

Jedes Alter hat seine Vorzüge und seine Diamanten – auch, was Mode und Stil angeht: Die richtigen Farben, klar und leuchtend, feminine Eleganz und perfekte Schnittführung passen zu jeder Frau jeden Alters – und alle Frauen haben die Möglichkeit dazu.

Ob schickes Kostüm oder gutsitzender Hosenanzug – entscheidend ist dabei nicht, ob Sie 20, 40 oder 60 sind, sondern womit Sie diese Teile kombinieren, welche Accessoires Sie dazu einsetzen und, vor allem, wie gepflegt Ihr äußeres Gesamtbild ist.

Ihre Jungmacher

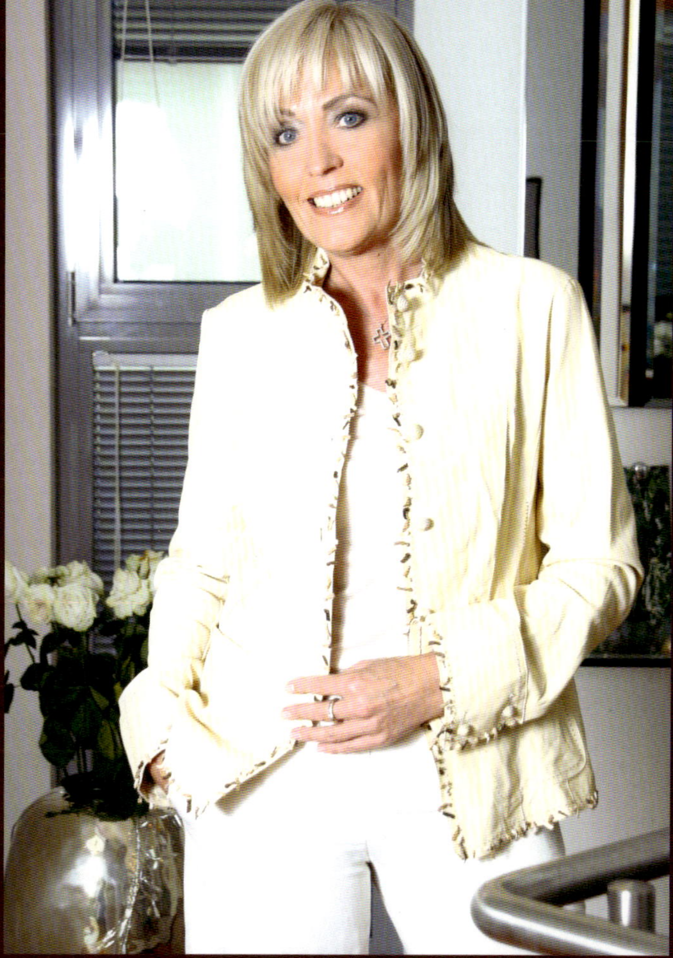

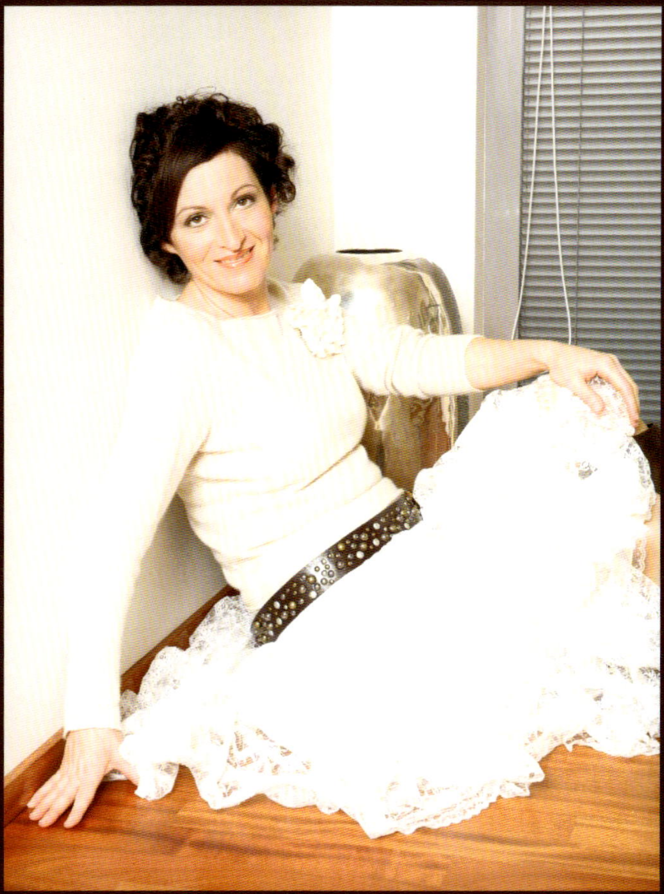

Step 9

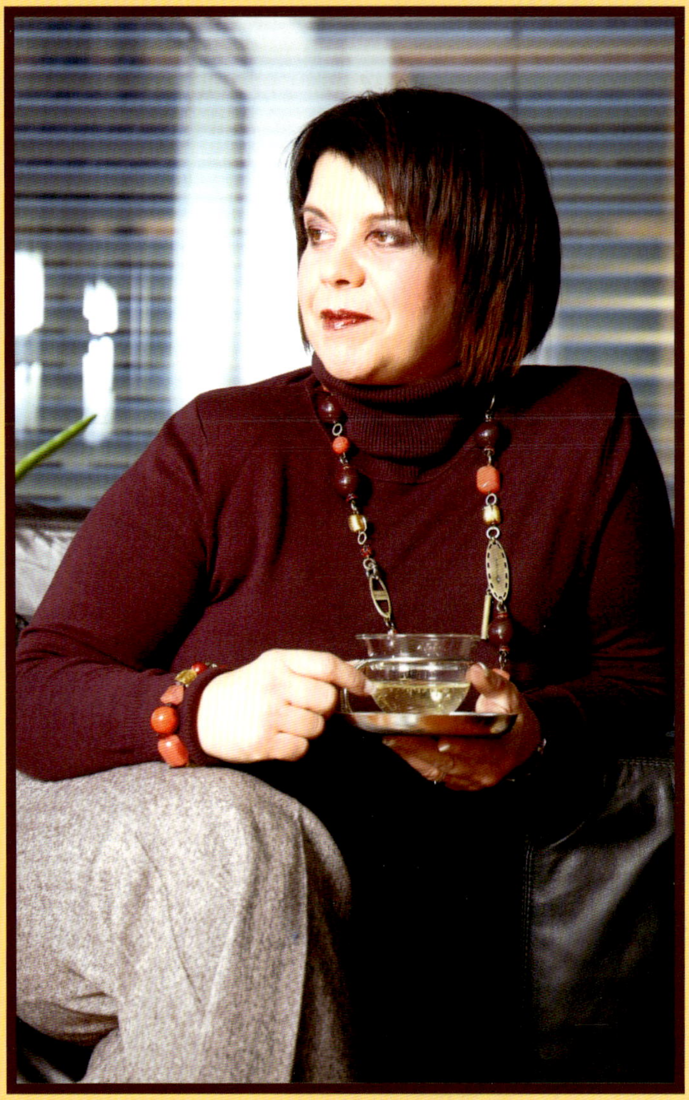

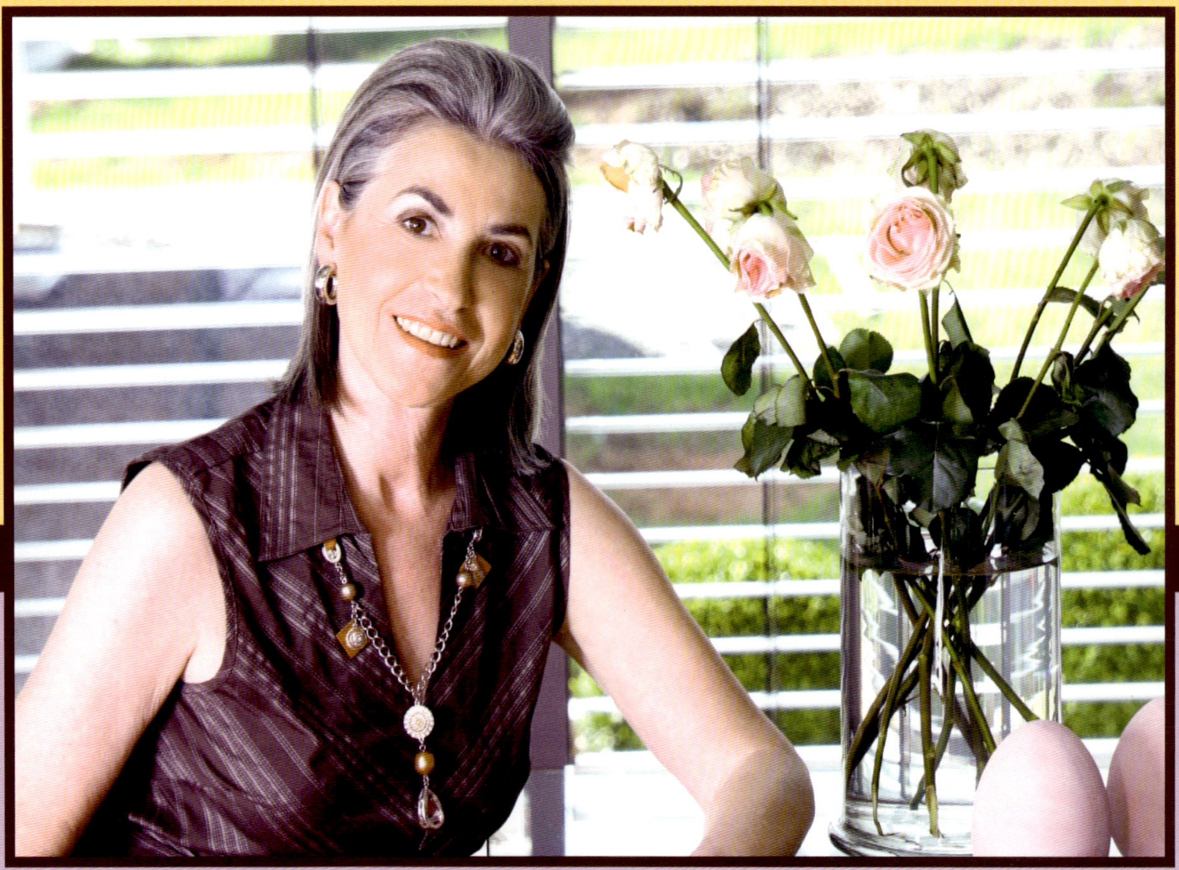

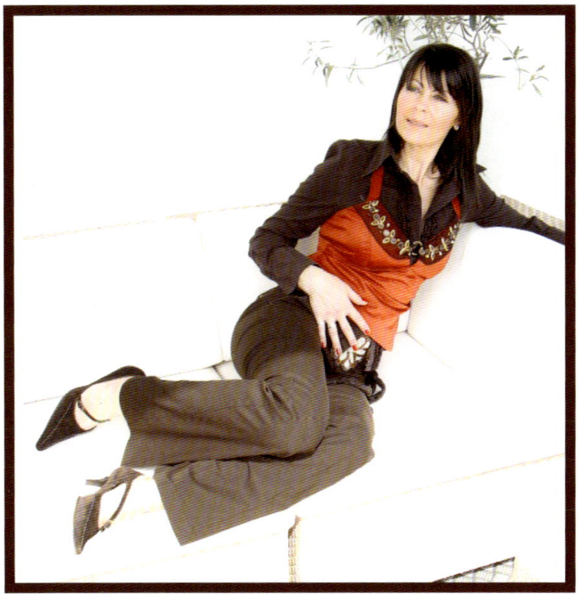

Die Frau in den 40ern

Sie sind reif und seriös – und sexy. Harmonische Proportionen, Selbstbewusstsein und weibliche Eleganz zeichnen Sie aus. Sie sind stolz auf Ihr »Alter« und kennen Ihre modischen Grenzen. Schießen Sie über diese nicht hinaus, es würde bemüht und aufgesetzt wirken, Ihnen den Glanz nehmen und Sie älter machen, als Sie sind: z.B. Minirock, zu tiefes Dekolleté, bauchfrei, tiefsitzende Jeans, zu viele Details wie Strass oder Pailletten. Tragen Sie Klassik, kombiniert mit Accessoires und sportlicher Lässigkeit, und legen Sie den größten Wert auf Ihre Frisur, Ihr Make-up und Ihre Schuhe.

Prominente Beispiele:
Linda Evangelista, Anne Will, Linda de Mol, Halle Berry, Julia Roberts, Katharina Witt

- Absolutes Muss: exakter Haarschnitt und tolle Farbgebung – kann bis zu fünf Jahre jünger machen!

Die Frau in den 50ern

Sie sind die »neuen 40er«: Sie lieben Mode, bleiben aber jetzt Ihrem Stil treu. Sie kleiden und frisieren sich intelligent. Die Klassik ist Ihr zuverlässiger Begleiter. Hochwertige Stoffqualitäten, gute Trageeigenschaften und hervorragende Passformen zeichnen Sie aus.
Einzigartigkeit ist Ihr Trumpf. Bleiben Sie so, wie Sie sind: Kaufen Sie weiterhin anspruchsvolle Kleidung und Accessoires. Wählen Sie modische Highlights mit Bedacht aus (z.B. Strass am Top oder Gürtel) – ein Hingucker genügt. Beobachten Sie die Trends in den Schaufenstern und Modemagazinen und ergänzen Sie Ihre Garderobe von Zeit zu Zeit. Am schönsten wirkt Ihr Outfit, wenn es wie aus einem Guss wirkt. Es stellt Ihre Persönlichkeit dann besonders in den Vordergrund.

Prominente Beispiele:
Iris Berben, Petra Gerster, Susan Sarandon, Goldie Hawn, Iman Bowie

- Zu strenge Klassik (z.B. schwarzes Kostüm ohne Details) sieht bei über 50jährigen Frauen oft hart aus und lässt dadurch älter wirken. Softe Eleganz und zarte Farben machen weicher und jünger.
- Oder setzen Sie ein Gegengewicht in Form eines trendigen Accessoires: Brosche, Gürtel, modische Schuhe, auffallende Handtasche, sportives Shirt oder Jeans.
- Setzen Sie dezente Make-up-Farben ein, doch betonen Sie unbedingt die Augenbrauen.
- Außerdem wichtig: perfekter Haarschnitt, z.B. schicke Fönfrisur.
- Rocklänge beachten: knieumspielend – zu kurz wirkt bemüht!

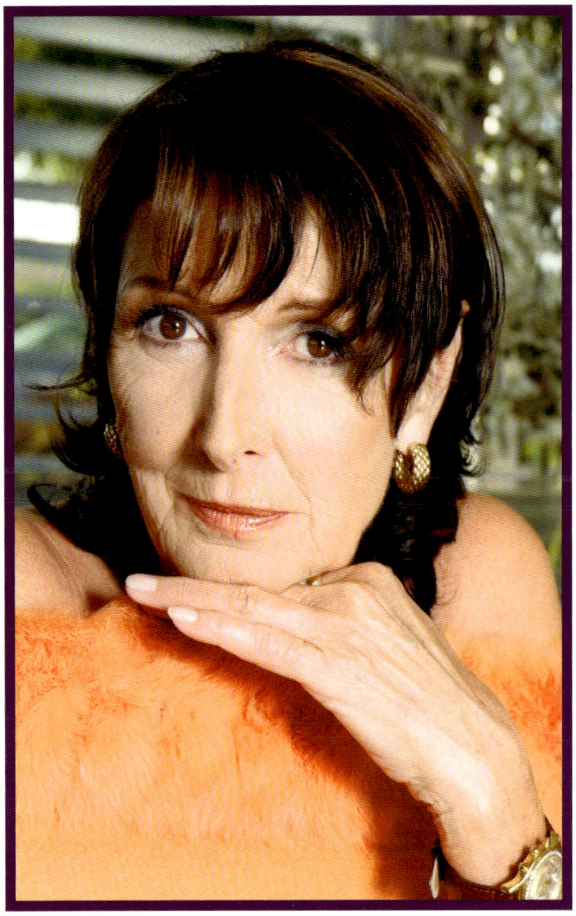

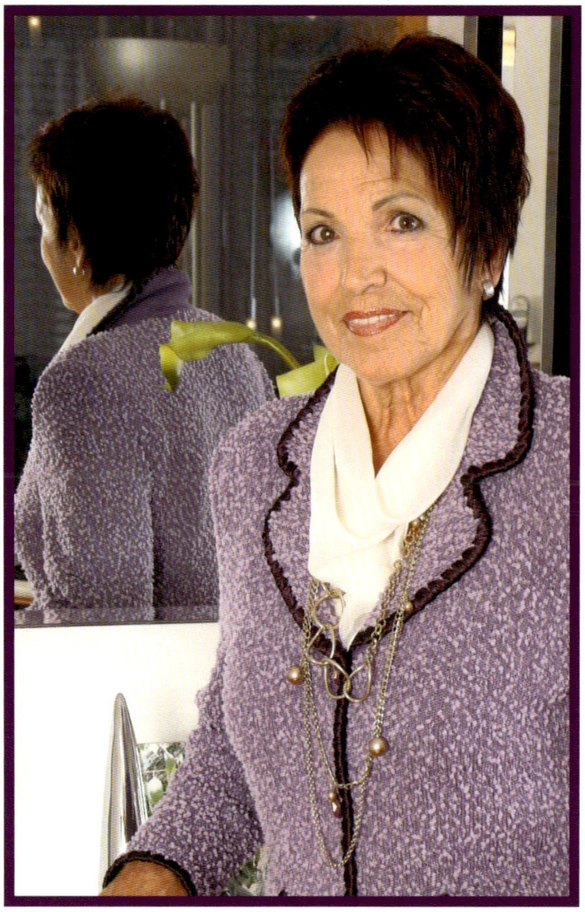

Die Frau in den 60ern

Sie sind die »neuen 50er«, darum gelten für Sie die gleichen Vorzüge und Tipps wie für die Frau in den 50ern. Ihnen macht niemand etwas vor, denn Sie allein wissen, was gut und richtig für Sie ist – und wie Sie wirken wollen und können!

Prominente Beispiele:
Diane von Fürstenberg, Senta Berger,
Jane Fonda, Meryl Streep

Siehe auch die Frauen in den 50ern.
Unbedingt Farbe ins Gesicht mit
Rouge und Lippenstift.

Die Frau in den 70ern (und natürlich auch in den 80ern, 90ern…)

Auch Sie wirken heute 10 Jahre jünger. Sie haben Ihren Stil und Ihre Diamanten gefunden und setzen Sie wirkungsvoll ein
– wie wir an Sophia Loren sehen,
einer der schönsten Frauen der Welt.

Prominente Beispiele:
Lieselotte Pulver, Christiane Hörbiger

Weiter so!

Welch eine Wirkung – eine modisch gepflegte, elegante Dame »ohne Alter«.
Nur Mut, setzen Sie die gleichen Tipps ein, wie Ihre jüngeren Freundinnen.

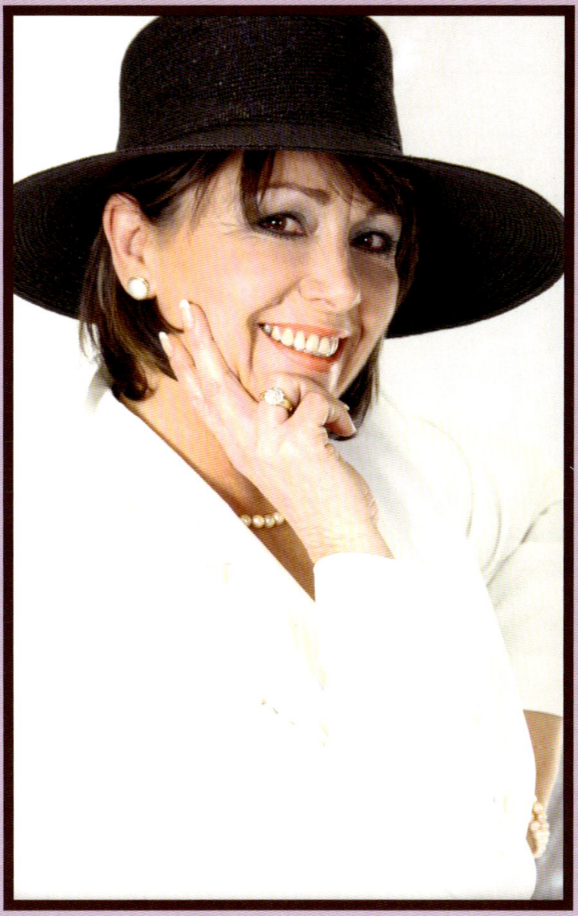

Unsere Tipps:

- Gegen das Älterwerden anzukämpfen ist aussichtslos und verschwendet wertvolle Zeit und Energie.
- Leben und genießen Sie intensiv.
- Pflegen Sie sich liebevoll, tragen Sie schöne und vorteilhafte Kleidung und bewegen Sie sich viel.
- Planen Sie regelmäßig Dinge, auf die Sie sich freuen.
- Suchen Sie Alternativen, wenn bestimmte Abläufe, Beziehungen oder Umstände für Sie nicht mehr genussfreudig sind.
- Bleiben Sie positiv und kreativ.
- Lieben Sie sich JETZT. Das bewirkt eine Ausstrahlung, die Sie niemals mit Kleidung oder anderen Mitteln erreichen!
- Versuchen Sie ab sofort, Gedankenklischees wie »junge Frau« und »alte Frau« zu vermeiden. Denken Sie alterslos und Sie sind es!

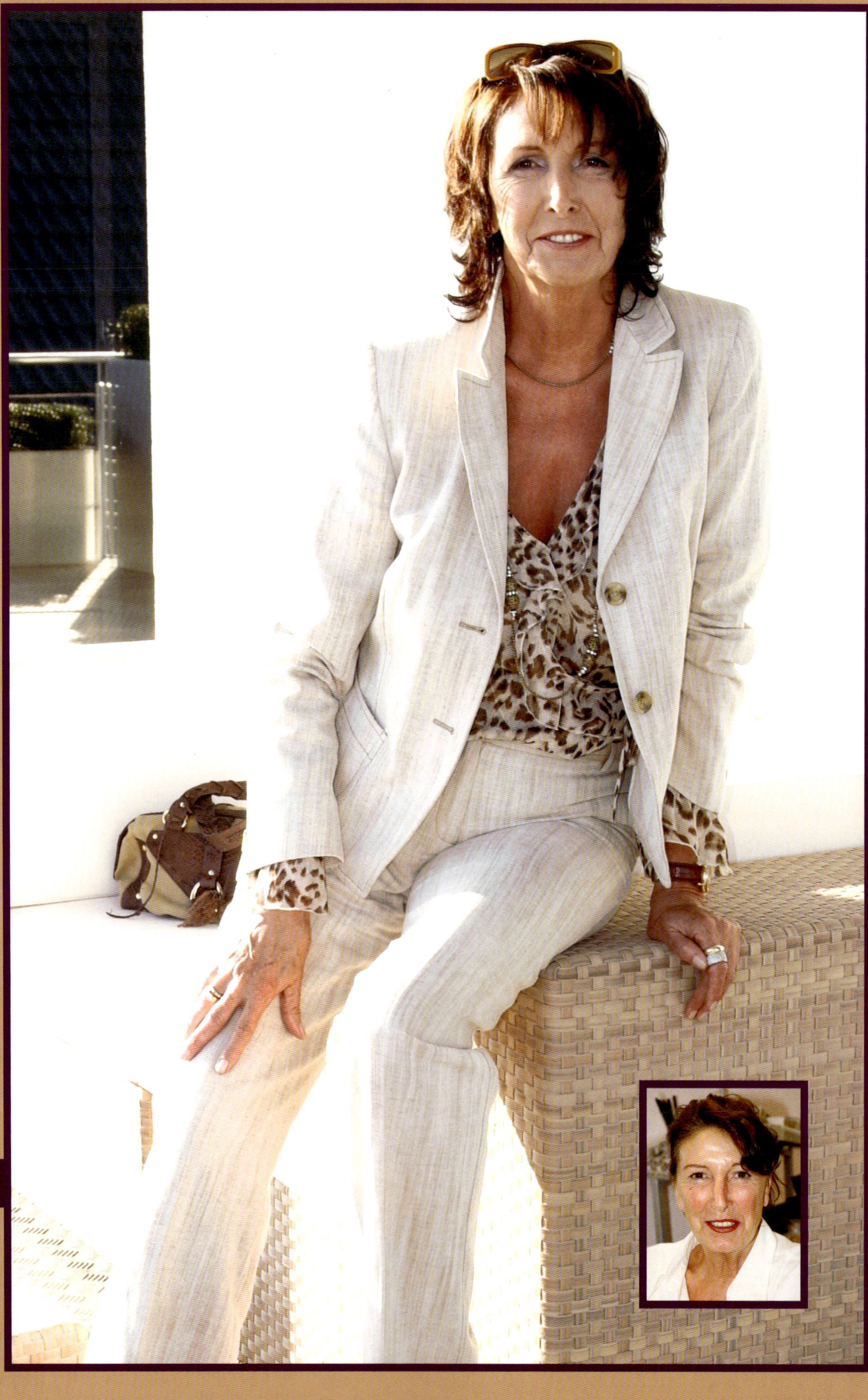

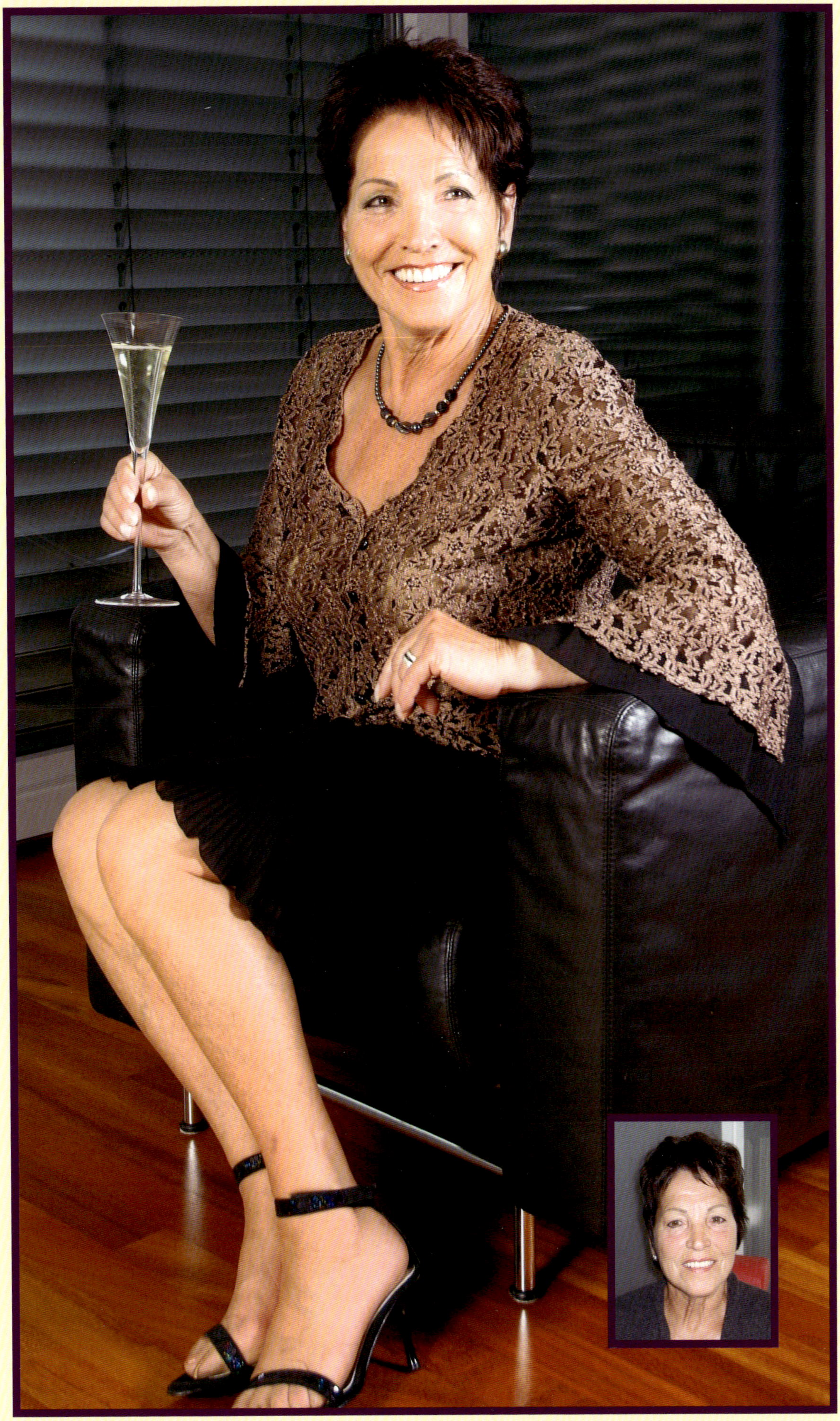

Ihre Jungmacher

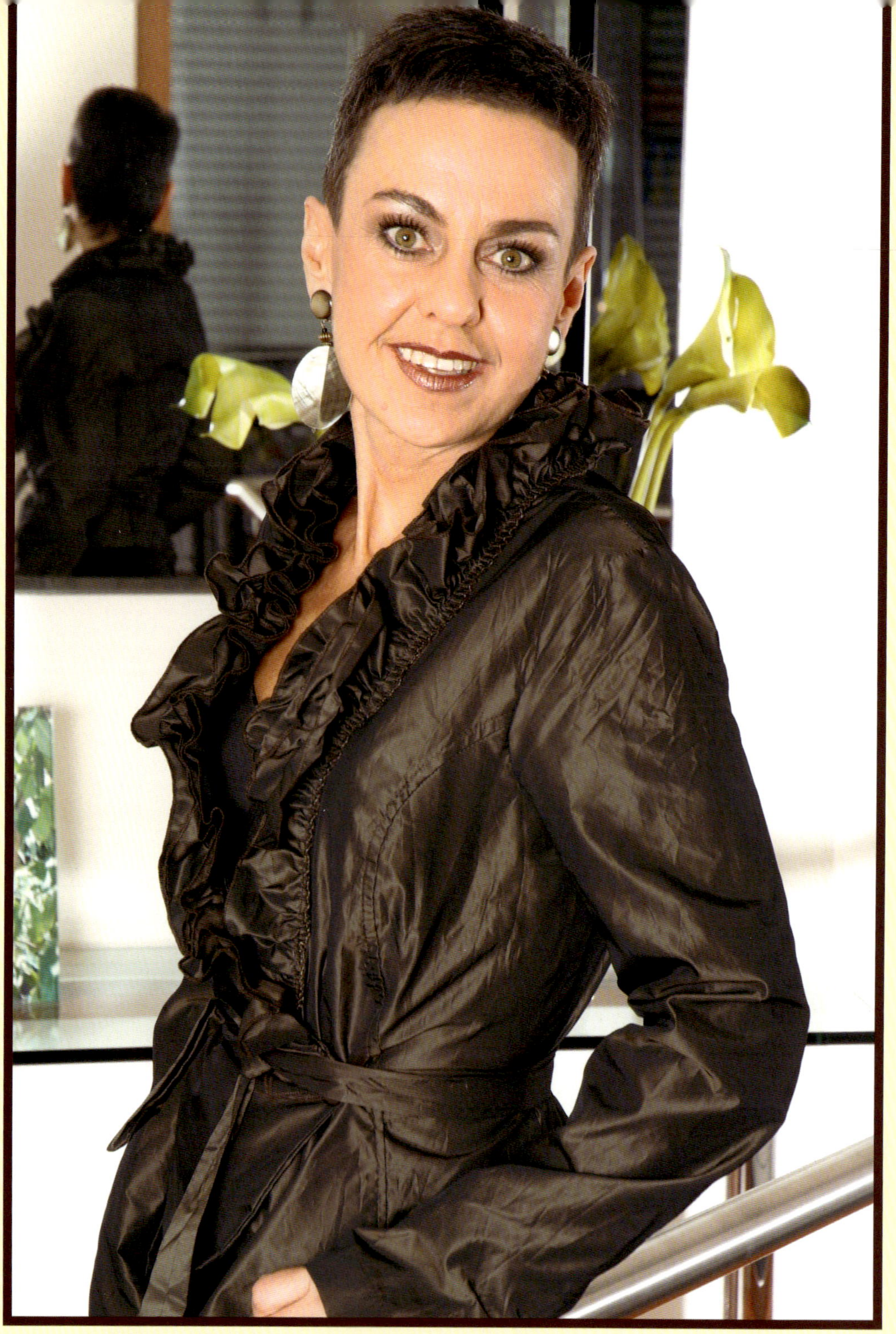

Es geht in den Endspurt!

Wenn Sie STEP 1 bis 9 gelesen haben, dann sind Sie schon jetzt bestens gerüstet für Ihren stilvollen, wirkungsvollen und vor allem: authentischen Auftritt in der Welt.
In STEP 10 möchten wir Ihnen noch einen letzten wichtigen Punkt mit auf den Weg geben: Die »Go's« und »No-Go's« der Modebranche und die Entschlüsselung der gängigen Dresscodes.

STEP 10

Mode- und Stilsünden

Mode- und Stilsünden

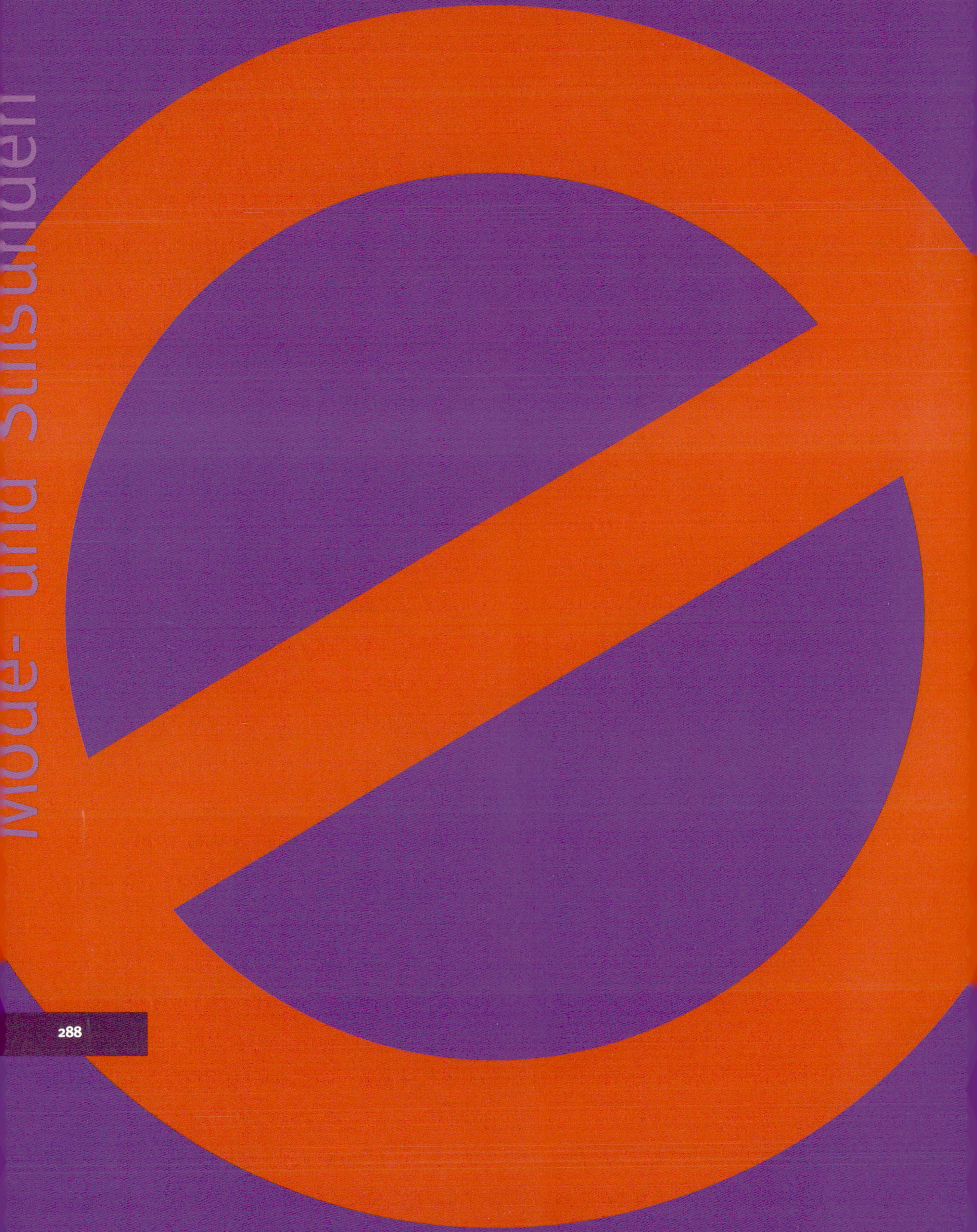

Go und No-Go: Was geht und was nicht?

Die »groben Schnitzer« in Sachen Mode und Stil fallen uns bei anderen Menschen oft sofort ins Auge. »Das geht gar nicht«, denken wir dann und schmunzeln oder verziehen heimlich das Gesicht.
Doch es gibt auch kleinere »Unfälle« und Nachlässigkeiten, die wir nicht auf den ersten Blick sehen – auch bei uns selbst nicht – und auf die wir ein besonderes Auge haben können, bevor wir das Haus verlassen.

Denn wenn wir uns schlecht gekleidet fühlen, ziehen wir automatisch den Kopf ein, schieben die Schultern nach vorn und machen uns klein. Das spürt jeder, dem wir begegnen, auch unbewusst! Meistens treffen wir ausgerechnet an solchen Tagen jemanden, dem wir gerade nicht über den Weg laufen wollen.

Beugen Sie vor, kleiden Sie sich souverän und lieber »einen Tick« zu edel, dann wirken Sie immer elegant und selbstbewusst! Auf der folgenden Seite haben wir Ihnen die häufigsten Mode- und Stilsünden aufgelistet. Kennen Sie weitere?

Die »Top Five« unter den Stilsünden:

- zu dekolletiert
- zu kurz
- zu geschlitzt
- zu dekoriert
- und am allerschlimmsten, egal in welchem Alter: Alles zusammen!

Die häufigsten Mode- und Stilsünden

- Ungepflegtes Haar
- Mangelnde Qualität und Passform
- Zu »bemühte« Kleidung (wirkt oft ordinär, z.B. zu tiefes Dekolleté, zu kurze Röcke)
- Zu viel Haut zeigen
- Zu viele Muster
- Zu verspielte Details
- Langweilige Farben ohne jedes Highlight
- Abgetragene Handtaschen
- Ausgelatschte Schuhe und ungepflegte Absätze
- Abgetragene, verwaschene Wäsche
- Starke Bein- und Achselbehaarung
- Vernachlässigter Hand- und Fußpflegezustand
- Sportive Leggins und Radlerhosen außerhalb der Sportaktivität
- Zu junge Mode jenseits der 40 (z.B. extreme Hüfthosen, Zipfelminis, Flattershirts, Bomberjacken)
- Zu enge Hosen (z.B. welche, die Speckfalten unterm Po werfen)
- Slipabdrücke und bauchnabelfreie Kleidung, bei der der String »blitzt«
- Zu enge Blusen oder Pullis, durch die sich ein zu enger BH abzeichnet
- Offene Sommerschuhe mit Strümpfen oder Socken
- Trainingsanzüge als Stadtkleidung
- Auch: Nachziehen des Lippenstifts im Restaurant (wirkt eitel)
- Parfumschwaden (kann für andere sehr lästig sein)

Der Dresscode: Für Kenner kein Geheimnis

Haben Sie schon einmal eine Einladung bekommen und wussten nicht, welche Kleidung dafür angemessen war? Mit ein paar Basisregeln entschlüsseln Sie ab sofort den Dresscode und gehen souverän gekleidet zu jedem Anlass!

smart-casual

Locker und leger, aber trotzdem »angezogen« und mit modischem Spielraum: Jeans, feiner Cardigan, Blazer, schickes Kleid (z.B. weich fallend mit kleinem, asymmetrischem Volantsaum).

Cocktail und Dinner

Cocktail meint die Zeit zwischen 18 und 21 Uhr. Zum Dinner wird ab 20 Uhr geladen.

Ideal für beide Anlässe ist das »kleine Schwarze« oder der Hosenanzug mit einem elegant-bestickten Top, geschlossene High Heels oder ein knieumspielendes Cocktailkleid. Auch ein schwarzes Stretchkleid mit silbernem Glitzer-Flitter, ein Etuikleid aus Seidensatin mit passendem Seidenschal in ausgeprägten Farben (z.B. Petrol oder Korallenrot) und elegante Pumps (z.B. in dunklen Lila- und Violett-Tönen) wirken um diese Uhrzeiten edel und erstklassig!
Accessoires: High Heels mit Strass, funkelnde Ohrringe oder tolle Kette, Cocktailring, elegante Uhr oder Armbänder

trendy

Jeans zu edlem Top oder edler Bluse, Ballerinas mit Strass oder strassbesetzte Pumps, Chandeliers oder mehrere Ketten, Armbänder.

Hochzeiten

Hochzeiten und Modetrends lassen sich gut vereinbaren: Modisch-festliche Schuhe, ausgefallener Halsschmuck, elegant gesteckte Frisuren, Glitzerbroschen, Lingerietops zum Kostüm oder Hosenanzug, dekorativer Schal, festliche Handtasche... sind nur einige der Vertreter, die immer gut aussehen.

Vorschläge für Ihr Outfit:

- »Kleines Schwarzes« mit Kurzmantel
- Kleid mit Jacke (z.B. aus Seide, dazu eine Perlenkette)
- Chiffon-Kleid, weich fließend, dazu ein kurzes Jäckchen
- Cremefarbener Blazer mit farbigem Rock
- Klassischer Hosenanzug mit modisch-festlichen Details
- Wenn Sie ein **Huttyp** sind, können Sie in der Kirche und auf dem Empfang gut einen Hut tragen (z.B. mit Seidenband, Blumen oder Schleifen).

Absoluter »Faux-pas« auf Hochzeiten :

- Outfit ganz in Weiß oder Creme – ist der Braut vorbehalten.
- Langweiliger Nadelstreifenanzug oder Kostüm.
- Sexy Ausschnitt in der Kirche – unbedingt mit schönem Schal bedecken (z.B. Pashmina).
- Zu legeres Outfit (bitte keine Jeans!).

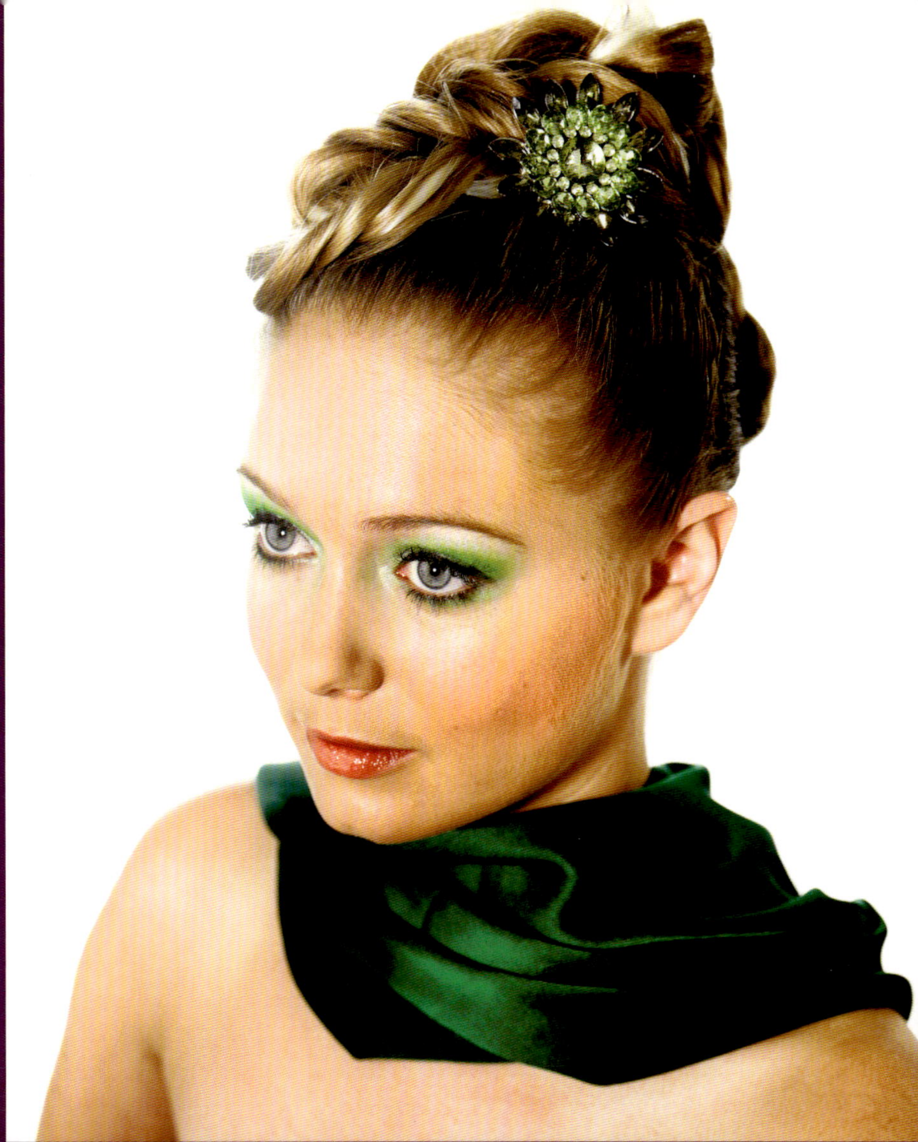

Festliche Abendgarderobe

Gala

Smoking (der »große Schwarze«) oder Abendkleid (Robe), kurzes Cocktailkleid oder langes Abendkleid, auch: Korsage mit passendem, langem Rock und Stola. Oder: langes Kleid, figurbetont und mit Godet-Schleppe.

Black Tie (schwarze Krawatte)

Langes Abendkleid, Pelzstola, elegante High Heels, Chandeliers, Abendtäschchen. Schön im Winter: lange Handschuhe.

White Tie (weiße Krawatte)

Glamouröse Kleider, z.B. große, bodenlange Robe, Tiara (Stirnschmuck), viele Juwelen

Gerade für die festliche Abendgarderobe gilt: lieber over- als underdressed!

Schließen Sie Freundschaft mit sich selbst! Frauen, die sich und Ihr Äußeres vernachlässigen, mögen sich meist nicht besonders. Frauen dagegen, die mit sich selbst gut Freund sind, lächeln viel mehr und wirken positiver!

Freuen Sie sich schon auf die nächste Einladung?

Prima, so soll es sein!

Tragen Sie Ihren Stil und Ihre Accessoires mit Selbstbewusstsein, Offenheit und einem ehrlichen, entspannten Lächeln – dann ist Ihre Wirkung nicht mehr zu toppen!

Übrigens: Auch Stars und Models greifen in ihrer Garderobe manchmal tüchtig daneben. Nicht alles, was diese Menschen tragen, ist unbedingt stilvoll.

Vertrauen Sie Ihrem Gefühl – in Verbindung mit Ihrem neuen Wissen ist es ab jetzt Ihr bester Berater, denn »Das bin ja ich«!

Anhang

Anhang

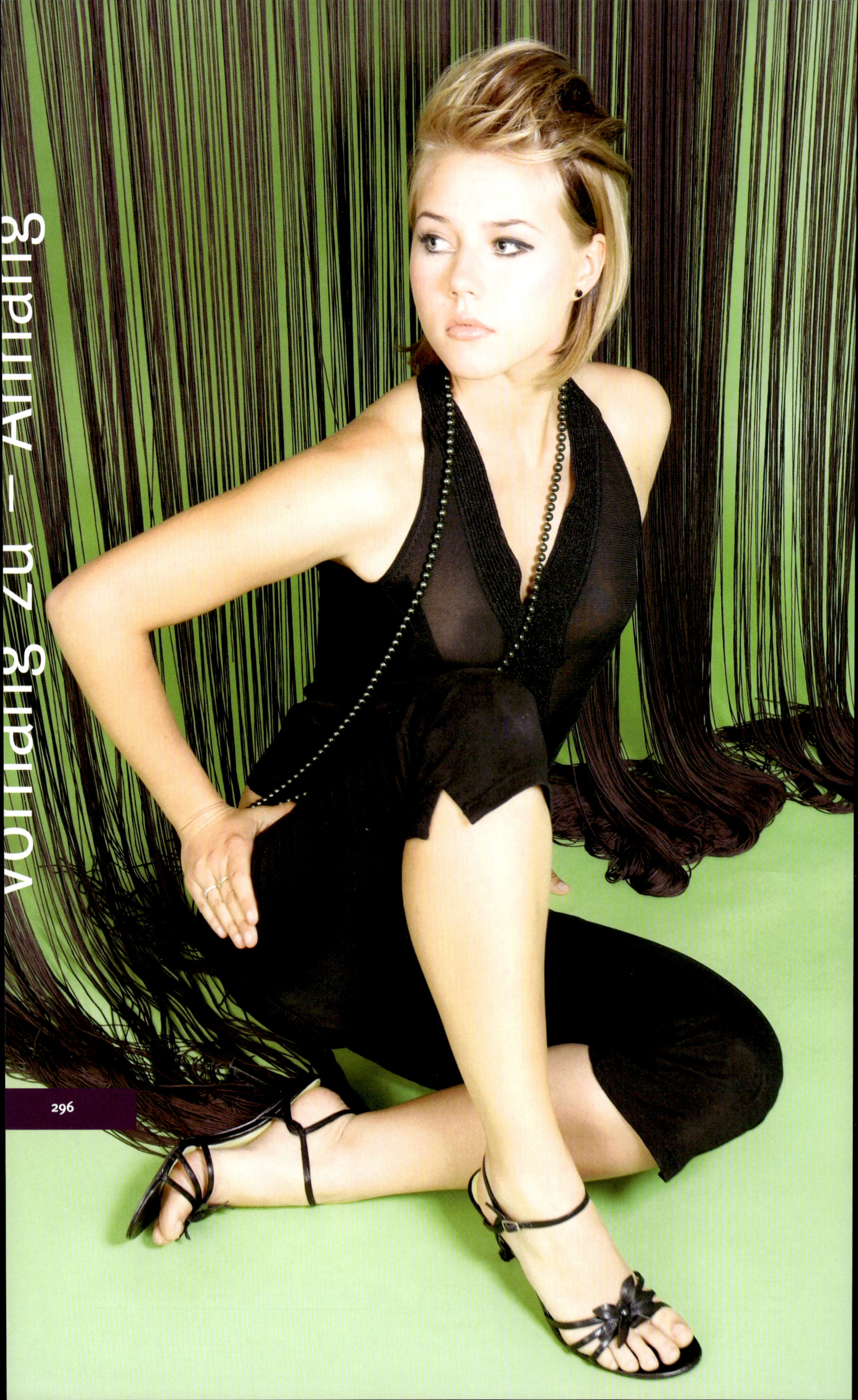

Kontakt

Informationen zu unseren aktuellen Seminaren, Typberatungen und der Ausbildung zum MASTER OF BEAUTY finden Sie auf unserer Homepage (siehe unten).

Weitere Exemplare dieses Buches, die Favorite Colors® Cards für Kühl-Harmonie und Warm-Harmonie, Frisurenscheiben für Damen- und Herrenschnitte sowie unsere Stilbroschüren »Stil und Outfit für die Dame« und »Stil und Outfit für den Herrn« erhalten Sie bei:

Werner Lieb Seminare
Winterbacher Straße 11
66606 St. Wendel
Tel: (06851) 46 49
Fax: (06851) 8 32 95
Email: coiffeurteamlieb@t-online.de
Web: www.wernerliebseminare.de

sowie in unseren Friseursalons und bei allen ausgebildeten Typberatern und Masters of Beauty.

Sie suchen einen guten Friseur – Typberater – Master of Beauty in Ihrer Nähe?
Die aktuellen Adressen der von uns ausgebildeten Typberater und Master of Beauty finden Sie unter www.wernerliebseminare.de

Dieses Buch wäre ohne das Engagement vieler Menschen nicht entstanden. Ganz besonders bedanken wir uns bei unseren Mitarbeitern für die Gestaltung der exzellenten Frisuren, Make-up und Organisation sowie bei unseren Modellen. Ein großes Dankeschön! Durch Euer Mitwirken habt Ihr dieses Buch erst möglich gemacht:

Frisuren:

Dirk Kraeghan · Annette Naumann · Annemarie Bild · Maria Scholl · Frank Linkhauer · Christoph Stein · Nathalie Wagner · Jan Ballof · Michelle Leonhard · Sabah Friedrich · Patrick Friedrich · Zora Wolfs · Tanja Burghardt · Gulnara Handschuh · Ina Schmalz · Jacqueline Herré · Julia Schad · Christine Martin · Volker Kühlein · Valentina Wagner · Andreas Hans · Nicole Lenhof

Make-up:

Tanja Bastian · Yvonne Kronz · Zora Wolfs · Dirk Kraeghan · Maria Scholl · Ina Schmalz · Jan Ballof · Sabah Friedrich · Nathalie Wagner · Annemarie Bild · Annette Naumann
mit Produkten von Sebastian Trucco

Organisation:

Daniela Freytag · Nanna Kirsch

Lektorat:

Petra Rauber

Titelfrisuren- und Make-up:

Maria Scholl · Ina Schmalz · Patrick Friedrich · Dirk Kraeghan · Sabah Friedrich · Tanja Bastian

Modelle:

Dajana Basic · Dijana Basic · Silvia Dewes · Gabriele Gillenberg · Sabine Himbert · Lisa Jochem · Denise Kessler · Nanna Kirsch · Marion Kohl · Marina Kraus · Sigrid Maschlanka · Katrin Müllenbach · Carolin Puhl · Britta Tibo · Claudia Thinnes · Alexandra Weiss · Claudia Wentz · Agnes Fuß · Sabine Schomaker · Petra Rauber · Sandra Szczepanik · Sarah Klein · Elisabeth Karakus · Marina Lecouf · Magret Müller · Geraldine Pereira · Cornelia Pertagnol · Manuela Riem · Susanne Gebel · Yvonne Kronz · Katrin Kronz · Florence Motier · Tina Becker · Daniela Freytag · Sabine Klein · Nadine Haßdenteufel · Aline Schneider · Kim-Mendy Sims · Selina Lauck · Katja Marx · Alice Leonhard · Sandra Brabenetz · Carin Christ-Wunn · Jessica Gauer · Kayoko Hashimoto · Jenny Habbar · Aicha Wolfs · Jacqueline Herré · Kerstin Burghardt · Jutta Herrmann · Elisabeth Recktenwald · Karin Reiher · Giulia Luchini · Margit Behr · Kamilla Walczak · Julia Sunjgin · Theresa Streckeler · Lisa Anna Becker · Kirstin Ulrich · Alexandra Herré · Laura Burgio · Irina Wittich · Margareta Mörsdorf

Weiterhin danken wir Karen Christine Angermayer (www.wort-und-weise.de) für Ihre kreative und sorgfältige Beratung rund um Text, Tonfall und Struktur sowie Timo Pfeifer (www.timopfeifer.de), der alles in eine wunderbare visuelle Form gebracht hat.

Anhang

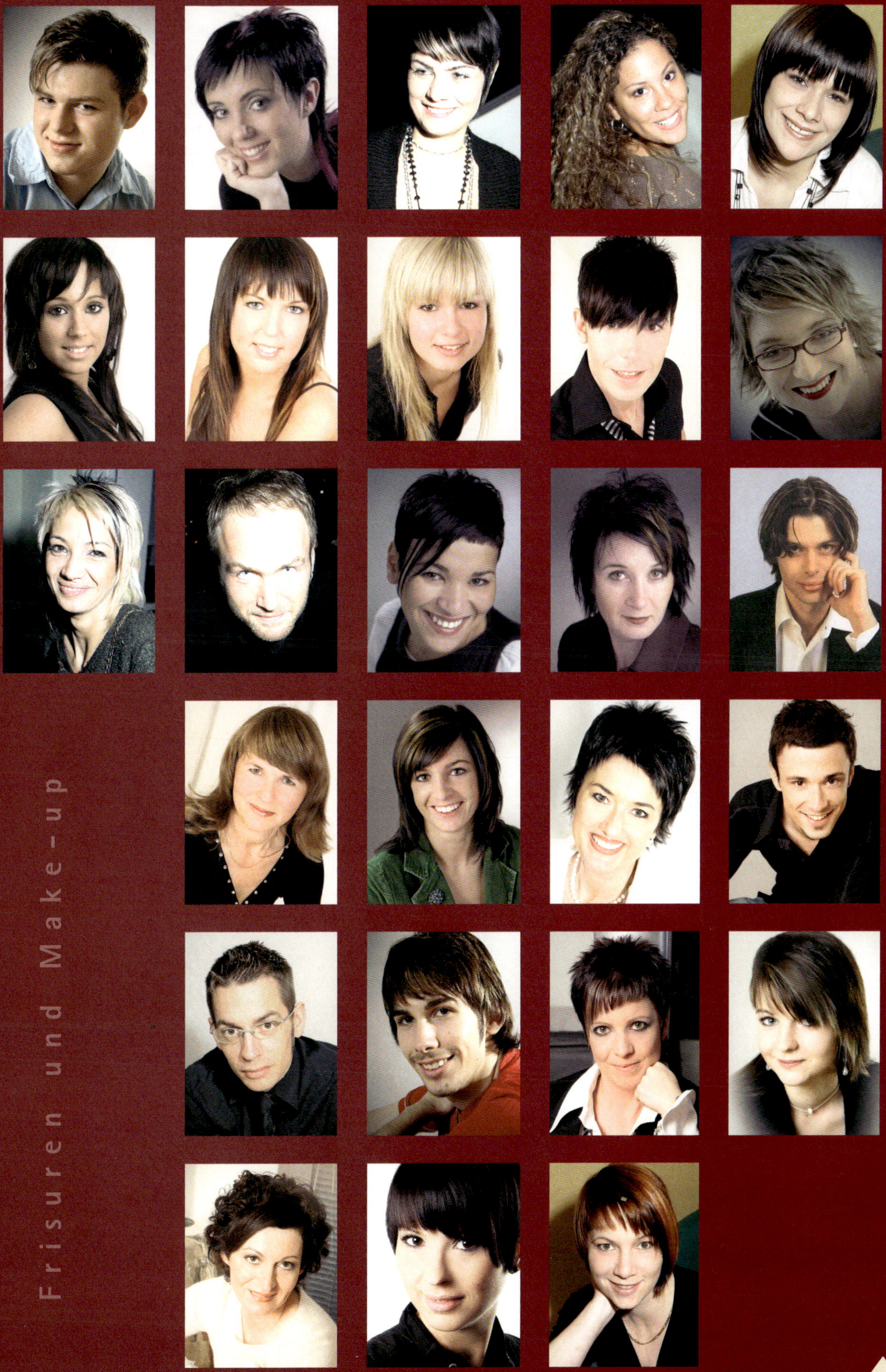

Frisuren und Make-up

Herzlichen Dank an die
mitwirkenden Firmen:

VERO MODA®

Die Zwei
KOSMETIK
MODE
Marpingen Tel. 30800

springgarden

OPTICLAND
DiE BRiLLE
mein Optiker in St. Wendel

Parfümerie CB Kosmetik

shoes
FIFTY·6®
Saarbrücken • Neunkirchen

MORE & MORE

Ulla Popken®
Junge Mode ab Größe 42

Referenzen

Neben Fernsehsender, Karstadt Saarbrücken, Bildungsträger, Volkshochschulen und Erwachsenenbildung haben wir schon für folgende Firmen gearbeitet:

WELLA PROFESSIONALS

CIRRUS Airlines

Kreissparkasse St. Wendel

Kreissparkasse Kusel

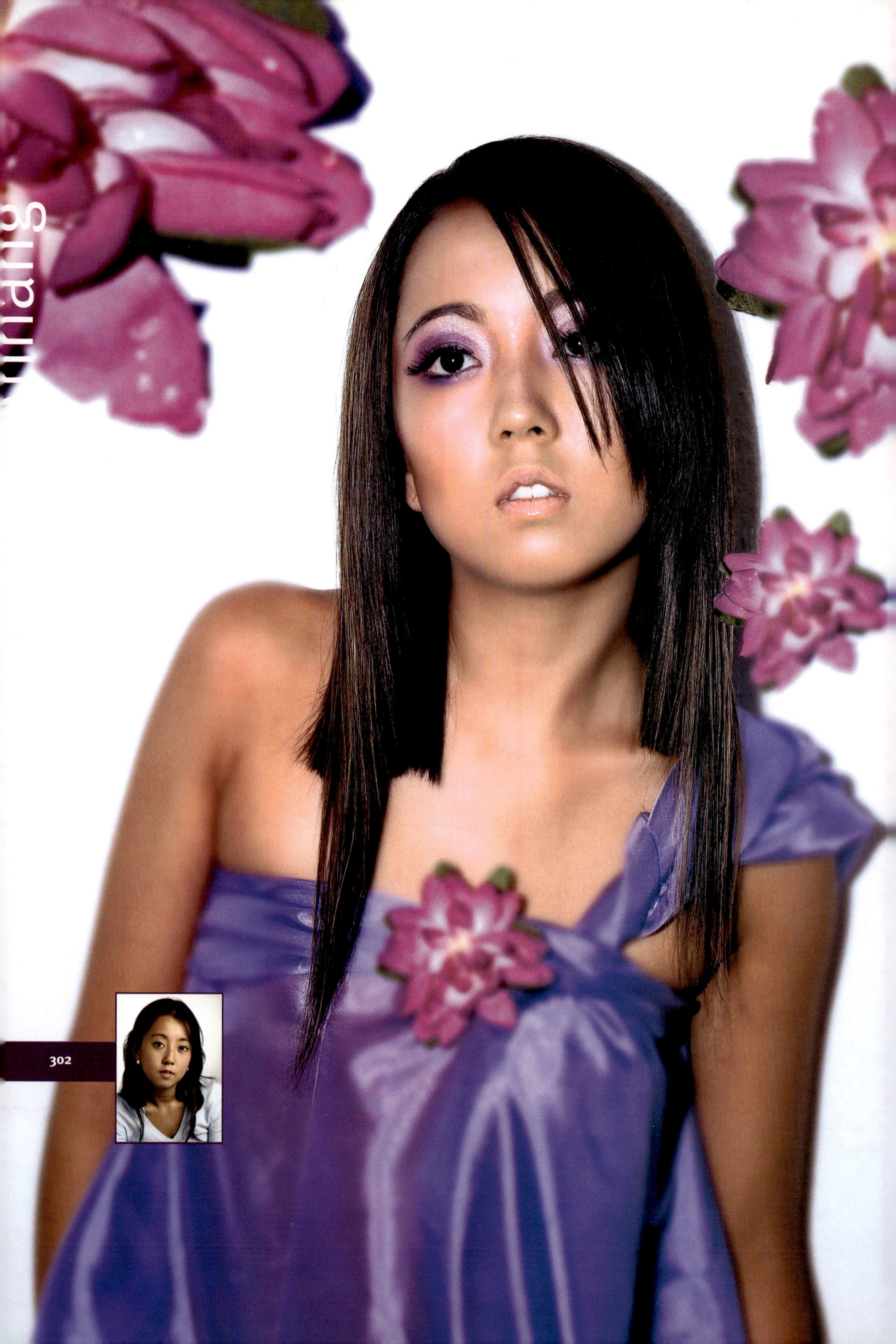

Fotonachweis

Yvonne Kronz
- Photographie -
www.yvonne-kronz-photographie.de

Nouvel Eclair
- Foto -
www.nouvel-eclair.de

Impressum

www.wernerliebseminare.de

Text: Karen Christine Angermayer
Buchgestaltung und Satz: Timo Pfeifer
Schrift: Rotis
Papier: Bilderdruck weiß 150 g
Druck: Merziger Druckerei und Verlag GmbH
Bindung: Buchbinderei Schwind

Printed in Germany
ISBN 978-3-938415-28-3